JN047288

知識をギュッ!

がん薬物療法のキホンとマネジメント

▶▶▶ 困ったときに絶対役立つお守り本

パッと見てすぐわかるレジメンリストも掲載!

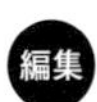

倉田宝保
関西医科大学附属病院呼吸器腫瘍内科 教授

青木早苗
関西医科大学看護学部／看護学研究科治療看護分野（がん看護学領域）教授

藤井良平
関西医科大学附属病院薬剤部

MEDICAL VIEW

本書では，厳密な指示・副作用・投薬スケジュール等について記載されていますが，これらは変更される可能性があります。本書で言及されている薬品については，製品に添付されている製造者による情報を十分にご参照ください。

Basics and management of cancer drug therapy
（ISBN 978-4-7583-2238-6　C3047）

Editors : KURATA Takayasu
AOKI Sanae
FUJII Ryohei

2024. 1. 10 1st ed.

Medical View Co., Ltd.
2-30 Ichigaya-hommuracho, Shinjuku-ku, Tokyo 162-0845, Japan
E-mail ed@medicalview.co.jp

序文

がん医療はこの10年，20年でものすごい勢いで進化しています。なかでも薬物療法は，分子標的薬や免疫チェックポイント阻害薬の台頭もあり，最もホットな分野となっています。そのためか，筆者が医療者になった1990年代と比較してもがん医療を専門とする医療者は各段に増えた印象があります。

本書『がん薬物療法のキホンとマネジメント』は看護師や若い医師，がん医療に携わるもしくはこれから目指される方々にぜひとも知ってほしい薬物療法の基本を盛り込みました。意外に知らないことも多いと実感されるものと思います。ぜひとも本書を手元に置いて，困ったときにパッと見ることのできる教科書としてご活用いただければ幸いです。

関西医科大学附属病院呼吸器腫瘍内科 教授　倉田　宝保

がんに対する薬物療法は，分子標的薬や免疫チェックポイント阻害薬の開発とともに日々進化しながら多様化してきています。また，外来・在宅での治療が主流になるなかで，患者さんの生活を考慮しつつ，予定された治療を安全に，できるだけ苦痛を最小限に，最後まで継続できるための支援が看護師には望まれています。しかし，実際には日々の業務に追われ，タイムリーにかかわれず，もどかしい思いをされている方もいらっしゃるのではないでしょうか。

私は現在，看護基礎教育に携わっていますが，がん薬物療法看護を体系的に講義・演習で学ぶことは難しく，実習で患者さんを受け持たせていただいても難渋している学生さんが多い印象です。きっと卒業後に自分でいろいろな書籍を手にして，改めて一から学習されるのだろうと思います。

本書は，学生さんやがん薬物療法看護に携わっている方が手にとってわかりやすい，使いやすい書籍を目指しました。第1章では，がん薬物療法を学ぶうえでの基礎知識を，治療前から治療中，治療後の長期にわたるサポートの視点で解説しています。第2章は，多くのがん治療薬を「覚える」のではなく「理解」しながら，それぞれの特徴が学べるように解説しています。そして第3章では，起こりやすい副作用についてメカニズムから最新のマネジメントまでポイントを解説しています。どこから読んでいただいてもわかりやすい工夫と，実践に活用できるレジメンリストも添えました。時間の制約があるなかでもポケットから本書をさっと取り出して，日々のケアに活かしていただければ幸いです。

関西医科大学看護学部 / 看護学研究科 治療看護分野（がん看護学領域）教授　青木　早苗

2人に1人は生涯のうち一度はがんに罹患し，4～6人に1人はがんで亡くなる時代ですが，近年，免疫チェックポイント阻害薬や分子標的薬の開発により，がん治療の成績が飛躍的に伸びています。一方，従来の殺細胞性抗がん剤とは異なった特有の毒性を有するものが多く，副作用対策に難渋することも多いです。そのため，副作用を適切にマネジメントすることは，治療強度を維持するうえでも重要であり，多職種でのマネジメントが不可欠です。また，患者自身がセルフケアを継続してモニタリングすることにより，副作用を早期に発見し対応することも重要です。

本書は，がん薬物療法に携わる方にとって役立つことを目的として，がん薬物療法における基礎知識をはじめ，副作用アセスメントや退院後のセルフマネジメントのポイント，がん治療薬の特徴，副作用が発現したときに患者に必要な支援を提供するための知識や技術など，全体像をコンパクトにまとめました。また，臨床現場で困ったときにすぐに答えが見つかるように，各専門家が簡潔に答えてくれています。本書が，がん薬物療法に携わる方々にとって，臨床現場における積極的な患者支援の一助につながれば望外の喜びです。

関西医科大学附属病院薬剤部　藤井　良平

執筆者一覧

編集

倉田　宝保　関西医科大学附属病院呼吸器腫瘍内科 教授

青木　早苗　関西医科大学看護学部 / 看護学研究科 治療看護分野（がん看護学領域）教授

藤井　良平　関西医科大学附属病院薬剤部

執筆（掲載順）

青木　早苗　関西医科大学看護学部 / 看護学研究科 治療看護分野（がん看護学領域）教授

高尾　鮎美　大阪公立大学看護学部がん包括ケア科学 講師

松井　利江　関西医科大学看護学部 / 看護学研究科 治療看護分野（がん看護学領域）准教授

石倉　　遥　関西医科大学附属病院薬剤部

今井　雄介　関西医科大学附属病院薬剤部

冨田　詩織　関西医科大学附属病院薬剤部

佐久間博子　関西医科大学附属病院看護部／緩和ケアセンター 看護師長

伊藤　直美　国立がん研究センター東病院看護部 副看護師長

高橋真由美　国立がん研究センター東病院看護部

石川みはる　国立がん研究センター東病院看護部

塙　　典子　国立がん研究センター東病院看護部 副看護師長

淺野　耕太　京都第二赤十字病院外来化学療法センター 看護師長

藤田　雅代　国立がん研究センター東病院看護部

畠山　明子　淀川キリスト教病院看護部がん診療センター

山野下祐子　国立がん研究センター東病院看護部 副看護師長

飯田　郁実　国立がん研究センター中央病院看護部

丸田　章子　国立がん研究センター東病院看護部 看護師長

藤井　良平　関西医科大学附属病院薬剤部

目 次

I がん薬物療法マネジメント総論

● がん薬物療法の基礎知識 …… 青木早苗 2
● レジメンって何？ …… 青木早苗，高尾鮎美 9
● 投与前のアセスメントのポイント …… 青木早苗，高尾鮎美 14
● 投与管理 …… 松井利江 20
● 退院後のセルフマネジメント …… 松井利江 27

II がん治療薬の特徴と副作用

● がん治療薬 総論 …… 石倉 遥，今井雄介 36
● 殺細胞性抗がん剤 …… 石倉 遥，今井雄介 38

アルキル化薬
代謝拮抗薬
微小管阻害薬
プラチナ製剤
抗生物質
トポイソメラーゼ阻害薬

● 分子標的薬 …… 石倉 遥，今井雄介 52

抗 EGFR 抗体薬，EGFR チロシンキナーゼ阻害薬
抗 HER2 抗体薬，HER2 チロシンキナーゼ阻害薬
抗 VEGF 抗体薬
マルチキナーゼ阻害薬
BCR/ABL 阻害薬
mTOR 阻害薬
ALK 阻害薬
BRAF 阻害薬
NTRK 阻害薬
FLT3 阻害薬
KRAS 阻害薬
プロテアソーム阻害薬
CDK 阻害薬
PARP 阻害薬
細胞表面抗原に対する抗体薬

● 免疫チェックポイント阻害薬……………………冨田詩織　71
抗 PD-1 抗体薬
抗 PD-L1 抗体薬
抗 CTLA-4 抗体薬
● ホルモン療法薬……………………冨田詩織　74
● そのほかの抗がん剤……………………冨田詩織　77
免疫調節薬
分化誘導薬

III 副作用が起きたときにどうする？

● 骨髄抑制 ①易感染，発熱性好中球減少症 ……………佐久間博子　80
● 骨髄抑制 ②貧血 ……………佐久間博子　87
● 骨髄抑制 ③出血傾向 ……………佐久間博子　92
● 心臓・循環機能障害……………伊藤直美　97
● 間質性肺炎……………高橋真由美 105
● 肝機能障害……………石川みはる 111
● 腎臓・膀胱機能障害……………塙　典子 118
● 過敏症（アレルギー，インフュージョンリアクション）…淺野耕太 126
● 悪心・嘔吐……………藤田雅代 133
● 口腔粘膜炎……………高尾鮎美 144
● 下痢・便秘……………畠山明子 150
● 皮膚障害……………畠山明子 159
● 脱毛……………山野下祐子 169
● 末梢神経障害……………飯田郁実 175
● 味覚障害……………飯田郁実 182
● 性機能障害……………松井利江 187
● ホットフラッシュ……………松井利江 195
● 倦怠感……………丸田章子 202

付録

本書に登場するがん治療薬の一般名・商品名対応表…………… 208
がん腫別主要レジメンリスト…………… 藤井良平　214

略語一覧 …………… vi
索引 …………… 241

略語一覧

略語	フルスペル	日本語訳
ADL	activities of daily living	日常生活動作
ADR	adverse drug reaction	有害反応
AE	adverse event	有害事象
ALK	anaplastic lymphoma kinase	未分化リンパ腫キナーゼ
CDK	cyclin dependent kinase	サイクリン依存性キナーゼ
CIPN	chemotherapy-induced peripheral neuropathy	化学療法誘発性末梢神経障害
CRF	cancer-related fatigue	がんに伴う倦怠感
CTCAE	Common Terminology Criteria for Adverse Events	有害事象共通用語規準
CTRCD	cancer therapy-related cardiac dysfunction	がん治療関連心機能障害
CTZ	chemoreceptor trigger zone	化学受容器引き金帯
DILI	drug-induced liver injury	薬物性肝障害
EGFR	epidermal growth factor receptor	上皮成長因子受容体
FN	febrile neutropenia	発熱性好中球減少症
Hb	hemoglobin	ヘモグロビン
HD	hazardous drugs	ハザーダス・ドラッグ
HER2	human epidermal receptor 2	ヒト上皮増殖因子受容体2
HFS	hand-foot syndrome	手足症候群
HSR	hypersensitivity reactions	過敏反応
IADL	instrumental activities of daily living	手段的日常生活動作
IgE	immunoglobulin E	免疫グロブリンE
IR	infusion reaction	インフュージョンリアクション
irAE	immune-related adverse event	免疫関連有害事象
MSW	medical social worker	医療ソーシャルワーカー
mTOR	mechanistic target of rapamycin	哺乳類ラパマイシン標的蛋白質
NSAIDs	non-steroidal anti-inflammatory drug	非ステロイド性抗炎症薬
NTRK	neurotrophic receptor tyrosine kinase	神経栄養因子チロシンキナーゼ受容体
PARP	poly ADP-ribose polymerase	ポリアデノシン5'二リン酸リボースポリメラーゼ
PC	platelet concentrate	濃厚血小板
PPE	personal protective equipment	個人防護具
PS	performance status	パフォーマンスステータス
RECIST	response evaluation criteria in solid tumor	固形がんの治療効果判定のための新ガイドライン
VC	vomiting center	嘔吐中枢
VEGF	vascular endothelial growth factor	血管内皮増殖因子

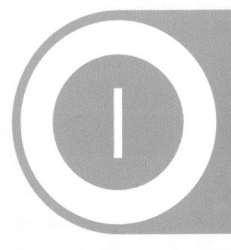

がん薬物療法マネジメント総論

青木早苗

がん薬物療法の基礎知識

・がんに対する薬物療法は，分子標的薬や免疫チェックポイント阻害薬の開発とともに日々進化している。同時に薬物有害事象に対する支持療法もエビデンスが蓄積され，より個々に沿った治療計画が可能となった。また，治療の場も病院から外来へと移行し，長期にわたるがん治療を看護師が継続的にどのように支えるのかは，治療継続や完遂，患者・家族のQOLに大きく影響する。

・本項ではまず，臨床でがん薬物療法を行うにあたって看護師として知っておくべき内容をまとめる。

がん薬物療法とは

・がんに対して抗腫瘍効果を示す薬剤を**抗悪性腫瘍薬（抗がん剤）**という。抗悪性腫瘍薬には，**殺細胞性抗がん剤・ホルモン療法薬・分子標的薬・免疫チェックポイント阻害薬**があり，これらの薬剤による治療を総称してがん薬物療法（抗がん剤治療）という。

がん薬物療法の目的

・がん薬物療法は，**①根治（がんの消失あるいは再発抑制），②延命・症状緩和（がんの縮小・進行抑制）**を目的に行われる（**図1**）。

・手術後に，微小転移からの再発抑制を目的として行われる薬物療法を**術後補助化学療法**（アジュバント化学療法：adjuvant chemotherapy）という。

図1　がん薬物療法の種類

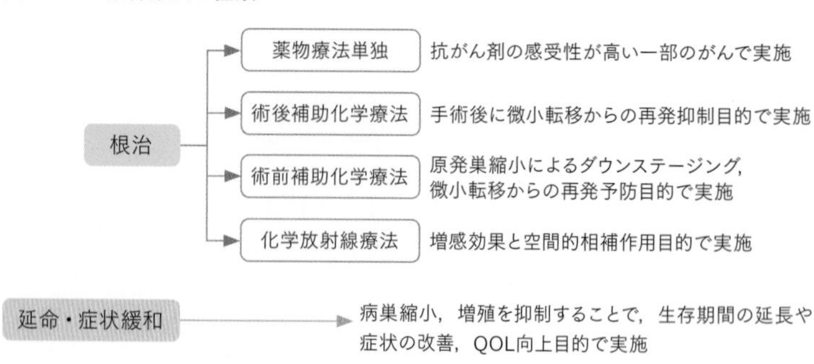
根治
薬物療法単独
抗がん剤の感受性が高い一部のがんで実施
術後補助化学療法
手術後に微小転移からの再発抑制目的で実施
術前補助化学療法
原発巣縮小によるダウンステージング，
微小転移からの再発予防目的で実施
化学放射線療法
増感効果と空間的相補作用目的で実施
延命・症状緩和
病巣縮小，増殖を抑制することで，生存期間の延長や
症状の改善，QOL向上目的で実施

・原発巣縮小によるダウンステージング，微小転移からの再発予防を目的として手術前に行われる薬物療法を**術前補助化学療法**（ネオアジュバント化学療法：neoadjuvant chemotherapy）という。

・化学放射線療法は，がん薬物療法と放射線治療を組み合わせた治療である。**増感効果**によって放射線治療の効果を高めるとともに，**照射範囲外の病変（微小転移など）を抗がん剤によって治療**する。

・進行再発がんは治癒が困難であるため，**延命効果や症状緩和を目的**としたがん薬物療法が計画される。

臨床試験・標準治療とは

臨床試験（図2）

・人を対象として医学的介入の安全性・有効性を評価することを目的とした研究を臨床試験という。がんの領域では**新薬の開発，新たな治療法，診断法，予防法などの安全性や有効性を調べる**ために行われる。

・臨床試験のうち，新薬や医療機器の製造販売の承認を国から得るために行われる臨床試験を**治験**といい，治験以外の臨床試験としては**医師・研究者主導臨床試験**がある。

図2　臨床研究の区分

臨床研究　疫学研究，病態調査などを含む，人を対象とした医学系研究

臨床試験　薬剤や治療法，診断法，予防法などの安全性と有効性を評価するために行う

医師・研究者主導臨床試験

①右記以外の臨床試験

②先進医療 B

③患者申出療養

治験

新薬や医療機器の製造販売の承認を国に得るために行う。

①製薬企業が依頼して実施する治験（企業治験）

・安全性や有効性を確認する最終段階の治験（主たる治験）

・人道的見地から実施される治験（拡大治験）

②医師が自ら実施する治験（医師主導治験）

（文献3，4を参考に作成）

・**先進医療**とは，効果・安全性などの評価が定まっていない新しい試験的な医療技術のうち，保険適用の対象にするかどうかの判断を下すための有効性・安全性の評価を行う医療技術として厚生労働省が指定したものをいう[1)]。

・**患者申出療養**とは，患者が希望する治療が海外で承認されているが，国内では臨床試験・治験・先進医療などが実施されていない，または実施されていても参加対象外である場合に，患者からの申出を受けて安全性・有効性を確認し，迅速にその治療が受けられるようにする制度をいう[2)]。

・臨床試験は大きく**第Ⅰ相，第Ⅱ相，第Ⅲ相**（フェーズ1，フェーズ2，フェーズ3）と段階を経て実施される。

標準治療

・標準治療とは**臨床試験によってエビデンスが確立された現時点で最も効果的とされる最良の治療**のことである。がん腫や進行度によって異なる。

・診療ガイドラインには，エビデンスに基づいて治療内容の詳細がまとめられているため，看護師も常に最新の情報を確認してから治療に関わる必要がある。

個別化医療とは

・がん医療では，個々の遺伝子情報に基づく**個別化医療**が始まっており，一部のがん治療では標準治療として行われている。これまではがん腫別に治療法や薬剤が決定されていたが，少しずつ**がんの原因となっている分子（蛋白質）やその基となる遺伝子の解明**が進み，現在は**個々のがんの特徴に合わせた治療**が行われるようになってきた。それを個別化医療という。

・現在，個別化医療は1つまたは少数の遺伝子を調べる「**がん遺伝子検査**」，多数の遺伝子を一度に調べる「**がん遺伝子パネル検査（がんゲノムプロファイリング検査）**」に基づいて行われている（**図3**）。

・標準治療で用いられる「がん遺伝子検査」は，肺がん・大腸がん・乳がんなど一部のがんで，医師が必要と判断した場合に実施される。「がん遺伝子検査」の目的は，**①治療効果の予測（特定の薬が効くかどうか），②安全性の予測（副作用の出やすさはどうか）**であり，より有効な個別化医療を可能にする。

＊目的①の例：乳がんの場合→HER2過剰発現のあるがんにトラスツズマブを使用

＊目的②の例：殺細胞性抗がん剤のイリノテカンを使用する場合→*UGT1A1*遺伝子多型をもつ患者は副作用が増強するおそれがあるため，注意が必要

・「がん遺伝子パネル検査」の目的は，**多数のがん関連遺伝子を包括的に検査・解析（ゲノムプロファイリング）することで，患者に最も適した治療を選択する**ことである。現時点では，効果的な標準治療が確立されていないがんや，標準

図 3　がん遺伝子検査とがん遺伝子パネル検査

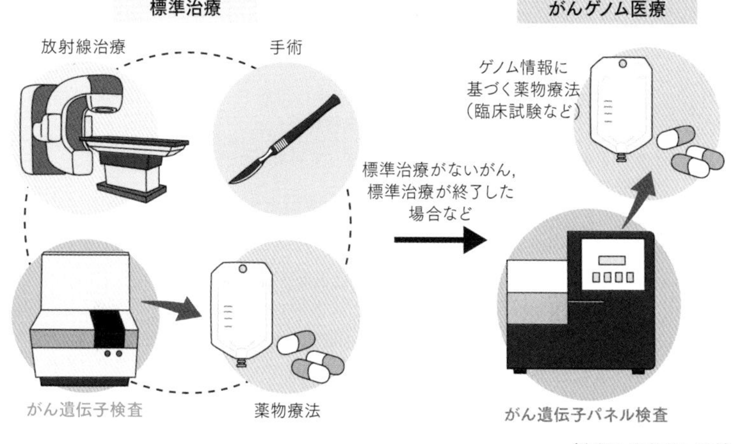

(文献 5 を参考に作成)

治療を終えた(終える見込みも含む)患者に対して，限られた施設で実施されている。

がん薬物療法の適応

・**標準治療を基本**とする。また，以下の内容を考慮しながら，患者本人の希望や生活環境，家族の意向，年齢を含めた全身状態などを総合的に検討して決定する。

①がんに対する標準治療，あるいはそれに準ずる治療として確立されていること
②**患者の全身状態**が，がん薬物療法を受けられる状態であること
③がん薬物療法に耐えうる**主要臓器機能を有している**こと
④患者自身が受ける治療内容，**リスクとベネフィット**について医師から十分な説明を受け，理解し納得していること

・②**患者の全身状態**の評価には，一般的にはECOGの**performance status (PS)** が用いられる(**表1**)。がん腫や併存疾患の有無にもよるが，PS 0〜2が薬物療法の適応になる。

・③**主要臓器機能(骨髄・肝臓・腎臓・心臓・肺機能など)の保持**の程度は，がん腫やレジメンにもよるが，薬物の体内動態が著しく変化して十分な薬効が得られなかったり，重度の副作用が出現することが予測できる場合は注意する。

表1　ECOGのPS

Grade	performance status（PS）
0	まったく問題なく活動できる。 発病前と同じ日常生活が制限なく行える。
1	肉体的に激しい活動は制限されるが，歩行可能で，軽作業や座っての作業は行うことができる。例：軽い家事，事務作業
2	歩行可能で自分の身の回りのことはすべて可能だが作業はできない。 日中の50%以上はベッド外で過ごす。
3	限られた自分の身の回りのことしかできない。日中の50%以上をベッドか椅子で過ごす。
4	まったく動けない。自分の身の回りのことはまったくできない。 完全にベッドか椅子で過ごす。

（出典:Common Toxicity Criteria, Version2.0 Publish Date April 30, 1999. 日本語訳はJCOGホームページ［http://www.jcog.jp/］より引用）

・使用する**薬剤の禁忌**にも注意が必要である。

・治療方針の決定においては，効果が期待できる治療を患者・家族が拒否したり，治療効果がないにもかかわらず治療継続を希望されたりするなど，さまざまな**倫理的課題**に直面する。看護師は，患者・家族が医師からの説明をどのように理解し，受け止めているのか，患者個々の価値観や生活の事情なども合わせて理解することが重要である。そのうえで，**現段階で考えうる最善の治療**を医療者と患者・家族が**納得して選択**できるように調整する役割が望まれる。

治療効果判定と有害事象の評価

・がん薬物療法は，**有害事象の評価と合わせて治療効果を判定**しながら順次変更して行われる。

・一次治療（first-line therapy）では，治療ガイドラインなどで推奨される現段階で最良の治療が行われる。一次治療が無効な場合や副作用で治療が行えなくなった場合には，二次治療（second-line therapy）が行われる。

・投与回数はコース（またはクール，サイクル）とよび，がん薬物療法を行う場合は「**どのラインでどのような薬剤を何コース実施しているのか**」，「**そのときの治療はどのような目的で行われ，その結果がどうであったか**」を理解することが重要である。レジメンの考え方の詳細については，次項（p.9～13）で説明する。

治療効果判定

・固形がんに対する治療過程では，**腫瘍の大きさがどの程度縮小・増大したのか，または変化がなかったのか**を客観的に評価することが重要である。一般的には，固形がんの抗腫瘍効果判定の基準として **RECIST**（response evaluation criteria in solid tumor）が汎用されている（**表2**）[6)]。

・免疫チェックポイント阻害薬では，投与開始後に病変が増大し，その後縮小を認める例もあり，これを偽増悪（pseudoproprogression）という。

・分子標的薬のなかには，明らかな腫瘍縮小効果がなくても増殖抑制効果を示すものもあるため，生存期間の延長なども合わせて評価していく必要がある。

・白血病などの効果判定には，骨髄の組織学的所見に基づく形態学的完全寛解，PCR法による分子生物学的完全寛解などの判定基準がある。

表2　がん化学療法の効果判定（RECIST ガイドライン）

例：固形がん　標的病変の効果判定

CR（complete response）	完全奏効	すべての標的病変の消失，もしくはリンパ節病変の場合は短径 10mm 未満に縮小
PR（partial response）	部分奏効	治療開始前より 30％以上縮小
PD（progressive disease）	進行	治療経過中に最も腫瘍が小さいときより 20％以上腫瘍が増大，もしくは径にして 5mm 以上の増大
SD（stable disease）	安定	「部分奏効」と「進行」の間の状態

（文献 6 を参考に作成）

有害事象の評価

・がん診療において，患者に発生した好ましくない医療上のできごとをまとめて**有害事象**（adverse event：AE）という。そのなかで，がん治療に関係する事象を**有害反応**（adverse drug reaction：ADR），薬物療法に関連して生じる事象を**副作用**（side effects）という。

・さまざまな有害事象を客観的に評価して，その情報を患者とその家族，医療チームで共有し，治療やケアに活かすことが重要である。

・客観的な評価基準として**有害事象共通用語規準**（CTCAE）が汎用されている（**表3**）[7)]。

・重篤な有害事象が発生した場合や病状の進行が認められた場合には，薬物療法の中止を判断することがある。状況によっては，薬剤の減量や変更によって治療を継続できることもあるが，治療の効果判定時には，特に精神的な面も含めて介入が必要である。有害事象の詳細はIII章で記載する。

表3　有害事象共通用語規準（CTCAE）

Grade 1	**軽症**：症状がない，または軽度の症状がある。臨床所見または検査所見のみ。治療を要さない。
Grade 2	**中等症**：最小限 / 局所的 / 非侵襲的治療を要する。年齢相応の身の回り以外の日常生活動作の制限。
Grade 3	**重症または医学的に重大であるが，ただちに生命を脅かすものではない**：入院または入院期間の延長を要する。活動不能 / 動作不能。身の回りの日常生活動作の制限。
Grade 4	**生命を脅かす**：緊急処置を要する。
Grade 5	**有害事象による死亡**

（文献7を参考に作成）

おわりに

がん薬物療法は飛躍的に進化すると同時により複雑化しており，患者を近くで支援できる看護師に求められる役割は大きい。有害事象には個人差があるが，必発である。看護師は患者の治療経過や治療内容を理解し，今後起こりうる頻度の高い有害事象を把握しておくだけでなく，個々の患者情報を基に，どのような有害事象が起こりうるのかを予測することが重要である。そして予防的に介入し，早期から患者とともに症状に対処することで苦痛緩和・重症化予防となる。

文献

1）厚生労働省：先進医療の概要について. [https://www.mhlw.go.jp/stf/seisakunitsuite/bunya/kenkou_iryou/iryouhoken/sensiniryo/index.html]（2023年10月閲覧）
2）厚生労働省HP：患者申出療養制度. [https://www.mhlw.go.jp/moushideryouyou/]（2023年10月閲覧）
3）徳洲会臨床試験部会HP：治験・臨床試験とは. [http://cs.tokushukai.or.jp/petients/newdrug.php]（2023年10月閲覧）
4）がん情報サービスHP，研究段階の医療. [https://ganjoho.jp/med_pro/cancer_control/medical_treatment/ct/index.html]（2023年10月閲覧）
5）がん情報サービスHP，がん医療における遺伝子検査　もっと詳しく. [https://ganjoho.jp/public/dia_tre/treatment/genomic_medicine/gentest02.html]（2023年10月閲覧）
6）RECISTガイドラインv1.1日本語訳JCOG版 [https://jcog.jp/doctor/tool/recistv11/]（2023年10月閲覧）
7）有害事象共通用語規準v5.0日本語訳JCOG版 [http://www.jcog.jp/doctor/tool/ctcaev5.html]（2023年10月閲覧）
8）医療情報科学研究所：がんがみえる第1版. 2022，メディックメディア.
9）小松浩子：系統看護学講座別巻 がん看護学. 2022，医学書院.
10）日本臨床腫瘍学会：新臨床腫瘍学 改訂第6版. 2021，南江堂.
11）吉村知哲，ほか：がん薬物療法副作用管理マニュアル 第2版. 2021，医学書院.
12）国立がん研究センター内科レジデント：がん診療レジデントマニュアル 第9版. 2022，医学書院.
13）国立がん研究センター看護部：国立がん研究センターに学ぶがん薬物療法看護スキルアップ. 2018，南江堂.

青木早苗，高尾鮎美

レジメンって何？

レジメンとは

・レジメンとは，がん薬物療法で使用する抗がん剤，輸液や支持療法薬の組み合わせ，および投与量，投与順，投与速度，投与方法などが時系列で記載された治療の計画書のことである。

レジメンの読み方

①患者氏名　②身長・体重・体表面積　③レジメン名　④投与間隔　⑤コース数　⑥薬剤名　⑦投与量　⑧投与時間　⑨投与日　⑩投与時の注意事項

ID：12345678
関西花子　70歳　　身長159.6cm　体重52.0kg　体表面積1.524m^2

レジメン：Weekly CBDCA＋Weekly PTX（1コース42日ごと）				コース数1		
投与順	投与量	投与時間	剤型	投与日…		
				Day1	Day2	Day3
ジフェンヒドラミン（レスタミンコーワ）	5錠	パクリタキセル投与の30分前まで	内服	●		
生理食塩液50mL ファモチジン20mg デキサート6.6mg デキサート注射液1.65mg	1瓶 1A 1瓶 2A	15分	注射	●		
グラニセトロン点滴静注液3mg	1袋	30分	注射	●		
パクリタキセル（40mg/m^2） ★インラインフィルター要	60mg	1時間	注射	●		
カルボプラチン（AUC＝2）	150mg	1時間	注射	●		
生理食塩水50mL	1瓶			●		

そのほか
★本剤投与時には，0.22ミクロン以下のメンブランフィルターを用いたインラインフィルターを通して投与

①患者氏名

・フルネームを確認する。

②身長・体重・体表面積

・抗がん剤の投与量の多くは，身長と体重から算出される体表面積や，腎機能を用いて決定する。そのため，がん薬物療法中の体重減少が著しいと，薬剤投

与量の修正が必要になる。がん薬物療法中は投与ごとに体重を測定し，レジメンに反映する。

③レジメン名

・用いている薬剤名やその頭文字をとってレジメン名がつけられている。

例1：FOLFIRI療法→レボホリナート（**Fol**inic Acid）＋フルオロウラシル（**F**luorouracil）
＋イリノテカン（**Iri**notecan）

例2：FP療法 → フルオロウラシル（5-**F**U）＋シスプラチン（CDD**P**）

・すべてのレジメンを理解することは難しいが，まずは自身の所属する施設や部門で使用頻度の高いレジメンを理解する。

④投与間隔

・今回の例の「Weekly CBDCA＋Weekly PTX（1コース42日ごと）」であれば，Weekly（週に1回）の投与を42日（6週間）実施するという意味になる。薬が投与されるのは，Day1（1週目），Day8（2週目），Day15（3週目），Day22（4週目），Day29（5週目），Day36（6週目）で，それ以外の日には投与はない（**表1**）。

・ほかにも，レジメン名の前後などに「2週ごと」「1コース 21日」のように投与間隔がわかるように記載されている。

表1　Weekly（週に1回）の場合の薬の投与間隔　　　：投与日

1週目	Day1	Day2	Day3	Day4	Day5	Day6	Day7
2週目	Day8						
3週目	Day15						
4週目	Day22						
5週目	Day29						
6週目	Day36						

⑤コース数

・「このレジメンを投与するのが何回目か」を記載している。クールやサイクルとよぶこともある。

・コース（クール，サイクル）とラインの違いについて**図1**に示す。

・最初に実施するがん薬物療法のことを一次治療ライン（first-line therapy：1stライン）とよぶ。何らかの理由で薬剤の変更が必要になると，1stラインのレジメンを終了し，次のがん薬物療法を行う場合がある。これを二次治療ライン（second-line therapy：2ndライン）とよぶ。続けて，三次治療ライン（third-

図1　コースとラインの違い

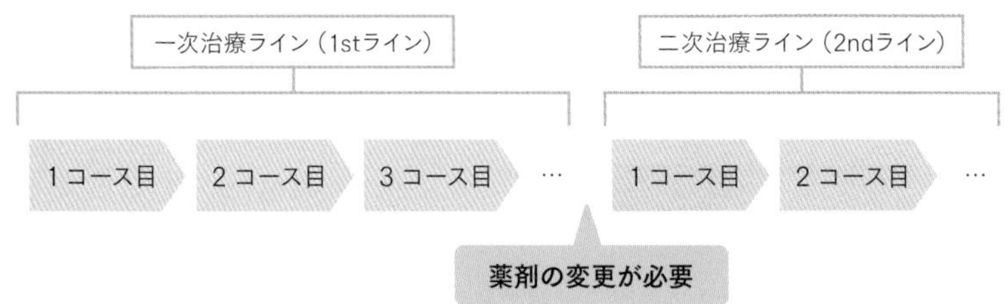

line therapy：3rdライン），四次治療ライン（fourth-line therapy：4thライン）となる。

・例えば，医師のカルテに以下のように書かれていると，

3rd　CPT-11+Cmab ④　2週ごと　day12

がん薬物療法の変更を2回行って，現在は3rdラインとなり，2週ごとにCPT-11（イリノテカン）＋Cmab（セツキシマブ）を投与し，今日は4コース目の12日目である，という意味になる。

⑥薬剤名

・抗がん剤だけでなく，前後で使用する補液や支持療法薬についても記載されている。

・多剤併用レジメンでは，1つのレジメンのなかに作用機序の異なる複数の抗がん剤が含まれている。

・抗がん剤と抗がん剤の間に，支持療法薬を投与することもある。

⑦投与量

・体重体表面積や腎機能から計算された患者ごとの投与量が示されている。

⑧投与時間

・投与時間は薬剤ごとに決められている。

・支持療法薬を含めてすべての投与時間を足すと，その日のがん薬物療法に要するおおよその投与時間がわかる。

⑨投与日

・何日目に投与するかを示している。1日で終了するレジメンもあれば，3日間かけて投与するレジメンや，1週間や連日投与するレジメンなどさまざまである。

⑩投与時の注意事項

・輸液ルートの選択や配合変化の可能性など，投与時に特に注意すべき内容が記載されている。

レジメンを看護師が理解しておく意義とは

安全な投与を行う

・レジメンは，これまでの臨床試験の結果などを統合して，最大の治療効果が得られ，副作用が最小限になるように作成されている。

・例えば，ゲムシタビンは投与時間が60分を超えると骨髄抑制の副作用が増強するため，30分で投与する指示がある。看護師は30分間という投与速度指示の意味を理解し，**レジメンを守って正確に投与を行う**必要がある。

治療のスケジュールを理解して，患者の生活を支える

・1日の総投与時間がわかれば，ほかの検査や治療，患者自身の予定との調整を行うことができる。

・例えば，「今から抗がん剤の投与が2時間以上あるので，先にトイレを済ませてもらおう」，「午前中にすべての抗がん剤の投与が終わるので，昼食後少し休んでもらってから，次の検査を受けられるように調整しておこう」などと予定を立てることができる。

・また週単位で考えると，例えば，「3日間連日のがん薬物療法投与があり，排尿回数が増えて睡眠不足になる可能性があるので，日中に短時間の午睡がとれるように関わろう」，「この殺細胞性抗がん剤は投与後1～2週間以内に味覚障害が生じやすいので，改善時期，嗜好や調理方法の工夫などを伝えておこう」といったように，がん薬物療法投与の影響についての見通しを立てて，体力温存や副作用への対処などに繋げることができる。

・さらに月～年単位で考えると，例えば，「4週間ごとに6コース（約半年間）の術後補助療法を行うとき，その間の社会生活にどのように治療を組み入れるべきか」などを検討する必要がある。

・進行・再発がんに対するがん薬物療法であれば，効果が続く限り治療を継続する可能性が高いため，**患者自身の生活で優先して行いたいことと，治療により起こりうる副作用のバランスを考える**必要がある。例えば，進行・再発がんに対するがん薬物療法中の患者から「2カ月後の孫の結婚式には絶対に参加したい」と言われたら，適用されているレジメンと照らし合わせ，骨髄抑制や副作用の強い時期と重なっていないかなどを考慮する。

副作用の出現時期を予測して，予防的に介入する

・レジメンから各抗がん剤の投与日がわかるため，それぞれの薬剤の特徴に応じて副作用の出現しやすい時期を予測することができる。

・がん薬物療法中の患者は，**副作用の強い時期と軽減している時期の緩急を考えながら生活する**ことが大事である。レジメンを理解することは，副作用の出現を予測することに繋がる。

患者の治療歴を理解することに繋がる

・抗がん剤には，**蓄積毒性**のある薬剤が複数ある。例えば，シスプラチンは投与回数を重ねると神経毒性が出現しやすくなるため，何コース目の投与なのかを確認して，副作用の有無を患者に確認することが必要となる。

・「抗がん剤投与日の翌日くらいからムカムカして，3日目ぐらいがピークで水しか飲めないが，5日目ぐらいからは軽減する」といったように，がん薬物療法を長く続けてきた人では，自身で副作用の出現パターンを理解していることもある。**個々の症状パターンにあった情報提供や支援を考える**ためにも，患者の治療歴の理解は必要である。

・がん薬物療法の治療歴が長い患者でも，新規レジメンに移行した直後は未知の副作用に不安を抱くこともある。患者の治療歴を理解したうえで，レジメンから予測される副作用や生活への影響について話し合う。

おわりに

レジメンを理解することで，副作用の出現時期を予測することができ，患者の生活に合わせた予防対策や症状の早期発見・対処に繋がる。また，医師や薬剤師などの他職種と患者の目標を共有する際も，レジメンの理解が必須である。読み方の原則を理解しておくと，新規薬剤が承認された際にも応用できる。

文献

1) 滝口裕一，ほか：高齢者がん治療エビデンス＆プラクティス．2021，南江堂．
2) 国立がん研究センター内科レジデント：がん診療レジデントマニュアル 第9版．2022，医学書院．
3) ASCO (American society of clinical oncology). supportive care and treatment related issues. [https://old-prod.asco.org/practice-patients/guidelines/supportive-care-and-treatment-related-issues]（2023年10月閲覧）
4) 国立がん研究センター看護部：国立がん研究センターに学ぶがん薬物療法看護スキルアップ．2018，南江堂．
5) 日本臨床腫瘍学会：新臨床腫瘍学 改訂第6版．2021，南江堂．
6) 濱口恵子，ほか：がん化学療法ケアガイド 第3版．2020，中山書店．

青木早苗，高尾鮎美

投与前のアセスメントのポイント

「どこ」を「どう」見る？ 有害事象を早期に見つけるための全身観察のポイント

はじめに

・がん薬物療法中の患者の有害事象の出現形態は，がん腫や抗がん剤の種類によって大きく異なる。さらに年齢や身体機能，併存疾患，がん治療歴，セルフケアなどにも影響を受ける。

・がん薬物療法後は感染，消化器合併症，脱水などが緊急入院の原因になりうることが明らかになっているが，こうした有害事象の重篤化によって治療の中断や延期が生じることは，患者のQOLや生命予後に関わる。予防できる有害事象を早期に見つけ，適切な対処を行うためにも，**症状出現の兆候や小さな気がかりを見逃さない**ことが重要である。

・また，起こりうる症状やその対処について患者とあらかじめ共有し，患者自身のセルフケアレベルを高めるような支援も重要である。

抗がん剤実施の前提として理解すべきこと

●一般薬と抗がん剤における治療域の違い

・抗がん剤は治療効果と安全性の間が狭く，薬剤の効果を期待するならば有害事象を完全に回避できない（**図1**）。そのため，有害事象の出現を想定した関わりが重要である。

●看護師がアセスメントすることの重要性

・抗がん剤の実施の可否は，前日までの状態ではなく，**当日**の患者の状態を確認して決定する。患者のベッドサイドに一番近い**看護師だからこそ生活の視点で得た情報**をタイムリーに，医師や薬剤師と適切に共有していくことが大事である。

全身観察のポイント

・化学療法当日の全身観察のポイントを**図2**に示す。

●①バイタルサイン

・体温，血圧，脈拍，呼吸，酸素飽和度などのバイタルサイン測定を行う意義は，患者や抗がん剤の種類，治療後の経過日数によって異なる。今日のバイタ

図1　一般薬と抗がん剤の治療域　MTD：最大耐量，RD：推奨用量

a　一般薬：安全な治療域が比較的広い
効果
反応
重い副作用
治療域
第II相試験
RD
用量
b　抗がん剤：治療域上限近くで使用する
効果
反応
重い副作用
治療域
33%
RD（緩和目的）
RD（根治目的）
MTD
用量

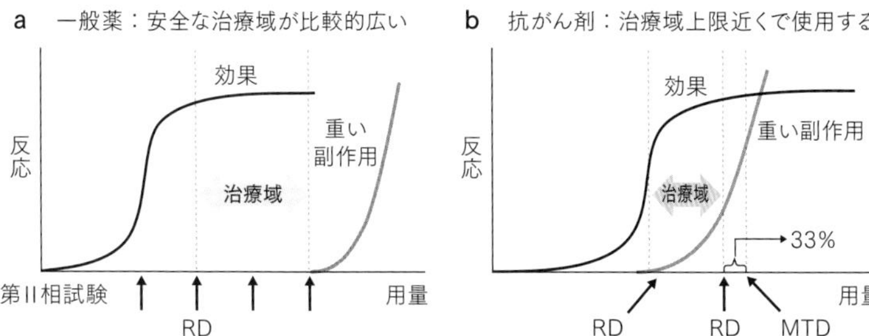

（横山和樹：がん薬物療法の基本概念．がん診療レジデントマニュアル第9版，国立がん研究センター内科レジデント編．2022，医学書院，p.19．より作成）

図2　化学療法当日の全身観察のポイント（概略図）

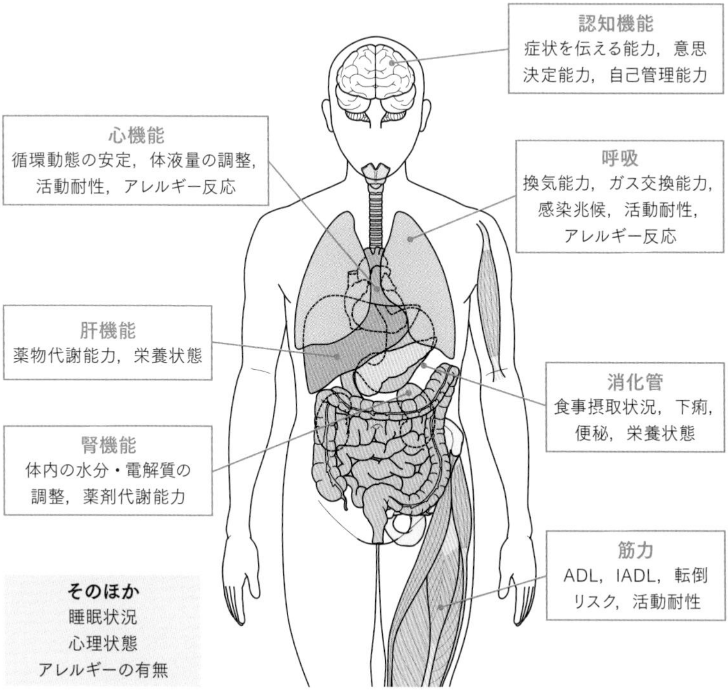

認知機能
症状を伝える能力，意思決定能力，自己管理能力
心機能
循環動態の安定，体液量の調整，活動耐性，アレルギー反応
呼吸
換気能力，ガス交換能力，感染兆候，活動耐性，アレルギー反応
肝機能
薬物代謝能力，栄養状態
消化管
食事摂取状況，下痢，便秘，栄養状態
腎機能
体内の水分・電解質の調整，薬剤代謝能力
筋力
ADL，IADL，転倒リスク，活動耐性
そのほか
睡眠状況
心理状態
アレルギーの有無

ルサイン測定は何のために行っているかを患者と共有することで，自宅での患者のセルフケア支援にも繋がる。

・例えば，薬剤投与中に血圧低下が生じた場合には，過敏症やインフュージョンリアクションを強く疑い，意識レベルや呼吸困難，眼瞼浮腫や紅潮などの観察を強化する。一方，Day8ごろに併存疾患のない患者の血圧低下が生じたなら，食欲不振の遷延に伴う脱水や長期臥床による影響がないかを確認する。

・このように，バイタルサイン測定の結果から何を推察してどのように次の観察に繋げるかは，患者個々によって異なる。患者とも，どの薬剤を使用していて，この時期であれば何に気をつけるかを共有することが重要である。

②ADL・IADL

・日常生活動作（activities of daily living：ADL）の低下は倦怠感に続発することが多い。倦怠感は，がん患者，特にがん薬物療法中の患者では一般的な症状のため見落とされることが多いが，感染や電解質異常，貧血，低酸素血症，低栄養あるいは睡眠不足などによって生じている可能性がある。ADLの変化を倦怠感およびその原因と紐づけて考えることが，有害事象の早期発見の観点からも重要である。

・また，ADLと比較して**手段的日常生活動作（instrumental activities of daily living：IADL）はより複雑な社会生活に関わるため，病院の中ではその実際は見えにくい**。しかし，もともとIADLが低下している患者では，身体予備機能低下があり，有害事象が重篤化するリスクがあると考えられるため，問診や家族からの情報によって把握する必要がある。

③併存疾患の有無

・注意すべき点として，心疾患，腎疾患，呼吸器疾患などの併存疾患があった場合には，単一臓器の障害と捉えるのではなく，**複数の臓器による複雑な制御システムに影響**を受けていることを理解し，薬物療法の影響を網羅的に考える必要がある（**表1**）。

・例えば心不全があれば，血圧変動のリスクだけでなく，腎血流量低下や肝血流量低下に伴い薬物代謝と毒性発現に関わることを理解する。糖尿病の既往歴がある場合には，抗がん剤の副作用による食事摂取量低下やステロイド薬の使用によって血糖値が変動するだけでなく，易感染の問題や腎機能低下にも配慮しなければならない。

表1　代表的な併存症とそれによる影響

併存症	併存疾患が抗がん治療に与える主な影響	抗がん治療が併存疾患に与える主な影響
糖尿病	・治療の選択肢の制限 ・易感染 ・治療時の血栓形成のリスク増大 ・腎機能低下による薬物血中濃度上昇や毒性増強，重症時には治療の中断	・ステロイド薬による高血糖，長期的には糖尿病の悪化 ・食事摂取量低下に伴う低血糖
間質性肺炎	・治療の選択肢の制限 ・酸素運搬能力低下の代償的作用として貧血が亢進	・既存の間質性肺炎の悪化 ・細菌性感染症合併による低酸素血症や呼吸困難の重篤化
心機能障害	・治療の選択肢の制限 ・循環血液量低下による薬物血中濃度の上昇 ・浮腫による薬物分布の偏りや組織内の薬物蓄積による毒性増強 ・腎血流低下による薬物血中濃度の上昇 ・肝血流量低下による薬物血中濃度の上昇	・既存の心機能障害の悪化 （原因例） ・アントラサイクリン系薬剤やマルチキナーゼ阻害薬などによる心筋障害 ・不整脈の誘発 ・血管新生阻害薬などによる高血圧や深部静脈血栓症
肝機能障害	・治療の選択肢の制限 ・低栄養状態による易感染 ・腹水や浮腫による薬剤の排泄遅延 ・低アルブミン血症に伴う遊離型薬剤による薬物血中濃度の上昇 ・肝酵素活性の低下と毒性の増強 ・肝血流量低下による薬物血中濃度の上昇	・既存の肝障害の悪化 ・化学療法に伴う食事摂取量低下による腹水・低アルブミン血症の悪化 ・便秘による胆汁排泄阻害および高ビリルビン血症
認知症・認知機能障害	・症状評価の困難さによる重症化リスク ・アドヒアランスの低下リスク ・本人の意思と異なる治療提供のリスク（治療の差し控えや過剰な治療など）	・支持療法薬や抗がん剤によるせん妄発症リスクや認知機能障害の増悪 ・有害事象による不快症状がもたらす行動・心理症状（BPSD）の増悪

④重要な血液・尿検査項目と考え方

・血液検査をアセスメントする際には，基準値（正常値）だけでなく，それぞれの検査項目におけるおおよその半減期や一般的な推移を経時的に理解する習慣をもつとよい（**表2**）。

・例えば，「アルブミンの半減期は約21日なので，前日の食事摂取不良を反映しているわけではない」「CRPは急性の炎症を反映する」「ヘモグロビンの半減期は約30日（寿命は120日）なので，抗がん剤を繰り返すほど貧血が進行する可能性が高い」といったことを知っていると，化学療法当日のデータをこれまでの検査値と比較して解釈することができ，有害事象の発見に繋がる。

⑤有害事象の出現パターン，および核となる症状のアセスメント

・初回投与でない場合は，前回の治療時にどのような症状をどの程度体験したか確認することで，その患者の有害事象の出現パターンがわかることもある。

・前回の有害事象の重症度を考慮してレジメンを変更する場合もあるため，前回治療時の体験を思い出すことが負担にならない範囲で患者に確認する。

・また，症状の悪循環を引き起こす鍵となっている有害事象がないかというアセスメントも重要である。例えば，症状として口内炎・不眠・倦怠感があり，「口内炎が痛くて眠れず，倦怠感が強まる」という状況ならば，根幹にある口内炎という有害事象に目を向け，疼痛の緩和が優先されるであろう。

・がん薬物療法中は多くの症状が同時に出現するが，症状の悪循環を断ち切るためにはどこに介入することが最も効果的かを検討することが重要である。

おわりに

有害事象を早期発見するために，看護師はあらかじめ出現しやすい症状を想定するだけでなく，症状のきっかけや兆候が出現した際に，なぜそれが起きているのか推論できる力を養うことが大事である。考え方としては，その時期その患者にとって最も生じてほしくない重篤な有害事象をまず想定して，そこからアセスメントを行う。それにより，最悪の事態を見逃す事態を避けることができる。

文献

1）滝口裕一，ほか：高齢者がん治療エビデンス＆プラクティス．2021，南江堂．
2）国立がん研究センター内科レジデント：がん診療レジデントマニュアル第9版．2022，医学書院．
3）ASCO：Supportive care and treatment related issues. [https://old-prod.asco.org/practice-patients/guidelines/supportive-care-and-treatment-related-issues]（2023年10月閲覧）
4）国立がん研究センター看護部：国立がん研究センターに学ぶがん薬物療法看護スキルアップ．2018，南江堂．
5）日本臨床腫瘍学会：新臨床腫瘍学 改訂第6版．2021，南江堂．
6）濱口恵子，ほか：がん化学療法ケアガイド 第3版．2020，中山書店．

表 2　重要な検査項目と考え方

	項目	なぜ重要なのか，どう考えるのか
血球数	白血球数，好中球数	・白血球数や好中球数の減少は，多くの抗がん剤によって生じる最も一般的な副作用である。自覚症状に乏しいが，感染が生じると**発熱や感染部位の疼痛・腫脹**（特に術後は手術創の感染に注意）・**咳や下痢**などの随伴症状を伴う。細菌感染を疑う場合は，CRP陽性や赤沈亢進などの検査データと合わせて炎症の有無を確認する。 ・発熱している場合には，1日のなかでどのくらい体温の差があるか，最低体温は37℃以下になるのか，高温が続くのか，といった**熱のパターンの把握**も診断の補助に繋がる。 ・MASCCスコア（p.86）参照。
	ヘモグロビン値	・ヘモグロビンの半減期は約30日（寿命は120日）なので，化学療法を繰り返すほど貧血が進行する可能性が高い。 ・出血などにより急激にヘモグロビン値が低下した場合とは異なり，化学療法による貧血時の症状は比較的緩やかに生じるため，顔面蒼白や意識消失などの症状は出にくい。しかし，**息切れや疲れやすさ**を伴うため，これらを確認する。
	血小板数	・自覚症状に乏しい。歯肉や皮下などの目に見える表在部位以外からの出血についても注意が必要である。 ・血小板が著しく低下している際には，**あらゆる部位から出血する**可能性を念頭におき，各部位で出血した際に起こる症状を想定して観察する。例）頭蓋内出血→意識障害，頭痛など
凝固線溶系マーカー	D−ダイマー	・静脈血栓の3因子として血流停滞・血管内皮損傷・血液凝固能の亢進があり，がん薬物療法中はカテーテル留置や臥床によって血栓形成リスクが高まっている。 ・深部静脈血栓症を疑う特徴的な症状は，下肢の腫脹，疼痛，表在静脈の怒張，ホーマンズ徴候（下肢を伸ばして足関節を背屈したときの痛み）である。これらを早期に発見し，肺静脈塞栓症発症の予防に繋げる。
肝機能	ビリルビン，AST，ALT，γ-GTP	・化学療法後，比較的早期に出現する症状である。酵素活性低下，肝血流量の低下は薬剤毒性の増強に直結する。化学療法後の倦怠感やかゆみの原因となることもしばしばある。 ・早期発見し，安静による肝血流量の改善や，食事によって障害を受けた肝細胞の回復を促すための看護に繋げる。
腎機能	クレアチニンクリアランス，eGFR，BUN，カリウム，尿蛋白質	・抗がん剤や支持療法薬による直接作用以外にも，食欲不振による脱水などによって悪化する可能性がある。 ・重篤化するまで自覚症状に乏しいこともあるが，浮腫や排尿回数，尿の性状，口渇感と合わせて確認する。
栄養状態	TP，Alb，血糖値	・低アルブミン血症は栄養状態の問題だけでなく，薬剤が血症蛋白と結合できなくなるため，血中濃度の上昇の可能性がある。 ・アルブミンの半減期は約20日と比較的長いため，食事摂取量低下より遅れて検査値の変化が現れることに注意する。 ・血糖値は，糖尿病を併存する場合には特に注意が必要である。 ・体重の推移や筋肉量と合わせてアセスメントを行う。
電解質尿酸	K，Na，Mg，Ca，P，UA	・血液腫瘍や，体内の腫瘍細胞量が多い場合，がん薬物療法後に急速に腫瘍細胞が死滅することで**腫瘍崩壊症候群**を発症し，電解質異常，代謝性アシドーシス，急性腎障害を認めることがある。 ・腫瘍崩壊症候群の典型的な症状は，治療開始6時間以内にカリウム値が上昇し，24〜48時間以内にリン，カルシウム，尿酸が変動し，その後血清クレアチニン値が上昇する。 ・腫瘍崩壊症候群以外にも，**シスプラチンによる腎障害**（腎臓からの排泄亢進と消化管毒性によって低マグネシウムになり腎障害が増悪）により低マグネシウム血症を引き起こす可能性がある。

松井利江

投与管理 （投与経路，血管外漏出の予防，曝露対策）

抗がん剤の投与管理

投与経路

・抗がん剤の投与経路には，**①静脈**，**②経口**，**③体腔（胸腔・腹腔・髄腔）**，**④動脈**，**⑤膀胱**などがあり，がんの部位や種類，薬剤の特性，投与スケジュール，既往歴や治療歴など患者側の要因によって選定される。最も多く用いられる静脈投与には，**末梢静脈投与と中心静脈投与**がある（**表1**）。ここでは，末梢静脈投与（点滴静脈内注射）について述べる。

投与前のアセスメントと指示の確認

・薬剤投与前にバイタルサインや一般状態を観察し，患者の状態に変化がなく，抗がん剤の投与が可能であることを確認する。

・使用する抗がん剤の**組織損傷分類**を把握する（**表2**）。また，血管の脆弱性・高齢・栄養状態不良・複数回の化学療法の既往・循環機能障害を起こす疾患の既往（重度の糖尿病やリンパ浮腫など）・出血傾向などの情報を得て，血管外漏出のリスクをアセスメントする。

・投与レジメン（治療計画）から，投与する薬剤の種類と量，投与時間，起こりうる有害事象とその対応に関する指示内容を十分に確認する。薬剤の投与時間や投与量は薬効や副作用の出現を左右する。

・抗がん剤によっては投与時の器材が指定されている（**表3**）。そのほか，輸液ポンプや遮光の要否も確認する。

薬剤投与の準備

・抗がん剤は専門管理区域にて薬剤師が調製し，搬送される。薬剤の配合変化（混濁，沈殿，変色など），異物の混入，破損の有無を確認する。

・薬剤は指示内容と照合しながら，複数名で確認を行う（正しい患者：right patient，正しい薬剤：right drug，正しい投与量：right dose，正しい時間：right time，正しい投与経路：right route，正しい目的：right purpose）。

・点滴バッグに輸液セットを接続して薬液を満たす（プライミング）ときは，薬剤の飛び散りやエアロゾル発生の危険性が高いため，抗がん剤が含まれていない輸液で行う。

・投与ルートは，穿刺針の固定が容易で，血管外漏出の危険性が少ない部位を選択する（**表1**）。末梢静脈の穿刺が困難な場合や，長時間に及ぶ抗がん剤投与

表1　抗がん剤の経静脈投与の利点・欠点

	利点・欠点	穿刺部位
末梢静脈投与	利点：簡易に行うことができる。 欠点：薬剤による血管刺激，穿刺部位血管損傷（血管外漏出）の可能性が高まり，体動により投与速度が変化しやすい。	太くまっすぐで弾力があり，体動に影響が少ない血管を選定する。24時間以上使用しておらず，前腕の血管穿刺が望ましい。
中心静脈投与	利点：血管損傷の危険性が低く確実に薬剤を投与でき，長期間の留置が可能である。 欠点：ルート確保には外科的処置による侵襲を伴う。また，感染を起こすと重症化しやすい。	胸部（鎖骨下静脈・内頸静脈）や上腕部（尺骨皮静脈）。中心静脈カテーテル（PICC）や皮下埋め込み型中心静脈カテーテル（CVポート）などの方法がある。

表2　抗がん剤の組織損傷分類

分類	抗がん剤の例
壊死起因性（vesicant drug）： 少量の漏出でも組織壊死を起こしうる	ドキソルビシン，ダウノルビシン，エピルビシン，マイトマイシンC，ビンブラスチン，パクリタキセル，ドセタキセル，ビンクリスチン，ビノレルビン，オキサリプラチン，ダカルバジン
炎症性（irritant drug）： 漏出すると痛みや炎症を生じうる	イホスファミド，カルボプラチン，シスプラチン，エトポシド，イリノテカン
非壊死起因性（non-vesicant drug）： 漏出しても周囲組織に傷害が起きにくい	フルダラビン，ゲムシタビン，インターフェロン，インターロイキン，シタラビン，メトトレキサート

表3　抗がん剤投与に用いる輸液器材

輸液器材	理由	対象となる薬剤の例
ポリ塩化ビニル（PVC）フリー/DEHP対応輸液セット	通常の輸液セットに含まれる可塑剤（DEHP：フタル酸2-エチルヘキシル）が融解し，体内に取り込まれる。	パクリタキセル，エトポシド，エノシタビン
インラインフィルター	薬剤の成分が結晶化して析出される可能性がある。使用が禁忌な薬剤もあるため注意が必要。	パクリタキセル

が必要な場合（特に壊死起因性抗がん剤）は，皮下埋め込み型ポートやPICCカテーテルの留置が検討される。どの投与経路においても，確実に針が静脈内に留置されていることを確認し，固定を行う。

●薬剤投与中の管理ポイント

・薬剤の血管外漏出を予防・早期発見するために，**確実に静脈内に薬剤が投与されていることを確認する**。特に，投与開始時・輸液バッグ交換時・歩行後は必須である。輸液バッグを穿刺部位より低く下げ，血液の逆流を確認する。

・予定されている薬剤の投与順と投与速度を遵守し，輸液の滴下状態をモニターして計画どおりに投与が終了するよう管理する。

・血管外漏出の徴候（刺入部の疼痛，発赤・腫脹，灼熱感，しびれ，輸液の滴下不良，逆血の消失）に注意する。血管外漏出が疑われる場合には，医師の指示に従い速やかに対応する（**図1**）。

・静脈炎やフレア反応（静脈に沿って線条痕や紅斑が出現するが疼痛はなく30分以内に消失する），抗がん剤による血管刺激痛（パクリタキセル，ドセタキセル，ゲムシタビン，オキサリプラチン，ドキソルビシン，ダカルバジンなど）との鑑別は慎重に行う。

図1　血管外漏出時の対処

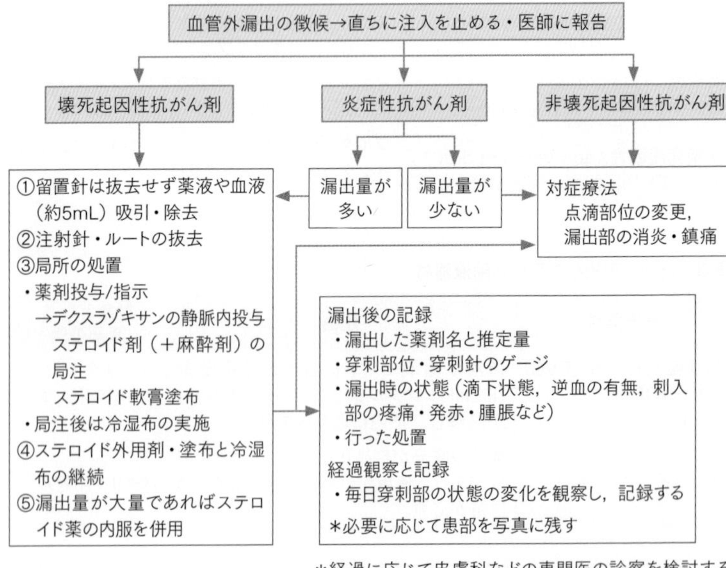

＊経過に応じて皮膚科などの専門医の診察を検討する

（文献2，3を参考に作成）

・輸液バッグの交換時は，個人防護具（personal protective equipment：PPE）を装着し（p.25参照），目線より低い位置で行う。また，コアリング（注射針によって削れたゴム片が薬剤に混入する）が起こると液漏れの危険性が高まるので，手技に注意する。

［コアリング予防のポイント（**図2**）］
①ゴム栓の中央または指定された位置に針を垂直に穿刺する。
②穿刺の途中で針を回転させない。
③2回目以上の刺入時は，同一部位を避ける。

・側管から抗がん剤を投与する場合は，抗がん剤の輸液チューブを薬液で満たしていない状態でメインルートに接続し，落差を利用してメイン輸液を流しこむ（バックプライミング，**図3**）。

図2　ゴム栓への刺入方法

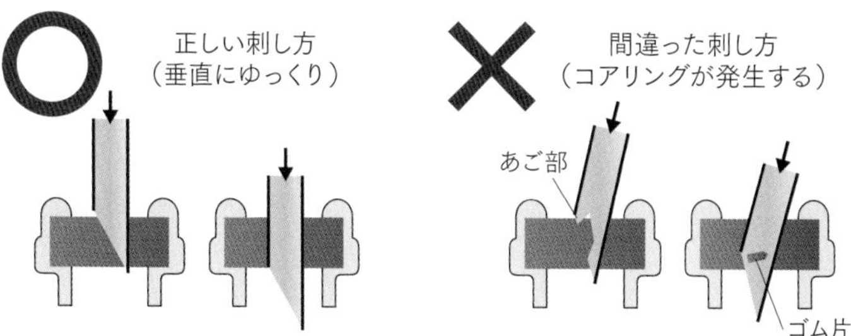

（輸液製剤協議会 HP［https://www.yueki.com/measure1/］を参考に作成）

図3　バックプライミング

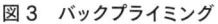

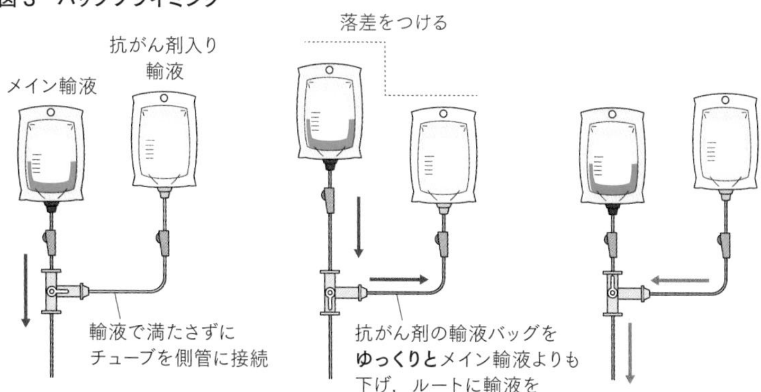

（文献5，p.130を参考に作成）

曝露対策

・抗がん剤は，取り扱う医療従事者に健康被害（発がん性，催奇形性，生殖毒性，臓器毒性，遺伝毒性など）を与える可能性がある**ハザーダス・ドラッグ**（hazardous drugs：HD）であり，曝露対策を講じる必要がある（**表4，図4**）。

・投与された抗がん剤とその代謝物は，患者の便や尿，血液，汗などに含まれ，大半は投与後約48時間以内に排泄される。しかし，排泄期間が長期に及ぶもの（例：シスプラチン，ダウノルビシンは7日間）もあり，個別の対応が必要である。

表4　医療施設で曝露が起こりやすい機会と予防策

HD曝露が起こりやすい機会		主な曝露対策	
機会	状況		
調製	アンプルカット，バイアルのゴム栓への刺入・抜針，シリンジのエア抜き，針刺し	・生物学的安全キャビネット内（陰圧・HEPAフィルター使用）にて行う。 ・閉鎖式薬物移送システム（CSTD）を使用する。 ・バイアル内に空気や薬液を押し込まず，刺入・抜針時はゴム栓に対し垂直に操作する。 ・可能な限りリキャップをしない。	・場面に応じた個人防護具（PPE）の着用 （具体例） 手袋，ガウン，N95マスク，フェイスシールド/ゴーグル，靴カバー，ヘアキャップ ・スピルキット（HDがこぼれたときに曝露を受けずに処理をするために必要な物品のセット）の常備
薬剤の運搬・保管時	調製済み輸液バッグへのHDの付着	・輸液バッグを密閉して輸送する。 ・落としてもHDが漏出しない容器を用いて運ぶ。	
投与時	輸液セットの接続，エア針の使用，プライミング，針刺し	・投与用のCSTDを使用する。 ・エア針の利用，抗がん剤でのプライミングをしない。 ・目の高さよりも低い位置で扱う。 ・輸液バッグ交換時はゴム栓に垂直に刺入し，同じ部位に複数穿刺しない。 ・側管からの抗がん剤投与はバックプライミングをする。	
投与終了時	点滴ボトル・輸液セット・穿刺針の廃棄，針刺し	・輸液ルート内を生理食塩水で洗い流して留置針を抜去する。 ・使用した器材，個人防護具はジッパー付きバッグで密封して廃棄する。	
抗がん剤の服用介助	空気中へのHDの飛散，薬剤への接触	・薬剤を粉砕しない。 ・患者自身で手に取り，服用してもらう。	
日常生活の援助	排泄の介助・処理	・畜尿や尿量測定は必要最小限にし，水分出納バランスは体重などを情報源とする。 ・男性も洋式トイレを使用してもらう。使用後は流せる掃除シートを利用して周囲をふき取る。	
	寝衣や寝具の交換，洗濯出し	・使い捨てや防水性が高い寝具を利用する。 ・吐物や血液，大量の発汗により汚染した寝衣や寝具はほかの患者の洗濯物と分別する。	

図 4　曝露対策の PPE

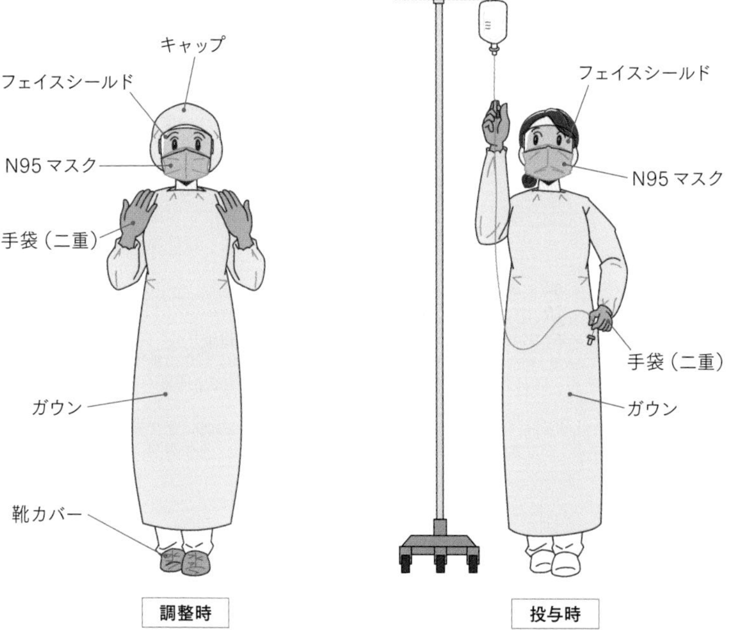

＊投与用 CSTD を使用する場合は，二重手袋とガウンのみでよい。
＊投与後 48 時間以内の患者の排泄物やその汚染を受けたリネン類を扱う場合も投与時に準じ，加えてキャップを着用する。

自宅での曝露対策

・内服抗がん剤を服用する場合は，患者自身で服用してもらう。その際，薬剤を割ったりカプセルを開けるなど**形状を変化させない**ように注意する。

・抗がん剤投与後48時間の排泄物の取り扱い方法について，以下の内容を患者と家族に指導する。

> ・トイレは男性も座って行い，ふたを閉めて2回流す。
> ・尿が飛び散った場合は，トイレットペーパーや流せる掃除シートで拭きとり，トイレに流す。
> ・排泄物や吐物，汚染された衣類や寝具を家族が扱う場合は，使い捨てマスク・ビニール手袋・お尻拭き・可能であればビニールエプロンを着用し，

直接排泄物に触れないようにする。付着した場合は速やかに流水と石鹸で十分に洗う。
・ストーマ用具やおむつはビニール袋に入れて密閉し，廃棄する。
・明らかな汚染がなければ洗濯物を分ける必要はないが，汚染が強いものはまずは別々に洗い，次に家族の洗濯物と一緒にもう一度洗う。
・授乳は避け，口移しで食べ物をやりとりしない。
・性行為は避ける。

文献

1）厚生労働省：医薬品・医療用具等安全性情報［https://www.mhlw.go.jp/houdou/2002/10/h1031-1a.html］（2023年10月閲覧）
2）国立がん研究センター中央病院：抗がん剤の血管外漏出の予防と対応ガイド［https://med.kissei.co.jp/savene/download/pdf/sv_Prevention_and_response.pdf］（2023年10月閲覧）
3）日本がん看護学会，ほか：がん薬物療法に伴う血管外漏出に関する合同ガイドライン2023年版. 2023，金原出版.
4）佐藤禮子：がん化学療法・バイオセラピー看護実践ガイドライン. 2009，医学書院. P.104-118.
5）日本がん看護学会：がん薬物療法における曝露対策 第2版. 2020，医学書院.

松井利江

退院後のセルフマネジメント

退院後のセルフマネジメントの重要性

- がん薬物療法後に自宅退院する患者および外来で治療を継続する患者は，適切に有害事象に対応し，計画された治療を完遂することが第一目標となる（**表1**）。
- 退院後は医療者と関わる機会が少なくなるため，患者が**生活と折り合いをつけながら主体的に健康管理に取り組む**ことが重要である。
- 分子標的薬やホルモン療法薬，免疫チェックポイント阻害薬は数年にわたり治療を継続することも多く，特有の有害事象を伴う。なかでも，免疫チェックポイント阻害薬による免疫関連有害事象（immune-related adverse event：irAE）は，いつどのような症状が発生するのか予測不能であり，患者が早期発見して対応できることが非常に重要である（**図1**）。
- がん薬物療法による有害事象のほか，がんの病態そのものや，がん治療に伴う**緊急処置を要する状態**（オンコロジックエマージェンシー）が起こりうることを想定する必要がある（**図2**）。
- オンコロジックエマージェンシーは生命の危機的状態だけでなく，回復後もさまざまな身体機能の悪化を引き起こす。すなわち，QOL低下に加えてがん治療の遂行を著しく阻害する。

表1　殺細胞性抗がん剤による一般的な有害事象と出現時期

治療当日	治療後２～３日	治療後１～２週間	治療後１カ月～
・過敏症 ・インフュージョンリアクション ・血圧低下 ・不整脈，頻脈 ・発熱 ・悪心・嘔吐（急性）	・全身倦怠感 ・悪心・嘔吐（遅延性） ・食欲不振 ・下痢 / 便秘	・骨髄抑制(白血球，血小板，赤血球) ・口内炎 ・下痢 / 便秘 ・食欲不振 ・胃部重圧感	・脱毛 ・貧血症状 ・臓器障害(心機能，腎機能，肝機能) ・色素沈着 ・神経障害 ・免疫不全

図1　主なirAE（赤字：高頻度の症状）

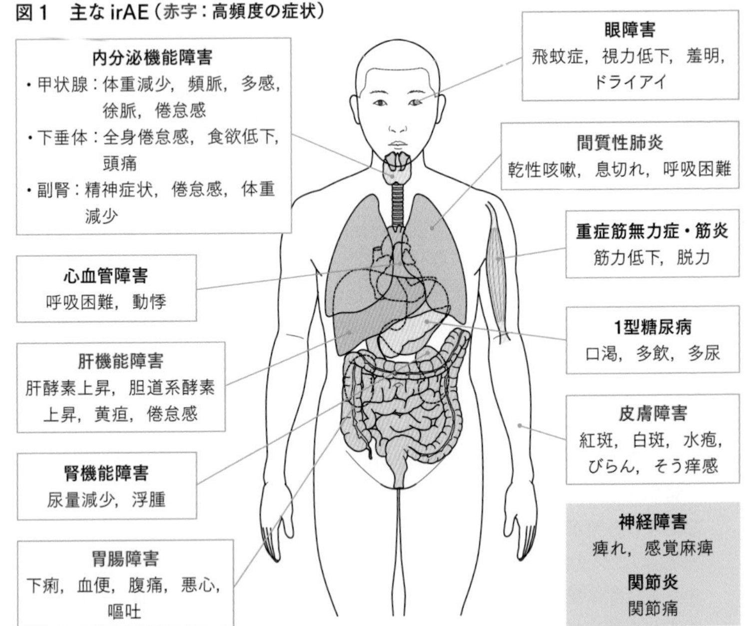

図2　がん薬物療法を受ける患者に起こりうるオンコロジックエマージェンシー

がんの病態に起因するもの	**がん薬物療法**に起因するもの
がんによる症状（痙攣，麻痺，血栓症，気道閉塞，胸水，消化管穿孔，イレウスなど）	過敏症，血管外漏出，骨髄抑制（好中球／血小板／赤血球減少），脱水，急性腎不全，感染症，腫瘍崩壊症候群など

アセスメント

退院後に起こりうる有害事象のアセスメント

・治療レジメンおよび患者の個人的要因から，発生頻度が高い有害事象をアセスメントする。

・がん薬物療法を経験済みの患者は，過去の有害事象のパターン（治療何日目ごろから発症するか，どの程度のgradeか，症状のピーク・改善時期はいつごろか）を参考に症状の経過を推測する。

患者のセルフマネジメント能力のアセスメント

・患者のセルフマネジメント能力は，**表2**の視点から多角的にアセスメントする。

表 2　患者のセルフマネジメント能力のアセスメント視点と内容

視点	内容
自らのがんや治療に対する認識	・病気や治療の現状，成り行きをどのように受け止めているか ・治療に対してどのような期待を持っているか（治療目標をどのように理解しているか） ・起きている / 起こりうる有害事象をどの程度理解しているか ・これまでどのような病気・治療を経験してきたか ・自らの健康を管理したいという意欲や関心はどの程度か
健康管理行動の実行状況	・必要な健康管理をどの程度理解しているか，それを実行しているか / できそうか ・病気や治療による症状に対してどのような対応をしているか，その効果はどうか
健康管理を行ううえでの強みと阻害要因	・家族構成，家族成員の健康状態，家族関係 ・家族から得ている / 得られそうなサポート内容 ・患者の身体的状態（PS，苦痛症状，身体障害，認知機能障害の有無など），精神状態 ・生活習慣（食事・運動習慣，日常生活行動のパターンなど） ・就労状況，仕事の内容 ・経済的な問題の有無，利用可能な社会資源 ・生活するうえで大切にしていることは何か
ストレス対処能力	・どのようなストレッサーを認識しているか，ストレス反応はあるか ・ストレスに対する対処方法とその効果

退院後のセルフマネジメントを促進するための患者教育

●継続的な患者教育

・病棟・外来・外来治療室の看護師が連携し，患者のセルフマネジメントを継続的に支援する（**図3**）。患者教育では，患者のセルフマネジメント能力をアセスメントしたうえで，患者がまず実行できそうな目標を設定し，段階を経て達成できるように導く。

・患者は療養の過程において心身の変化が大きいため，教育的な介入が可能な状態かを適宜判断する必要がある。さらに，病気や治療によってさまざまな制約を受ける生活を強いられていることを理解し，**患者が大事にしていることを守り，望む生活が実現する方法を一緒に考える姿勢が重要**である。

図３　看護師による継続的な患者教育

病棟看護師	→	外来診察室・治療室看護師
・セルフマネジメント能力のアセスメント ・課題の明確化 ・日常的なケア場面や退院時での患者教育	→	・自宅でのセルフマネジメントの状況をアセスメント ・患者の取り組みに対するフィードバック・肯定的評価 ・さらなる工夫点の検討

●入院中の日常的なケア

・患者の理解度や病状・治療に関する認識を確認しながら，治療計画や有害事象について提供すべき情報を選定する。

・入院中から患者が自身のバイタルサイン（体温・脈拍・SpO_2など）や体重などの計測値，検査データ，がんや有害事象による症状を把握し，変化に気づけるように支援する。

・普段とは異なると思う症状があれば，些細なことでも速やかに医師や看護師に報告するように指導する。

・患者が実行している健康管理行動は些細なことであっても承認し，その効果や意味をフィードバックする。効果的でない場合は改善点を一緒に考える。

・中心静脈カテーテル（PICC）や皮下埋め込み型中心静脈カテーテル（CVポート）などのカテーテル管理が必要な場合は，退院までに手技を獲得できるように指導する。

退院時の指導

・退院後に継続が必要な健康管理とその理由を説明し，自宅でも無理なく続けられる方法をともに見出す。

・長期的な治療を乗り越えるためには，家族に支援を求めることも必要なマネジメントであり，一人で問題を抱えることがないように説明する。

・患者が自身の有害事象の出現パターンを予測したうえで，症状が強いときに備えた対応策を考えられるように支援する。

［具体例］

・白血球（好中球）減少が強いとき：買い物は早朝や夜のスーパーを利用する。加熱処理済みのレトルトパック食品を利用する。

・食欲低下が強いとき：週単位で捉え，食欲が回復しているときに栄養を摂るようにする。少量でエネルギーが摂れる食品や栄養補助食品を利用する。

・倦怠感が強いとき：家事は家族に協力してもらう（特にエネルギー消費の大きい掃除，布団干し，ゴミ出しなど）。

・制吐薬や下剤などの頓服薬使用の判断方法や留意点，効果の評価法を説明する。

・今後も注意が必要な症状や緊急に対応が必要な状態とその対応方法（どのような状態になったらどこに連絡をすればよいのか，夜間や休日の連絡先はどこか）について具体的に説明する。

・一般的に，**表3**の症状があれば病院に連絡が必要である。また，複数の症状がある場合はより緊急性が高い。ただし，患者によって基準が異なるため，主治医に確認しておく。

・また，免疫チェックポイント阻害薬を服用している患者ではirAEの早期発見と対応が重要であるため，毎日セルフチェックを行い，些細な気がかりであっても医療者に報告するように説明する。

・患者が自身の体調や有害事象のパターンを理解して最適な対処行動をとるために，症状の変化を記録するなどの方法を提案する（**表4**）。

外来（診察室・治療室）における患者教育

・可能な限り，前回の治療後から外来当日までの過ごし方や困難を感じる点，感情の動きなどについて患者が話せる環境を用意する。

・有害事象と自宅でのセルフマネジメントの状況をアセスメントし，患者自身にフィードバックする。

・患者の取り組みを肯定的に評価したうえで，より望ましい方法や改善点を提案する。

・病状や治療について理解が不足している場合は，医師の説明を受けられるように調整する。

・患者自身の力では対応が難しい課題（心理的または経済的な問題など）が見出された場合は，適切な専門職につなげる。

表3　緊急に対応が必要な状況の例

38℃以上の発熱が3日以上持続する
悪心・嘔吐が強く，水分摂取ができない
水様便が2日以上続く
水分摂取量に比較して尿量が少ない，体がむくむ
呼吸困難や動悸がある
脱力感や倦怠感が強く，日常生活行動ができない

表4　症状経過記録の例

項目*	○月○日	○月○日	○月○日	○月○日	○月○日
治療後日数	2日	3日	4日	5日	6日
体温	36.5	36.4	36.6	36.8	36.4
食欲	−	−	±	±	＋
排便	少量1回	1回	1回	なし	1回
排尿	5回	6回	6回	5回	7回
体のだるさ	＋	＋＋	＋	＋	±
吐き気	＋＋	±	±	±	±
メモ	寝る前に下剤2錠服用	日中ほとんど寝て過ごす	少し食欲が戻ってきた	受診。採血結果：白血球4,300	

＊項目は，患者ごとに重要なものを抽出する。患者の負担にならず継続できるように考慮する。

経口抗がん剤治療のセルフマネジメント支援

・経口抗がん剤治療は長期的に継続されることが多い。効果は患者の服薬管理に大きく影響されるため，**服薬アドヒアランス**（患者が積極的に治療方針の決定に参加し，その決定に従って治療を受けること[1)]）を高めることが重要である。

・飲み忘れ・誤薬を防ぐため，ツール（例：**服薬管理アプリケーション**，**服薬カレンダー**，**ピルケース**）の活用や，家族の協力を得ることも提案する。

・内服を忘れた場合の対応は，抗がん剤の種類や服用方法によって異なるため，必ず説明しておく。多くの場合，従来の服用時間からあまり経過していなければその時点で服用し，長時間が経過していれば，次の分から服用する。**必ず1回量を守り，2回分を一度に服用しない**ことを強調して指導する。

・体調不良により服用できない日が続く場合は，医師に相談するようにし，自己判断で服薬期間や量を変更しないよう指導する。

・経口抗がん剤治療を受ける患者は外来治療室を利用しないため，医療者に関わる場面は診察室だけである。患者の有害事象やマネジメントの状況を捉えにくいため，**定期的に看護師や薬剤師との面談を設定する**。

・手指の巧緻動作や認知機能の障害，経口抗がん剤に対する不安や誤解など，服薬行動に影響する要因を明らかにし，薬剤師とも協働して対応する。

・分子標的薬など高額な薬剤もあり，患者の経済的負担が大きい。限度額適応認定証の申請や**医療ソーシャルワーカー**（medical social worker：MSW）との連携について説明する。

院内・院外の連携

・患者のセルフマネジメントを継続的に支援するために，病棟看護師は主に外来や外来治療室の看護師と情報を共有する。ケースによっては，看護記録だけでなく電話や対面による伝達の必要性を検討する。

・患者が自宅で療養を継続するうえで必要な支援を検討し，ケアに関わる部門や専門職と連携体制を作る。

・患者の状況を早期かつ詳細に把握できる外来診療や治療部門の看護師は，タイムリーに適切な部門の専門家に繋ぐ役割がある。

・院内と院外の薬局間では，患者情報やレジメン，指導内容などを共有しており（**薬薬連携**），院外薬局の薬剤師も患者の相談に応じることができる。これにより，患者が安心して治療が継続できるだけでなく，有害事象への早期対応に繋がることがある。

・訪問診療や訪問看護が必要な患者の場合は，退院調整看護師・MSWとともに退院調整を行い，継続的なケアが提供できるようにする。

患者と家族が活用できる情報ツール

- インターネット上には情報が溢れており，患者は誤った情報に翻弄されることが多い。信頼できる情報源を伝えるとともに，疑問点は主治医や看護師に尋ねることを勧める（**表5**）。
- 患者会などの自助グループについて，院内や地域で行われている活動を紹介する。
- がん患者に対するサポートは住居地の地方自治体によって異なる。市町村のホームページや広報誌から積極的に情報を収集し，社会資源の活用を促す。

表5　がん患者と家族が活用できるwebサイト

がん情報サービスホームページ [https://ganjoho.jp/public/index.html]	治療後の生活における工夫点や家族向けの情報など，多岐に渡る情報が掲載されているほか，全国のがん相談支援センターを検索できる。	
認定NPO法人キャンサーネットジャパン [https://www.cancernet.jp/]		各種がんについて掲載されているほか，療養生活に関する冊子を多数公開している。
がん情報サイト [https://cancerinfo.tri-kobe.org/]	米国国立がん研究所（NCI）が配信する世界最大で最新のがん情報データベースPDQ®（Physician Data Query）の日本語版など，がんに関する最新情報を配信している。	
国立がんセンター中央病院 [https://www.ncc.go.jp/jp/ncch/division/pharmacy/010/pamph/index.html]		各がん腫に代表的なレジメンごとに，患者向けパンフレットを提供している。

文献

1）日本薬学会：薬学用語解説［https://www.pharm.or.jp/dictionary/readme.html］（2023年10月閲覧）
2）安酸史子，ほか：ナーシング・グラフィカ成人看護学 ③セルフマネジメント．2022，メディカ出版．P.16-7.
3）日本がん看護学会：オンコロジックエマージェンシー．2016，医学書院．P.170-8.
4）日本がん看護学会教育・研究活動委員会コアカリキュラムワーキンググループ：がん看護コアカリキュラム日本版．2017，医学書院．P.202-16.
5）日本がん看護学会：がん患者へのシームレスな療養支援．2015，医学書院．P.46-56.
6）片岡　純：外来がん看護 エンパワメント支援の理論と実際．2013，すぴか出版．P.25-33.
7）国立がん研究センター内科レジデント：がん診療レジデントマニュアル第9版．2022，医学書院．P.543-5.

がん治療薬の特徴と副作用

がん治療薬　総論

抗がん剤の種類

・がん治療薬（抗がん剤）は大きく，①殺細胞性抗がん剤，②分子標的薬，③免疫チェックポイント阻害薬，④ホルモン療法薬に分類され，それぞれ作用や副作用が異なる（**図1**）。

図1　抗がん剤の種類

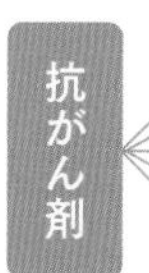

① 殺細胞性抗がん剤／p.38 へ
② 分子標的薬／p.52 へ
③ 免疫チェックポイント阻害薬／p.71 へ
④ ホルモン療法薬／p.74 へ
⑤ そのほか（免疫調節薬，分化誘導薬）／p.77 へ

殺細胞性抗がん剤・分子標的薬の作用点（図2）

・**殺細胞性抗がん剤**：細胞周期の進行を阻害することで，がん細胞の増殖を阻害する。

・**分子標的薬**：細胞増殖を開始する刺激・シグナル伝達を阻害することで，がん細胞の増殖を阻害する。

細胞周期について

・細胞増殖にはDNA合成・細胞分裂が必要である。

・細胞は，G_1期（DNA合成準備期），S期（DNA合成期），G_2期（分裂準備期），M期（分裂期）を循環的に繰り返すことで増殖する。これを細胞周期という（**図3**）。

・増殖の過程は，正常細胞もがん細胞も同じである。

・すべての細胞が細胞周期を繰り返しているわけではなく，離脱してG_0期（静止期）に留まっている細胞もある。

図 2　殺細胞性抗がん剤と分子標的薬の作用点

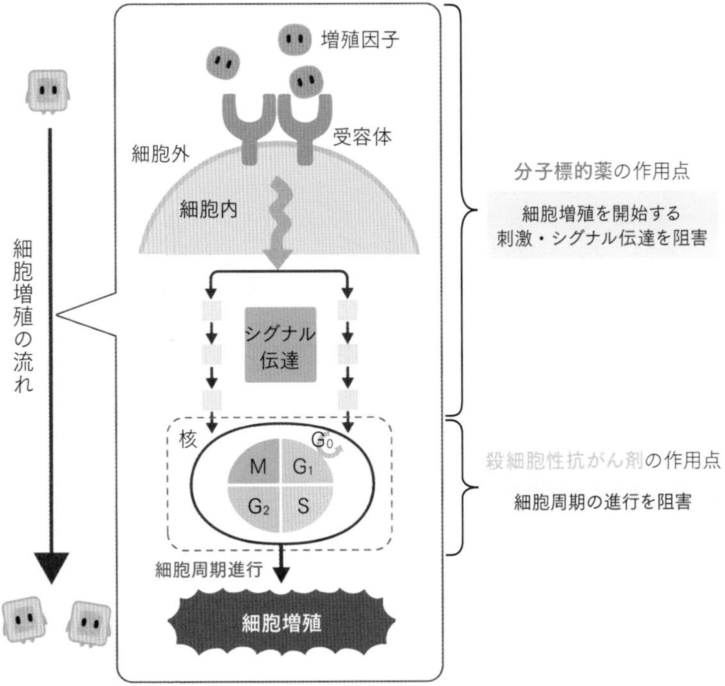

増殖因子
受容体
細胞外
細胞内
細胞増殖の流れ
シグナル伝達
核
G_0
M
G_1
G_2
S
細胞周期進行
細胞増殖
分子標的薬の作用点
細胞増殖を開始する
刺激・シグナル伝達を阻害
殺細胞性抗がん剤の作用点
細胞周期の進行を阻害

図 3　細胞周期

正常細胞
がん細胞
M 期
（分裂期）
G_0 期
（静止期）
G_1 期
（DNA 合成
準備期）
細胞周期
G_2 期
（分裂準備期）
S 期
（DNA 合成期）
増殖
増殖の過程はがん細胞・正常細胞で同じ

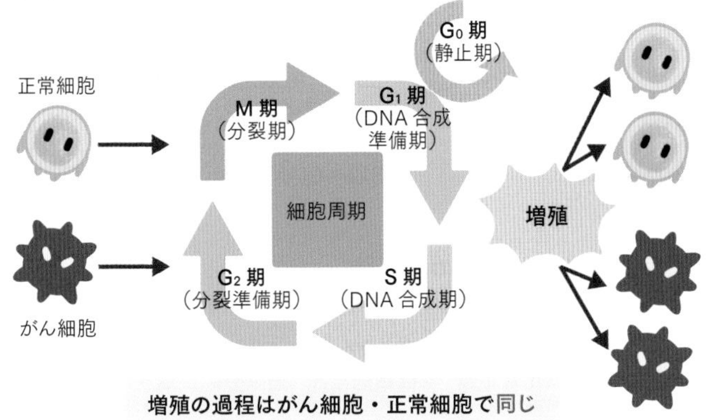

石倉　遥，今井雄介

殺細胞性抗がん剤

殺細胞性抗がん剤とは

・殺細胞性抗がん剤は，細胞周期中のDNA合成や細胞分裂を阻害することでがん細胞の増殖を阻害する。大きく分けて**アルキル化薬**，**代謝拮抗薬**，**微小管阻害薬**，**プラチナ製剤**，**抗生物質**，**トポイソメラーゼ阻害薬**の6種類の薬剤がある。

・殺細胞性抗がん剤には，特定の周期の細胞にだけ作用する**細胞周期特異的**なものと，どの周期の細胞にも作用する**細胞周期非特異的**なものがある（**図1**）。

細胞周期特異的：代謝拮抗薬，微小管阻害薬，トポイソメラーゼ阻害薬
細胞周期非特異的：アルキル化薬，プラチナ製剤，抗生物質

図1　殺細胞性抗がん剤の作用機序

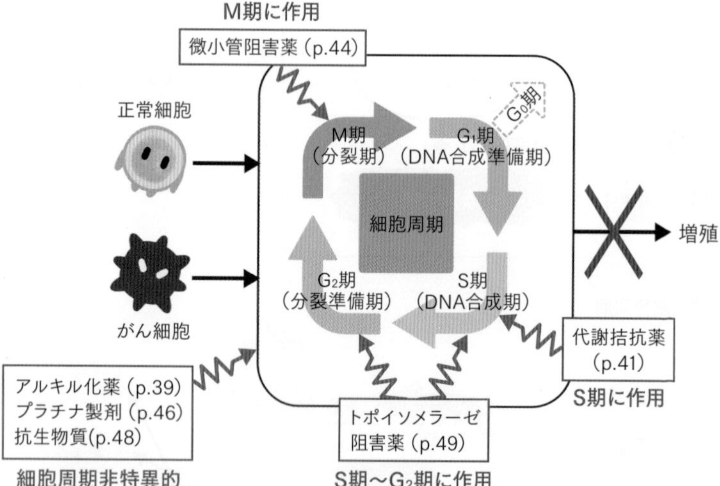

殺細胞性抗がん剤に共通の副作用

・殺細胞性抗がん剤は，細胞分裂をしている細胞に作用するため，細胞分裂が活発ながん細胞に大きなダメージを与えるのと同時に，正常細胞にも影響を及ぼす。特に**骨髄**，**消化管粘膜**，**毛根細胞**など，細胞分裂が活発な組織が影響を受けやすい（**図2**）。

図２　殺細胞性抗がん剤の副作用

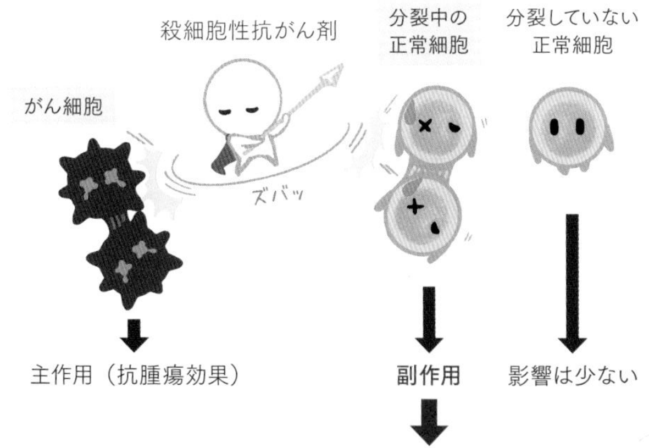

細胞増殖が活発な組織が影響を受けやすい！

骨髄
- 白血球減少（易感染性，p.80）
- 赤血球減少（貧血，p.87）
- 血小板減少（出血傾向，p.92）

消化管粘膜
- 悪心・嘔吐（p.133）
- 口腔粘膜炎（p.144）
- 下痢（p.150）

毛根細胞
- 脱毛（p.169）

アルキル化薬

●代表的な薬剤名と適応がん腫（表1）

表１　アルキル化薬の代表的な薬剤と適応がん腫

シクロホスファミド	乳がん，悪性リンパ腫，急性白血病，神経腫瘍，横紋筋肉腫など
イホスファミド	悪性リンパ腫，骨軟部腫瘍，小児悪性固形腫瘍など
メルファラン	多発性骨髄腫，造血幹細胞移植時の前処置
ベンダムスチン	非ホジキンリンパ腫など
ダカルバジン	ホジキンリンパ腫など
テモゾロミド	悪性神経膠腫など
ブスルファン	造血幹細胞移植時の前処置

●どうして効く？

・構造中のアルキル基をDNAに結合させる（アルキル化する）ことで作用する。

・アルキル化によりDNA鎖をほどけないようにして**DNAの複製を障害**し，細胞死を引き起こす（**図3**）。

図3　アルキル化薬の作用機序

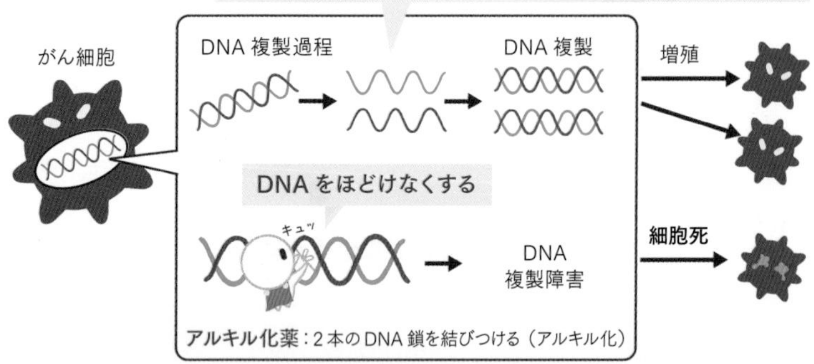

●特徴的な副作用（表2）

表2　アルキル化薬の副作用

副作用	薬剤	原因・症状・対処など
出血性膀胱炎（図4）	シクロホスファミド，イホスファミド	肝臓で活性代謝物に変換される際に有害代謝産物であるアクロレインを生じ，尿中に排泄されたアクロレインが膀胱粘膜を障害することで発症する[1]。**メスナ**を投与することで無毒化され，発症を抑制することができる。十分な水分補給，尿をためない（頻回に排尿する）ことも重要である[2]。

図4　出血性膀胱炎の発症とメスナによる無毒化

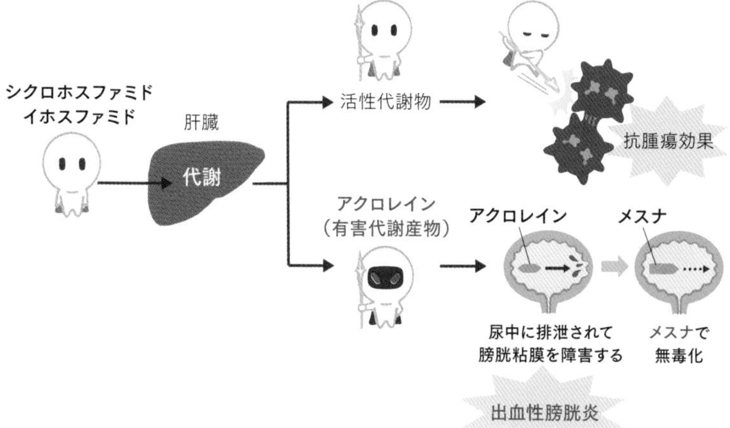

代謝拮抗薬

●代表的な薬剤名と適応がん腫（表3）

表3　代謝拮抗薬の代表的な薬剤と適応がん腫

薬酸拮抗薬	
メトトレキサート	悪性リンパ腫，急性白血病，肉腫
ペメトレキセド	非小細胞肺がん，悪性胸膜中皮腫
ピリミジン拮抗薬	
フルオロウラシル	胃がん，大腸がん，小腸がん，食道がん，膵がん，乳がんなど
テガフール・ギメラシル・オテラシル	胃がん，大腸がん，胆道がん，膵がんなど ※フルオロウラシルのプロドラッグであるテガフール，ギメラシル（抗腫瘍効果を増強），オテラシル（消化管障害を軽減）3成分を含有する配合剤。
カペシタビン	胃がん，大腸がん，乳がん
シタラビン	悪性リンパ腫，急性白血病など
ゲムシタビン	非小細胞肺がん，膵がん，胆道がん，尿路上皮がん，乳がん，卵巣がん，悪性リンパ腫
アザシチジン	骨髄異形成症候群，急性骨髄性白血病
プリン拮抗薬	
メルカプトプリン	急性白血病，慢性骨髄性白血病

●どうして効く？

・代謝拮抗薬はDNAの合成に必要な生理的基質に似た構造をしている。DNAの合成に必要な酵素を阻害したり，合成の材料として誤って取り込まれることでDNAの合成を阻害し，細胞増殖を抑制する（**図5**）。

図5　代謝拮抗薬の作用機序

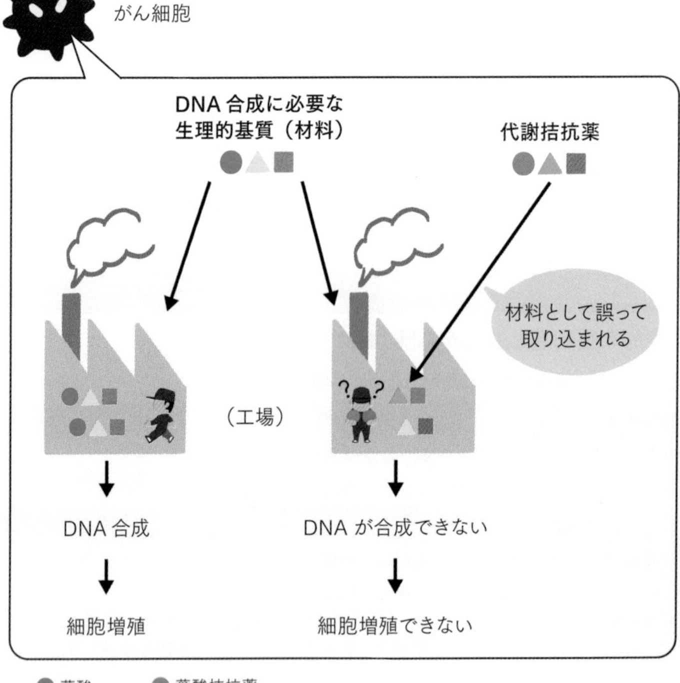

・ペメトレキセドの副作用を軽減するために**葉酸**と**ビタミンB$_{12}$**を必ず併用する。葉酸やビタミンの欠乏マーカーであるホモシステインやメチルマロン酸の血中濃度が高値の患者では，ペメトレキセドによる重篤な副作用の発現率が高いことが示されている。葉酸とビタミンB$_{12}$を投与することでこれらの血中濃度を低下させ，副作用が軽減される[3)]。

・ある種のがん細胞（骨肉腫細胞など）では，能動的に薬剤を取り込む機構が欠落している。そのため，メトトレキサートを大量に投与することで細胞内に受動的に取り込ませ，一定時間後に葉酸拮抗薬の解毒薬であるホリナートカルシウム（ロイコボリン®）を投与することで，ホリナートカルシウムを能動的に取り込むことができる正常細胞を救援する[4)]。これを**メトトレキサート・ロイコボリン®救援療法**という（**図6**）。

図 6　メトトレキサート・ロイコボリン®救援療法

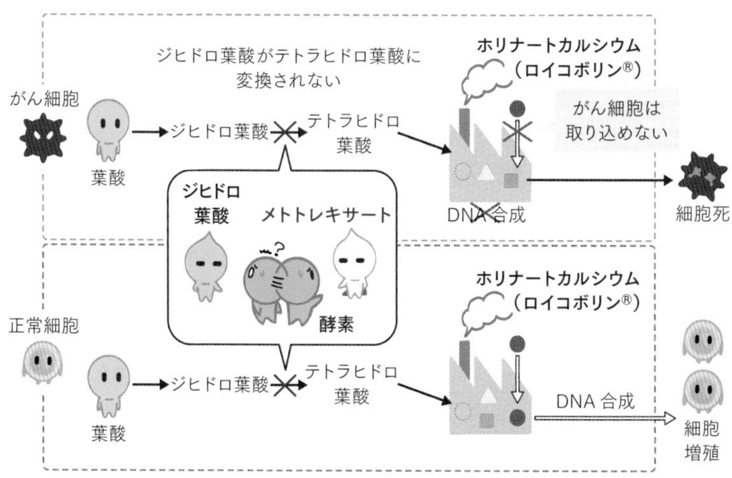

●特徴的な副作用（表4）

表 4　代謝拮抗薬の副作用

副作用	薬剤	原因・症状・対処など
間質性肺炎	メトトレキサート，ペメトレキセド，ゲムシタビン	p.105 参照
肝機能障害	共通	p.111 参照
腎機能障害	メトトレキサート	p.118 参照
手足症候群	カペシタビン	p.159 参照
結膜炎	シタラビン	シタラビンが涙液中に分泌されることで起こる。頻回の洗眼とステロイド点眼薬の予防投与を行う[5)]。
シタラビン症候群		投与後 6 ～ 12 時間で発現する発熱，筋肉痛，骨痛，皮疹，胸痛など[6)]。

微小管阻害薬

●代表的な薬剤名と適応がん腫（表5）

表 5　微小管阻害薬の代表的な薬剤と適応がん腫

タキサン系	
パクリタキセル	卵巣がん，非小細胞肺がん，乳がん，胃がん，子宮体がん，子宮頸がんなど
アルブミン懸濁型パクリタキセル	乳がん，胃がん，非小細胞肺がん，膵がん
ドセタキセル	乳がん，非小細胞肺がん，胃がん，卵巣がん，食道がん，前立腺がんなど
ビンカアルカロイド系	
ビンクリスチン	白血病，悪性リンパ腫，小児腫瘍など
ビンブラスチン	悪性リンパ腫，尿路上皮がんなど
ビンデシン	急性白血病，悪性リンパ腫など
ビノレルビン	非小細胞肺がん，乳がん

●どうして効く？

・細胞周期のM期（分裂期）では，微小管が重要な役割を果たしている。微小管を形成するチュブリンの重合と脱重合が適切に起こることで，細胞分裂が進行する。

・微小管阻害薬は，微小管を障害することで細胞分裂を停止させ，細胞増殖を抑制する。
・**タキサン系**：チュブリンの脱重合を阻害することで微小管が安定化・過剰形成し，細胞分裂を停止させる（**図7**）。
・**ビンカアルカロイド系**：チュブリンの重合を阻害することで微小管を崩壊させ，細胞分裂を停止させる（**図7**）。

図 7　微小管阻害薬の作用機序

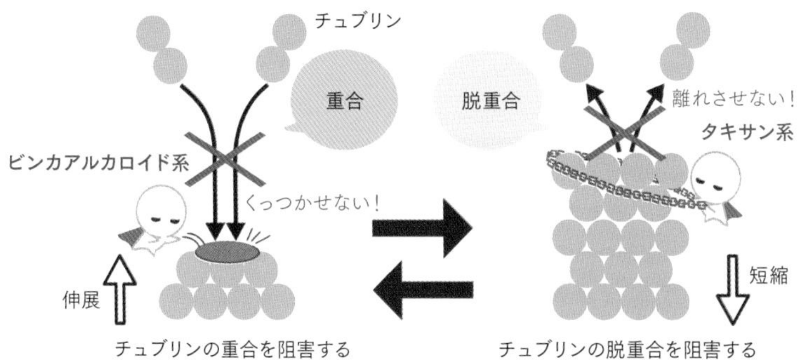

特徴的な副作用（表6）

・**血管外漏出**に特に注意を要する（壊死起因性抗がん剤）。

表 6　微小管阻害薬の副作用

副作用	薬剤	原因・症状・対処など
末梢神経障害（図 8）	共通	p.175 参照
筋肉痛，関節痛	タキサン系	投与 2 ～ 3 日後に起こる一過性の症状。
浮腫		血管透過性亢進による[7]。
便秘， 麻痺性イレウス	ビンカアルカロイド系	p.150 参照
過敏症症状	パクリタキセル	パクリタキセルは難水溶性であり，溶解剤としてポリオキシエチレンヒマシ油とアルコールが製剤中に含まれているため，過敏反応やアルコールによる酩酊に注意する[8]。p.126 参照。 ※アルブミン懸濁型パクリタキセルは，ポリオキシエチレンヒマシ油やエタノールなどの溶解剤を使用していないため，過敏症のリスクが少なく，アルコール過敏症患者にも使用できる。

図8　微小管阻害薬で末梢神経障害が起こる仕組み

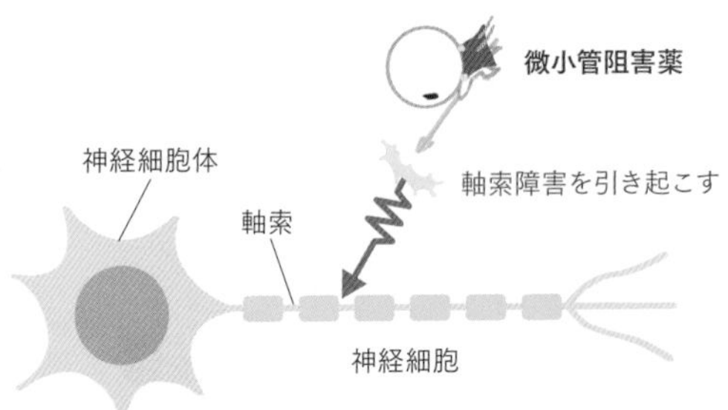

プラチナ製剤

●代表的な薬剤名と適応がん腫（表7）

表7　プラチナ製剤の代表的な薬剤と適応がん腫

シスプラチン	頭頸部がん，食道がん，胃がん，胚細胞腫瘍，非小細胞肺がん，小細胞肺がん，悪性胸膜中皮腫，胆道がん，尿路上皮がん，悪性リンパ腫，骨肉腫，小児悪性固形腫瘍など
カルボプラチン	頭頸部がん，非小細胞肺がん，小細胞肺がん，卵巣がん，子宮頸がん，悪性リンパ腫，小児悪性固形腫瘍など
オキサリプラチン	大腸がん，小腸がん，膵がん，胃がん

●どうして効く？

・DNA鎖に結合してDNA複製を阻害し，がん細胞の細胞死を誘導する（**図9**）。

図9　プラチナ製剤の作用機序

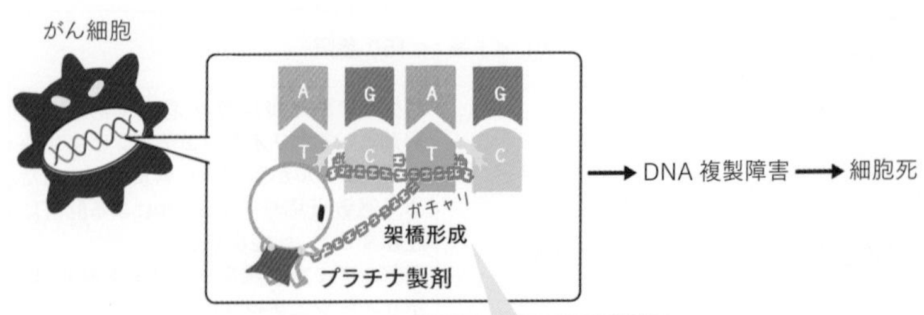

●特徴的な副作用（表8）

表 8　プラチナ製剤の副作用

副作用	薬剤	原因・症状・対処など
腎機能障害	シスプラチン	p.118 参照
末梢神経障害（図 10）	共通	p.175 参照
聴器・内耳障害	シスプラチン	シスプラチン投与によって蝸牛内に発生したフリーラジカルが，外有毛細胞の細胞死を引き起こすことで生じると考えられている[9]。

図 10　プラチナ製剤で末梢神経障害が起こる仕組み

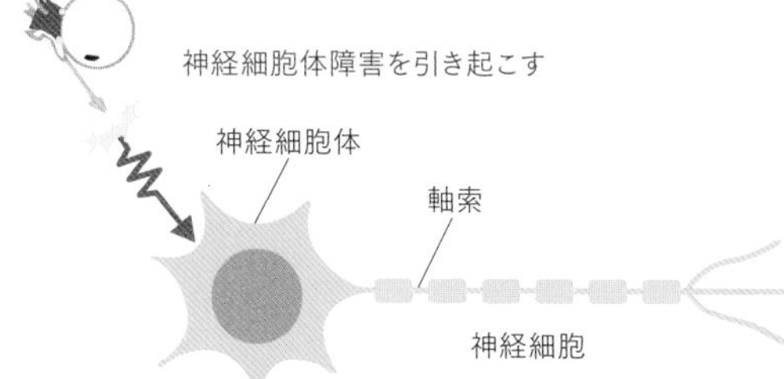

抗生物質

●代表的な薬剤名と適応がん腫（表9）

表 9　抗生物質の代表的な薬剤と適応がん腫

アントラサイクリン系	
ドキソルビシン	悪性リンパ腫，乳がん，骨肉腫，骨軟部腫瘍，尿路上皮がん，小児悪性固形腫瘍など
リポソーム化ドキソルビシン	卵巣がん，エイズ関連カポジ肉腫
エピルビシン	急性白血病，乳がんなど
ダウノルビシン	急性白血病
イダルビシン	急性骨髄性白血病
アムルビシン	非小細胞肺がん，小細胞肺がん
ピラルビシン	尿路上皮がん，急性白血病，悪性リンパ腫など
そのほか	
ブレオマイシン	悪性リンパ腫，胚細胞腫瘍など
マイトマイシンC	慢性リンパ性白血病，慢性骨髄性白血病など
アクチノマイシンD	小児悪性固形腫瘍など

●どうして効く？

・作用機序は薬剤により異なる。

・アントラサイクリン系（図11）：DNA鎖の間に入り込み（インターカレーション），DNAの合成を阻害する。加えてトポイソメラーゼを阻害する。

・ブレオマイシン：DNAの合成を阻害するとともに，がん細胞の中の鉄イオンとキレートを形成し，活性酸素を発生させることでDNAを切断する。

・マイトマイシンC：DNA鎖への架橋形成，アルキル化によりDNAの複製を障害する。加えて活性酸素によりDNAを切断する。

・アクチノマイシンD：DNAと結合し，RNAポリメラーゼによるDNAの転写反応を抑制する。

図 11　アントラサイクリン系の作用機序

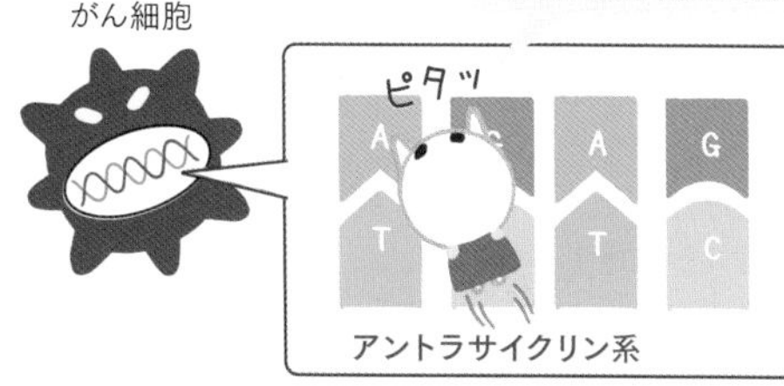
DNA 鎖の間に入り込む
がん細胞
ピタッ
A
A
G
T
T
C
アントラサイクリン系

→ DNA 合成阻害 → 細胞死
＋
トポイソメラーゼを阻害
（詳しくは p.50）

特徴的な副作用（表10）

・血管外漏出に特に注意を要する（壊死起因性抗がん剤）。アントラサイクリン系の血管外漏出時には，解毒薬である**デクスラゾキサン**が使われる。

表 10　抗生物質の副作用

副作用	薬剤	原因・症状・対処など
心筋障害	アントラサイクリン系	p.97 参照
発熱	ブレオマイシン	投与後 4 ～ 5 時間あるいはさらに遅れて発現することがある[10]。
肺障害（間質性肺炎，肺線維症）	ブレオマイシン	酸化的ストレスによってサイトカインが産生され，アポトーシスが引き起こされる。その後，炎症性細胞の浸潤による慢性炎症が引き起こされ，コラーゲン過剰産生により肺線維化に至ると考えられている[11]。p.105 参照。
溶血性尿毒症症候群	マイトマイシン C	血管内皮障害が原因と考えられている[12]。

トポイソメラーゼ阻害薬

代表的な薬剤名と適応がん腫（表11）

表 11　トポイソメラーゼ阻害薬の代表的な薬剤と適応がん腫

イリノテカン	小細胞肺がん，非小細胞肺がん，卵巣がん，胃がん，大腸がん，膵がんなど
ナノリポソーム型イリノテカン	膵がん
エトポシド	小細胞肺がん，悪性リンパ腫，急性白血病，胚細胞腫瘍，小児悪性固形腫瘍など

どうして効く？

・DNAを複製するには2本鎖らせん構造をほどく必要があるが，ほどいた分その周りの部分に「ねじれ」が生じる。トポイソメラーゼは，ねじれたDNA鎖を一旦切断し，ねじれを解消させた後に再結合させる酵素で，DNA複製中に生じるねじれを解消する役割を果たしている。

・トポイソメラーゼ阻害薬は，トポイソメラーゼの働きを阻害することでDNAの複製を阻害し，がん細胞の細胞死を誘導する（**図12**）。

図12　トポイソメラーゼ阻害薬の作用機序

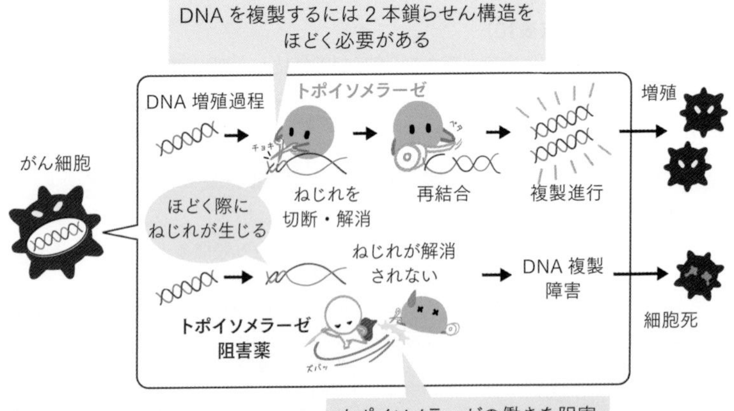

特徴的な副作用（表12）

表12　トポイソメラーゼ阻害薬の副作用

副作用	薬剤	原因・症状・対処など
下痢	イリノテカン	・**早発性下痢**：イリノテカンがアセチルコリンエステラーゼ阻害作用を示し，アセチルコリンの作用が増強することによって腸管蠕動運動が亢進し，下痢が生じる[13]。 ・**遅発性下痢**：イリノテカンは体内で活性代謝物であるSN-38 に変換されて作用する。SN-38 は UGT1A1 により不活化され胆汁排泄されるが，消化管内で腸内細菌により再活性化された SN-38 が腸管粘膜を障害して下痢が生じる（**図 13**）[13]。p.150 参照。

図 13　イリノテカンで遅発性下痢が起こる仕組み

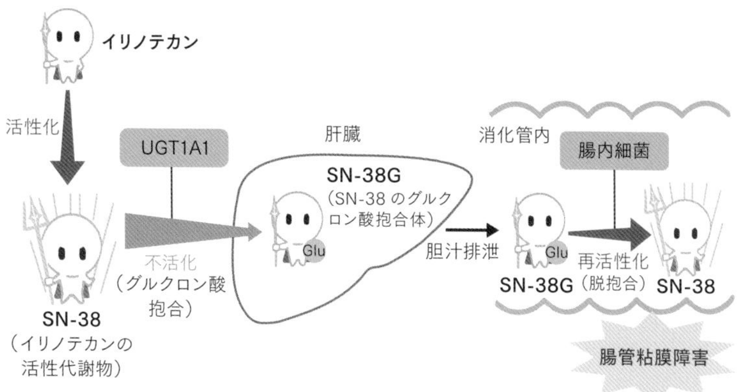

文献（すべて2023年6月閲覧）
1）Korkmaz A, et al: Cell Biol Toxicol 2007; 23: 303-12. PMID: 17225077
2）Andriole GL, et al: J Clin Oncol 1987; 5: 799-803. PMID: 3106585
3）アリムタ®適正使用ガイド
4）メソトレキセート®点滴静注液 添付文書
5）静岡県立静岡がんセンター：学びの広場シリーズからだ編　抗がん剤治療と眼の症状. [https://www.scchr.jp/book/manabi2/manabi-body7.html]
6）キロサイド®注 添付文書
7）日本リンパ浮腫学会：リンパ浮腫診療ガイドライン2018年版．2018，金原出版.
8）タキソール®注射液 医薬品インタビューフォーム
9）原　晃：薬剤による難聴の臨床．日本医事新報 2003；4140：42-7.
10）ブレオ®注射用 添付文書
11）Cooper JA Jr: Am J Respir Cell Mol Biol 2000; 22: 520-3. PMID: 10783121
12）Cattell V: Am J Pathol 1985; 121: 88-95. PMID: 3876775
13）カンプト®点滴静注 医薬品インタビューフォーム

石倉　遥，今井雄介

分子標的薬

分子標的薬とは

- 分子標的薬は，がん細胞の増殖に関わる増殖因子やその受容体，細胞内シグナル伝達など，特定の機能を有する標的分子に対して特異的に作用する。
- がん細胞だけでなく，標的分子を発現している正常細胞にも作用するため，作用する標的分子によって特異的な副作用が起こる（**図1**）。
- 「**抗体薬**」と「**小分子薬**」に分類され，それぞれ作用部位や分子量が異なる。

図1　分子標的薬の働き

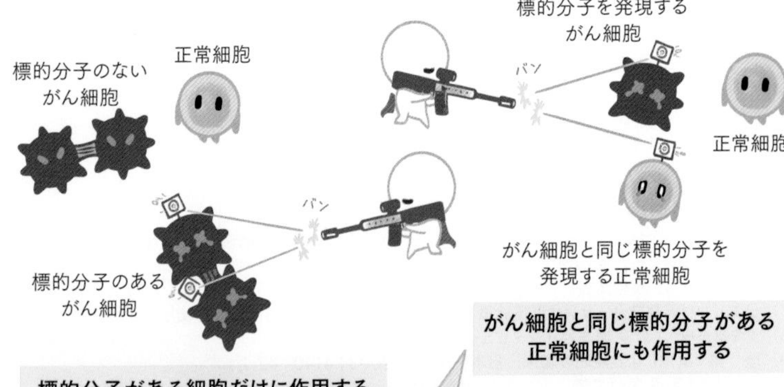

標的分子がどこに発現しているかを知っていれば，
起こりやすい副作用が分かる！

標的分子の例	主な発現部位	副作用
VEGFR	血管内皮細胞	血管新生阻害
EGFR	皮膚細胞	皮膚障害
HER2	心筋	心毒性

●抗体薬と小分子薬の特徴について（図2）

図２　抗体薬と小分子薬の特徴

抗体薬

- 特定の分子に対するモノクローナル抗体
- 分子量が大きい（細胞膜を通過できない）
- 細胞外・細胞表面で作用
- 作用時間が長く，主に注射薬
- 増殖因子と競合してシグナル伝達を阻害するほか，抗体依存性細胞障害（ADCC）や補体依存性細胞障害（CDC）などで効果を示す
- インフュージョンリアクション（→p.126）に注意が必要
- 薬物代謝酵素の影響を受けないので，薬物相互作用の影響を受けにくい

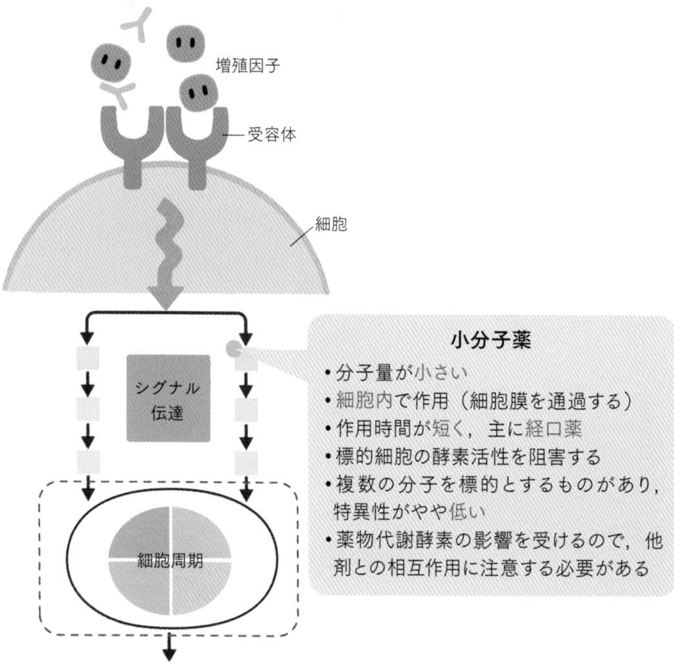

増殖因子
受容体
細胞
シグナル
伝達
細胞周期
細胞増殖
小分子薬
•分子量が小さい
•細胞内で作用（細胞膜を通過する）
•作用時間が短く，主に経口薬
•標的細胞の酵素活性を阻害する
•複数の分子を標的とするものがあり，特異性がやや低い
•薬物代謝酵素の影響を受けるので，他剤との相互作用に注意する必要がある

●各分子標的薬の主な作用点について（図3）

図３　分子標的薬の作用点

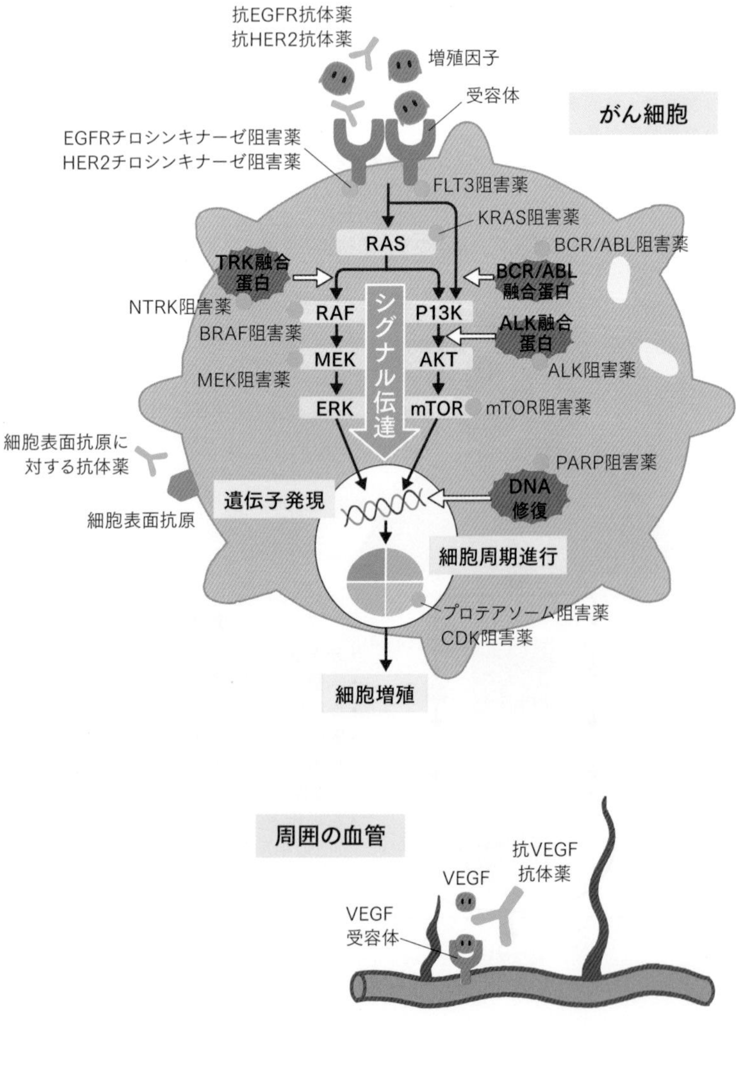

抗EGFR抗体薬
抗HER2抗体薬
増殖因子
受容体
がん細胞
EGFRチロシンキナーゼ阻害薬
HER2チロシンキナーゼ阻害薬
FLT3阻害薬
KRAS阻害薬
RAS
BCR/ABL阻害薬
TRK融合蛋白
BCR/ABL融合蛋白
NTRK阻害薬
RAF
P13K
シグナル伝達
BRAF阻害薬
ALK融合蛋白
MEK
AKT
MEK阻害薬
ALK阻害薬
ERK
mTOR
mTOR阻害薬
細胞表面抗原に対する抗体薬
PARP阻害薬
遺伝子発現
DNA修復
細胞表面抗原
細胞周期進行
プロテアソーム阻害薬
CDK阻害薬
細胞増殖
周囲の血管
抗VEGF抗体薬
VEGF
VEGF受容体

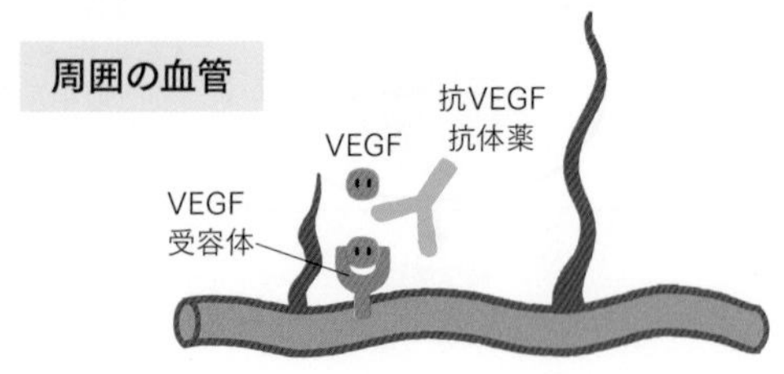

抗 EGFR 抗体薬，EGFR チロシンキナーゼ阻害薬

代表的な薬剤名と適応がん腫（表1）

表 1　抗 EGFR 抗体薬，EGFR チロシンキナーゼ阻害薬の代表的な薬剤と適応がん腫

抗 EGFR 抗体薬	
セツキシマブ	大腸がん，頭頸部がん
パニツムマブ	大腸がん
ネシツムマブ	非小細胞肺がん
EGFR チロシンキナーゼ阻害薬	
エルロチニブ	非小細胞肺がん，膵がん
ゲフィチニブ	非小細胞肺がん
アファチニブ	非小細胞肺がん
ダコミチニブ	非小細胞肺がん
オシメルチニブ	非小細胞肺がん

どうして効く？

・EGFR（上皮成長因子受容体）は**皮膚**や**粘膜**などの細胞増殖を調節する機能をもつ蛋白質である。

・抗EGFR抗体薬：EGFRに対するモノクローナル抗体。EGFRに結合し，受容体の活性化を阻害することで抗腫瘍効果を示す。

・EGFRチロシンキナーゼ阻害薬：EGFRチロシンキナーゼ活性を阻害し，細胞内シグナル伝達を抑制することで抗腫瘍効果を示す。

特徴的な副作用（表2）

表 2　抗 EGFR 抗体薬，EGFR チロシンキナーゼ阻害薬の副作用

副作用	薬剤	原因・症状・対処
インフュージョンリアクション	抗 EGFR 抗体薬	p.126 参照
低 Mg 血症	抗 EGFR 抗体薬	EGF によって調節される，尿細管腔側から細胞内への Mg の再吸収が抑制されることで生じると考えられている[1]。
皮膚障害	共通	p.159 参照
下痢	共通	消化管粘膜の EGFR が阻害されることで，消化管運動の変化，腸内細菌叢の変化，腸管への Cl 分泌など，複合的に腸粘膜が障害されて分泌性下痢が起こる[2]。p.150 参照。
間質性肺炎	EGFR チロシンキナーゼ阻害薬	p.105 参照

抗 HER2 抗体薬，HER2 チロシンキナーゼ阻害薬

●代表的な薬剤名と適応がん腫（表3）

表 3　抗 HER2 抗体薬，HER2 チロシンキナーゼ阻害薬の代表的な薬剤と適応がん腫

抗 HER2 抗体薬	
トラスツズマブ	乳がん，胃がん，唾液腺がん，大腸がん
ペルツズマブ	乳がん，大腸がん
抗 HER2 抗体薬＋殺細胞性抗がん剤	
トラスツズマブ エムタンシン	乳がん
トラスツズマブ デルクステカン	乳がん，胃がん，非小細胞肺がん
HER2 チロシンキナーゼ阻害薬	
ラパチニブ	乳がん

●どうして効く？

・HER2（ヒト上皮増殖因子受容体2）は，細胞増殖や分化などの調節に関与している蛋白質である。HER2を多くもつがん細胞では，細胞増殖を促す信号物質の影響を大きく受けて活発に増殖する。HER2は**心筋細胞**にも存在する。

・**抗HER2抗体薬**：HER2に対するモノクローナル抗体。HER2に結合して受容体の活性化を阻害することで抗腫瘍効果を示す。

・**抗HER2抗体薬＋殺細胞性抗がん剤**：抗HER2抗体薬の作用に加えて，HER2に結合して細胞内に取り込まれた後，結合している殺細胞性抗がん剤を遊離し，細胞周期の進行を阻害する。

・**HER2チロシンキナーゼ阻害薬**：HER2チロシンキナーゼ活性を阻害し，細胞内シグナル伝達を抑制することで抗腫瘍効果を示す。

●特徴的な副作用（表4）

表 4　抗 HER2 抗体薬，HER2 チロシンキナーゼ阻害薬の副作用

副作用	薬剤	原因・症状・対処
インフュージョンリアクション	抗 HER2 抗体薬	p.126 参照
心毒性	共通	p.97 参照

・トラスツズマブ エムタンシン，トラスツズマブ デルクステカンでは殺細胞性抗がん剤による副作用にも注意が必要である。

・ラパチニブでは，EGFRチロシンキナーゼ阻害薬と同様の副作用（p.55）にも注意が必要である。

抗 VEGF 抗体薬

代表的な薬剤名と適応がん腫（表5）

表 5　抗 VEGF 抗体薬の代表的な薬剤と適応がん腫

ベバシズマブ	大腸がん，非小細胞肺がん，乳がんなど
ラムシルマブ	胃がん，大腸がん，非小細胞肺がんなど
アフリベルセプト	大腸がん

どうして効く？

・がん細胞からVEGF（血管内皮増殖因子）という指令物質が血管に向かって放出され，VEGF受容体に結合すると，新しい血管が作られる（**血管新生**）。作られた血管から栄養や酸素を補給してがん細胞が成長する（**図4**）。

図 4　VEGF によって起こるがん細胞の成長

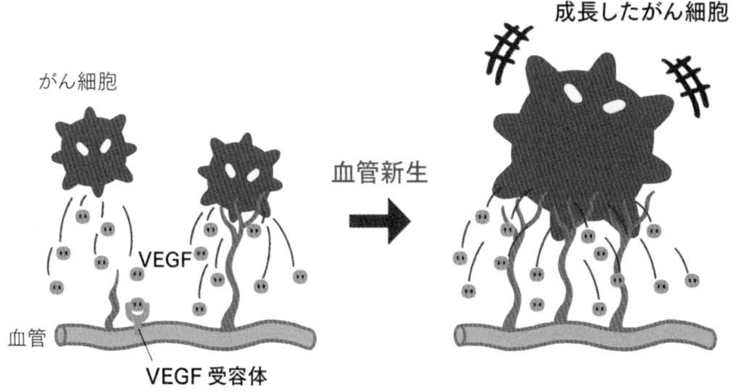

・抗VEGF抗体薬は，VEGFが受容体に結合するのを阻害し，**新しい血管が作られないようにする**ことで，がん細胞を栄養・酸素不足にして成長を抑える（**図5**）。

図5　抗 VEGF 抗体薬によるがん細胞成長の抑制

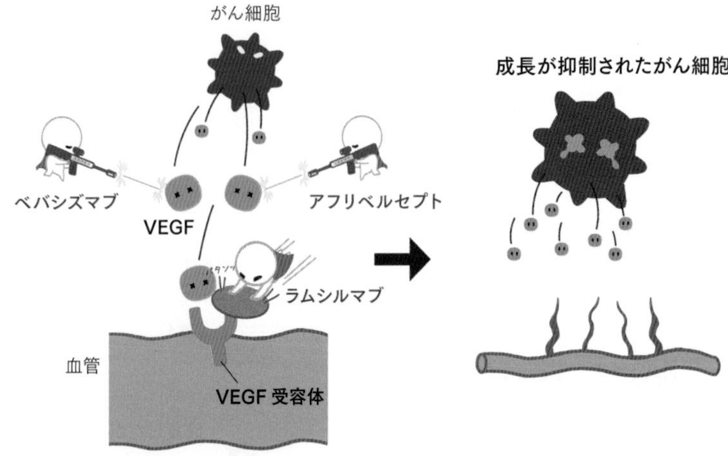

●特徴的な副作用（表6）

表6　抗 VEGF 抗体薬の副作用

副作用	原因・症状・対処
インフュージョンリアクション	p.126 参照
高血圧	血管内皮細胞の一酸化窒素（血管拡張因子）の産生を阻害することによる[3]。
出血	組織形成や創傷治癒が阻害されることによる[3]。
蛋白尿	腎糸球体毛細血管の修復が滞り，糸球体フィルター機能が低下することにより，尿中に蛋白が移行する可能性が考えられている[3]。
創傷治癒遅延	組織修復に必要な血管新生が阻害されるため，創傷の治癒が遅くなる[3]。
血栓塞栓症	血管内皮細胞の修復能の抑制や，血小板機能への影響が関与していると考えられている[3]。
消化管穿孔	血管新生阻害による腸管壁の虚血や創傷治癒遅延による[4, 5]。

マルチキナーゼ阻害薬

代表的な薬剤名と適応がん腫（表7）

表7　マルチキナーゼ阻害薬の代表的な薬剤と適応がん腫

ソラフェニブ	腎細胞がん，肝細胞がん，甲状腺がん
スニチニブ	消化管間質腫瘍，腎細胞がん，膵神経内分泌腫瘍
パゾパニブ	悪性軟部腫瘍，腎細胞がん
アキシチニブ	腎細胞がん
レゴラフェニブ	大腸がん，消化管間質腫瘍，肝細胞がん
カボザンチニブ	腎細胞がん，肝細胞がん
レンバチニブ	甲状腺がん，肝細胞がん，胸腺がん，子宮体がん，腎細胞がん

どうして効く？

・VEGF受容体などの血管新生に関わるキナーゼや，そのほか細胞増殖に関わる複数のキナーゼを阻害し，血管新生阻害作用や細胞内シグナル伝達の抑制などにより抗腫瘍効果を示す。薬剤によって標的とするキナーゼはさまざまであるが，多くはVEGF受容体を標的としている。

特徴的な副作用（表8）

・抗VEGF抗体薬の副作用（p.58）も参照（インフュージョンリアクションを除く）。

表8　マルチキナーゼ阻害薬の副作用

副作用	薬剤	原因・症状・対処
心障害	スニチニブ，パゾパニブ，レンバチニブなど	p.97 参照
手足症候群，色素沈着	共通	p.159 参照
骨髄抑制	共通	p.80，87，92 参照
肝機能障害	共通	p.111 参照
甲状腺機能低下症	共通	VEGF 受容体を介するシグナル伝達が阻害されることにより，甲状腺の血流が減少し，甲状腺ホルモン合成・分泌が低下するために起こると考えられている[6]。

BCR/ABL 阻害薬

●代表的な薬剤名と適応がん腫（表9）

表 9　BCR/ABL 阻害薬の代表的な薬剤と適応がん腫

イマチニブ	慢性骨髄性白血病，急性リンパ性白血病，消化管間質腫瘍
ニロチニブ	慢性骨髄性白血病
ダサチニブ	慢性骨髄性白血病，急性リンパ性白血病
ボスチニブ	慢性骨髄性白血病
ポナチニブ	慢性骨髄性白血病，急性リンパ性白血病

●どうして効く？

・*BCR/ABL*融合遺伝子（フィラデルフィア染色体）により生成されるBCR/ABLチロシンキナーゼ活性を阻害し，細胞内シグナル伝達を抑制することで抗腫瘍効果を示す。

・そのほかのキナーゼに対する阻害作用もあり，薬剤によって標的とするキナーゼが異なることから，副作用の種類や発現頻度に違いがある。

●特徴的な副作用（表10）

表 10　BCR/ABL 阻害薬の副作用

副作用	薬剤	原因・症状・対処
体液貯留	共通	機序は不明。
骨髄抑制		p.80，87，92 参照
肝機能障害		p.111 参照
QT 延長		p.97 参照
悪心		p.133 参照
血栓塞栓症	ポナチニブ	VEGF 受容体などの血管新生や血管内皮機能の維持に関与するキナーゼに対して強い阻害作用を有するためと考えられている[7]。
高血圧		VEGF 受容体の阻害作用により，血管内皮細胞の一酸化窒素（血管拡張因子）の産生が阻害されることによる[7]。

mTOR 阻害薬

代表的な薬剤名と適応がん腫（表11）

表 11　mTOR 阻害薬の代表的な薬剤と適応がん腫

テムシロリムス	腎細胞がん
エベロリムス	腎細胞がん，神経内分泌腫瘍，乳がん

どうして効く？

・細胞増殖や血管新生に関わるmTOR（哺乳類ラパマイシン標的蛋白質）の活性化を阻害することで抗腫瘍効果を示す。

特徴的な副作用（表12）

表 12　mTOR 阻害薬の副作用

副作用	薬剤	原因・症状・対処
インフュージョンリアクション	テムシロリムス	p.126 参照
口腔粘膜炎	共通	免疫調節の異常による炎症性サイトカインの活性化により発現すると考えられている。殺細胞性抗がん剤による口内炎とは異なりアフタ様である[8, 9]。p.144 参照。
感染症		免疫抑制作用を有するため[10]。
間質性肺炎		可逆的であり，休薬により改善・治療再開できることが多い。p.105 参照。
骨髄抑制		細胞周期停止作用による。p.80，87，92 参照。
高血糖		インスリン受容体からの mTOR を介するシグナル伝達が阻害され，インスリン分泌の低下を引き起こすことにより起こる[11]。
脂質異常		中性脂肪やコレステロールの異化が減少することや，リポ蛋白リパーゼの活性低下，遊離脂肪酸の増加などが要因と考えられている[12]。

ALK 阻害薬

●代表的な薬剤名と適応がん腫（表13）

表13　ALK 阻害薬の代表的な薬剤と適応がん腫

薬剤	適応がん腫
クリゾチニブ	非小細胞肺がん
アレクチニブ	非小細胞肺がん，未分化大細胞リンパ腫
セリチニブ	非小細胞肺がん
ロルラチニブ	
ブリグチニブ	

●どうして効く？

・*ALK*（未分化リンパ腫キナーゼ）融合遺伝子により恒常的に活性化されるALKチロシンキナーゼ活性を阻害し，細胞内シグナル伝達を抑制することで抗腫瘍効果を示す。

●特徴的な副作用（表14）

表14　ALK 阻害薬の副作用

副作用	薬剤	原因・症状・対処
肝機能障害	共通	p.111 参照
間質性肺炎		p.105 参照
味覚障害		p.182 参照
視覚障害	クリゾチニブ，ブリグチニブ	機序は不明。
悪心	クリゾチニブ，セリチニブ	p.133 参照
中枢神経障害，精神障害	ロルラチニブ	機序は不明。
高脂血症		
クレアチンキナーゼ上昇	ブリグチニブ	

BRAF 阻害薬

●代表的な薬剤名と適応がん腫（表15）

表15　BRAF 阻害薬の代表的な薬剤と適応がん腫

薬剤	適応がん腫
ベムラフェニブ	悪性黒色腫
ダブラフェニブ	悪性黒色腫，非小細胞肺がん
エンコラフェニブ	悪性黒色腫，大腸がん

どうして効く？

・BRAFキナーゼ活性を阻害し，細胞内シグナル伝達を抑制することで抗腫瘍効果を示す。

特徴的な副作用

・BRAF阻害薬の副作用として，**眼障害**や**皮膚悪性腫瘍**，**発熱**（ダブラフェニブによる）が挙げられる。

NTRK 阻害薬

代表的な薬剤名と適応がん腫（表16）

表 16　NTRK 阻害薬の代表的な薬剤と適応がん腫

薬剤	適応がん腫
エヌトレクチニブ	*NTRK* 融合遺伝子陽性の進行・再発の固形がん，小細胞肺がん
ラロトレクチニブ	*NTRK* 融合遺伝子陽性の進行・再発の固形がん

どうして効く？

・NTRK（神経栄養因子チロシンキナーゼ受容体）は**神経細胞の分化や維持**に関わっている。*NTRK*融合遺伝子により生成されるTRK融合蛋白質により，がん細胞の増殖が促進される。NTRK阻害薬は，NTRKチロシンキナーゼ活性を阻害し，細胞内シグナル伝達を抑制することで抗腫瘍効果を示す。

特徴的な副作用

・NTRK阻害薬の副作用として，**中枢神経障害**（認知障害，運動失調），**味覚障害**（p.182）が挙げられる。

FLT3 阻害薬

代表的な薬剤名と適応がん腫（表17）

表 17　FLT3 阻害薬の代表的な薬剤と適応がん腫

薬剤	適応がん腫
ギルテリチニブ	急性骨髄性白血病
キザルチニブ	

どうして効く？

・FLT3（造血前駆細胞で発現している受容体チロシンキナーゼ）を介した細胞内シグナル伝達を阻害し，*FLT3*遺伝子変異を有する腫瘍の増殖を抑制する。

●特徴的な副作用

・FLT3阻害薬の副作用として，**QT延長**（p.97）や**骨髄抑制**（p.80，87，92）が挙げられる。

KRAS阻害薬

●代表的な薬剤名と適応がん腫（表18）

表18　KRAS阻害薬の代表的な薬剤と適応がん腫

ソトラシブ	非小細胞肺がん

●どうして効く？

・KRASは細胞内のシグナル伝達を仲介する蛋白質であり，細胞増殖を調節するスイッチの役割を担っている。KRASに変異があるとスイッチが常にオンの状態となり，無秩序な細胞増殖が引き起こされる。KRAS阻害薬は，変異のあるKRASを阻害することでがん細胞の増殖を抑制する。

●特徴的な副作用

・KRAS阻害薬の副作用として，**肝機能障害**（p.111），**間質性肺炎**（p.105），**下痢**（p.150），**悪心**（p.133）が挙げられる。

プロテアソーム阻害薬

●代表的な薬剤名と適応がん腫（表19）

表19　プロテアソーム阻害薬の代表的な薬剤と適応がん腫

ボルテゾミブ	多発性骨髄腫，マントル細胞リンパ腫，リンパ形質細胞性リンパ腫
カルフィルゾミブ	多発性骨髄腫
イキサゾミブ	

●どうして効く？

・プロテアソームは細胞内で不要となった蛋白質を分解処理する酵素であり，細胞周期に重要な役割を果たしている。プロテアソームを阻害することで，細胞内で不要になった蛋白質が分解されず蓄積し，細胞死を誘導する（**図6**）。

図 6　プロテアソーム阻害薬の働き

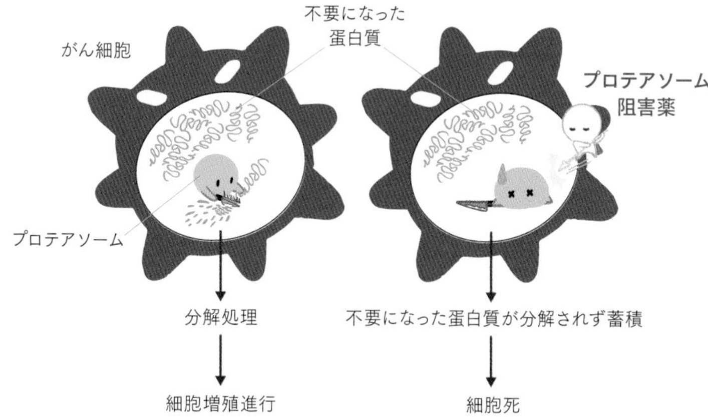

特徴的な副作用（表20）

表 20　プロテアソーム阻害薬の副作用

副作用	薬剤	原因・症状・対処
インフュージョンリアクション	カルフィルゾミブ	p.126 参照
末梢神経障害	ボルテゾミブ	後根神経節細胞の代謝障害，ミトコンドリア機能障害，神経栄養因子の機能障害などが発症に関与すると考えられている[13]。p.175 参照。
発熱		投与当日～翌日に発現する，一過性の発熱。
心障害	共通	心筋細胞は，ほかの組織と比べてプロテアソーム活性が高く，プロテアソーム阻害薬の影響を受けやすい[14]。p.97 参照。
間質性肺炎		p.105 参照
骨髄抑制		骨髄の正常細胞にも作用するため。p.80，87，92 参照。

CDK阻害薬

代表的な薬剤名と適応がん腫（表21）

表21　CDK阻害薬の代表的な薬剤と適応がん腫

薬剤名	適応がん腫
パルボシクリブ	乳がん
アベマシクリブ	乳がん

どうして効く？

・正常細胞では，CDK（サイクリン依存性キナーゼ）という酵素によって無秩序な細胞増殖が行われないように細胞周期が制御されている。がん細胞ではCDKが異常に働き，細胞増殖が制御できなくなっている。CDK阻害薬は，異常なCDKを阻害することで細胞周期の進行を停止させ，がん細胞の増殖を抑制する（図7）。

特徴的な副作用

・細胞周期の進行を停止させることから，殺細胞性抗がん剤でみられる副作用［骨髄抑制（p.80，87，92），悪心（p.133），口内炎（p.144），下痢（p.150），脱毛（p.169）など］に注意する。加えて間質性肺炎（p.105）にも気をつける。

図7　CDK阻害薬の働き

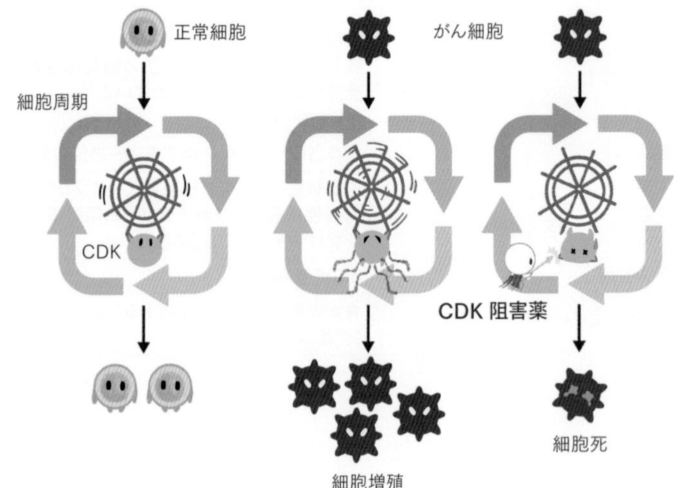

PARP阻害薬

代表的な薬剤名と適応がん腫（表22）

表22　PARP阻害薬の代表的な薬剤と適応がん腫

オラパリブ	卵巣がん，乳がん，前立腺がん，膵がん
ニラパリブ	卵巣がん

どうして効く？

・DNAは化学物質や紫外線などの刺激によって損傷を受ける。一本鎖切断の場合には，PARP（ポリアデノシン5'二リン酸リボースポリメラーゼ）という物質によって修復される。二本鎖切断の場合には，正常細胞では**BRCA蛋白質**などの働きにより修復されるが，がん細胞は二本鎖修復ができない。

・PARP阻害薬によって一本鎖修復が妨げられると二本鎖切断に至り，がん細胞では二本鎖修復が行われず細胞死へ誘導される（**図8**）。

図8　PARP阻害薬の働き

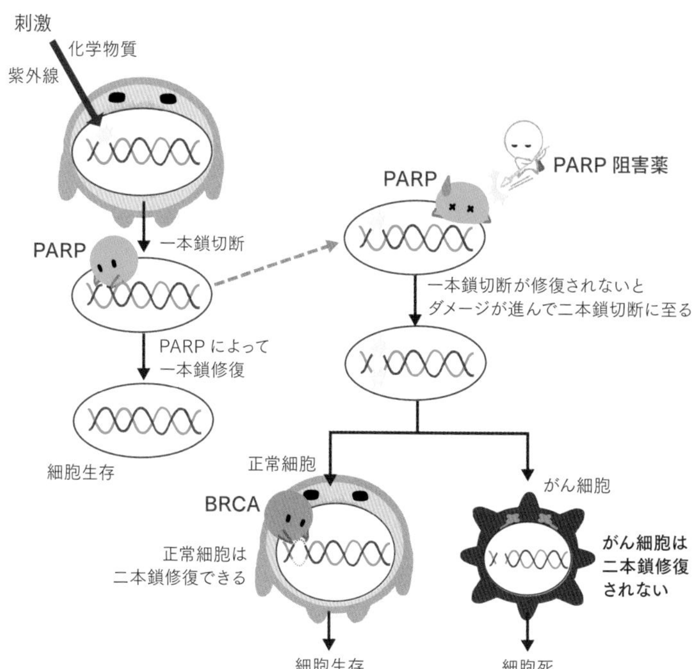

●特徴的な副作用

・PARP阻害薬の副作用として，**骨髄抑制**（p.80，87，92）や**悪心**（p.133），**倦怠感**（p.202），**間質性肺炎**（p.105）が挙げられる。

細胞表面抗原に対する抗体薬

●代表的な薬剤名と適応がん腫（表23）

表 23　細胞表面抗原に対する抗体薬の代表的な薬剤と適応がん腫

リツキシマブ	B 細胞性非ホジキンリンパ腫，慢性リンパ性白血病
オビヌツズマブ	濾胞性リンパ腫，慢性リンパ性白血病
モガムリズマブ	成人T細胞白血病リンパ腫，末梢性T細胞リンパ腫，皮膚T細胞性リンパ腫
アレムツズマブ	慢性リンパ性白血病
エロツズマブ	多発性骨髄腫
ダラツムマブ	
ブレンツキシマブ ベドチン	ホジキンリンパ腫，末梢性T細胞リンパ腫
ゲムツズマブオゾガマイシン	急性骨髄性白血病
ブリナツモマブ	B 細胞性急性リンパ性白血病
ポラツズマブ ベドチン	びまん性大細胞型B細胞リンパ腫
イサツキシマブ	多発性骨髄腫
イノツズマブ オゾガマイシン	急性リンパ性白血病

●どうして効く？

・特定の細胞にだけ発現している細胞表面抗原を標的として作用する。増殖因子や受容体蛋白質を認識して細胞内シグナル伝達を阻害したり，抗体依存性細胞障害（ADCC）や補体依存性細胞障害（CDC）を起こすことで，がん細胞を障害する（**図9**）。

・**ADCC**：細胞表面抗原に結合し，NK細胞やマクロファージに抗体を認識させてがん細胞を障害し，細胞死を誘導する。

・**CDC**：細胞表面抗原に結合し，補体を活性化してがん細胞を障害し，細胞死を誘導する。

図 9　ADCC と CDC の発生機序

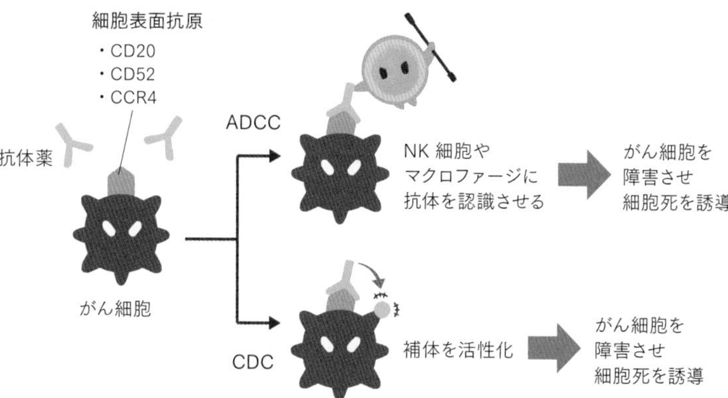

●特徴的な副作用（表24）

表 24　細胞表面抗原に対する抗体薬の副作用

副作用	薬剤	原因・症状・対処
インフュージョンリアクション	共通	p.126 参照
骨髄抑制		p.80，87，92 参照
腫瘍崩壊症候群		p.118 参照
感染症		末梢血リンパ球の減少，骨髄抑制による。
皮膚障害	モガムリズマブ	皮膚細胞にある CCR 陽性細胞の制御性 T 細胞を抑制することで，免疫異常により皮膚障害が引き起こされると考えられている[15)]。p.159 参照。
末梢神経障害	ブレンツキシマブ ベドチン，ポラツズマブ ベドチン	細胞障害性（微小管重合阻害作用）を有する低分子化合物（MMAE）との抗体薬物複合体。p.175 参照。
サイトカイン放出症候群	ブリナツモマブ	ブリナツモマブ投与により T 細胞が活性化され，サイトカインの放出が促されることにより生じる[16)]。
神経学的事象		機序は不明。

文献（すべて2023年6月閲覧）
1） Groenestege WM, et al: J Clin Invest 2007; 117: 2260-7. PMID: 17671655
2） Hirsh V, et al: Curr Oncol 2014; 21: 329-36. PMID: 25489260
3） アバスチン® 医薬品リスク管理計画（RMP）
4） Burger RA, et al: J Clin Oncol 2014; 32: 1210-7. PMID: 24637999
5） Hapani S, et al: Lancet Oncol 2009; 10: 559-68. PMID: 19482548
6） 厚生労働省：重篤副作用疾患別対応マニュアル 甲状腺機能低下症（令和4年2月改定）．［https://www.mhlw.go.jp/topics/2006/11/dl/tp1122-1d37.pdf］
7） 平瀬主税，ほか：チロシンキナーゼ阻害薬（TKI）治療と血栓塞栓症．日血栓止血会誌 2018；29：473-86.
8） de Oliveira MA, et al: Oral Oncol 2011; 47: 998-1003. PMID: 21890398
9） Martins F, et al: Oral Oncol 2013; 49: 293-8. PMID: 23312237
10）各薬剤 医薬品インタビューフォーム
11）Tanimura J, et al: Endocr J 2019; 66: 615-20. PMID: 30982794
12）Kasiske BL, et al: Am J Transplant 2008; 8: 1384-92. PMID: 18510633
13）Argyriou AA, et al: Blood 2008; 112: 1593-9. PMID: 18574024
14）Patel MB, et al: Physiol Res 2007; 56: 341-50. PMID: 16792465
15）Saito M, et al: Blood Adv 2020; 4: 2180-191. PMID: 32433748
16）Aldoss I, et al: Curr Oncol Rep 2019; 21: 4. PMID: 30666425

冨田詩織

免疫チェックポイント阻害薬

代表的な薬剤名と適応がん腫

●抗 PD-1 抗体薬（表1）

表 1　抗 PD-1 抗体薬の代表的な薬剤と適応がん腫

薬剤名	適応がん腫
ニボルマブ	悪性黒色腫，非小細胞肺がん，腎細胞がん，ホジキンリンパ腫，頭頸部がん，胃がん，悪性胸膜中皮腫，マイクロサテライト不安定性（MSI-High）を有する結腸・直腸がん，食道がん，尿路上皮がん
ペムブロリズマブ	非小細胞肺がん，悪性黒色腫，ホジキンリンパ腫，尿路上皮がん，MSI-High を有する結腸•直腸がんおよび固形がん，腫瘍遺伝子変異量（TMB-High）を有する固形がん，腎細胞がん，頭頸部がん，食道がん，乳がん，子宮体がん，子宮頸がん

●抗 PD-L1 抗体薬（表2）

表 2　抗 PD-L1 抗体薬の代表的な薬剤と適応がん腫

薬剤名	適応がん腫
デュルバルマブ	非小細胞肺がん，小細胞肺がん，肝細胞がん，胆道がん
アベルマブ	メルケル細胞がん，腎細胞がん，尿路上皮がん
アテゾリズマブ	非小細胞肺がん，小細胞肺がん，肝細胞がん
セミプリマブ	子宮頸がん

●抗 CTLA-4 抗体薬（表3）

表 3　抗 CTLA-4 抗体薬の代表的な薬剤と適応がん腫

薬剤名	適応がん腫
イピリムマブ	悪性黒色腫，腎細胞がん，MSI-High を有する結腸・直腸がん，非小細胞肺がん，悪性胸膜中皮腫，食道がん
トレメリムマブ	非小細胞肺がん，肝細胞がん

作用機序（図1）

図1　免疫チェックポイント阻害薬の作用機序

①免疫細胞は樹状細胞などにより活性化され，がん細胞を攻撃することができる。

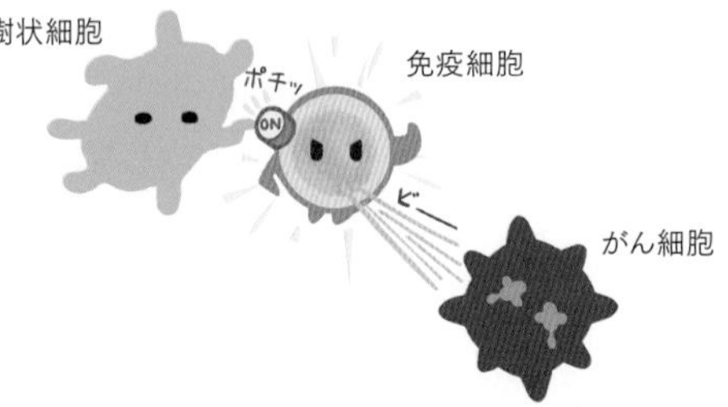

②免疫細胞の表面にはCTLA-4という物質があり，免疫細胞が過剰に働かないよう調節している。一方，がん細胞のPD-L1は，免疫細胞のPD-1と結合することで免疫細胞の働きを停止させ，さらにがん細胞が増殖する。

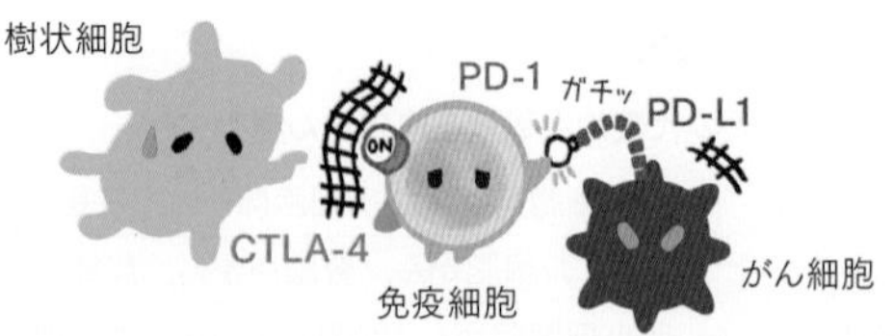

③抗CTLA-4抗体の**イピリムマブ**と**トレメリムマブ**，抗PD-1抗体の**ニボルマブ**，**ペムブロリズマブ**により免疫活性が抑制されず，がん細胞に対する攻撃が持続する。抗PD-L1抗体の**デュルバルマブ**，**アベルマブ**，**アテゾリズマブ**，**セミプリマブ**はがん細胞に結合し，免疫活性の抑制を阻止する。

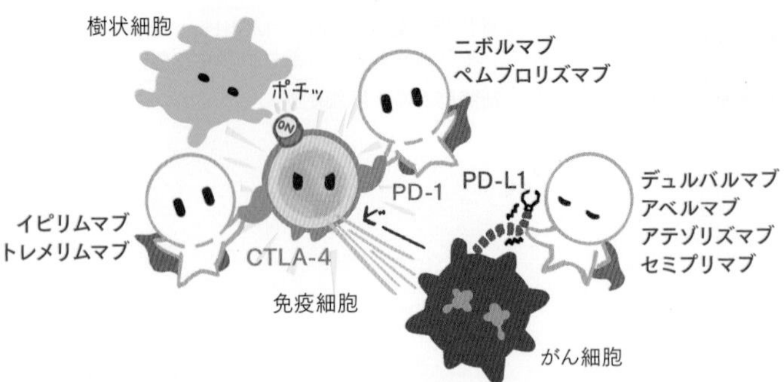

副作用

免疫関連有害事象（irAE）

・免疫チェックポイント阻害薬は，免疫細胞を活性化することにより抗腫瘍効果を発揮するが，自己抗原特異的なT細胞が活性化されることで，自己の細胞や組織を破壊してしまう可能性がある。これがirAEのメカニズムの1つと推察されている[1)]。

・irAEの主症状を**図2**に示す。

・投与終了後，数週間～数カ月経過してから起こる可能性もある。

図 2　irAE の主症状

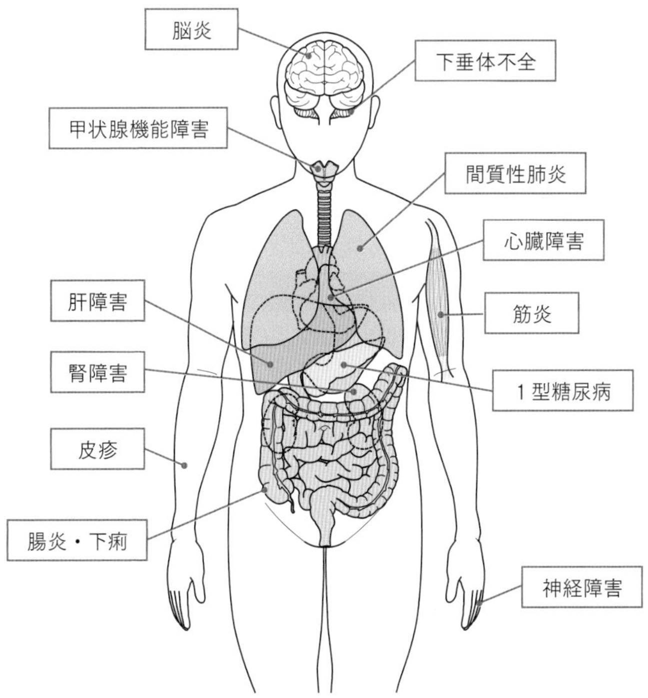

文献
1） Pardoll DM: Nat Rev Cancer 2012; 12: 252-64. PMID: 22437870

ホルモン療法薬

代表的な薬剤名と適応がん腫（表1）

表1　ホルモン療法薬の代表的な薬剤と適応がん腫

薬剤	適応がん腫
GnRH（LHRH）アナログ	
アゴニスト（ゴセレリン，リュープロレリン）	前立腺がん，乳がん
アンタゴニスト（デガレリクス）	前立腺がん
CYP17 阻害薬	
アビラテロン	前立腺がん
抗アンドロゲン薬	
フルタミド，ビカルタミド，クロルマジノン，エンザルタミド	前立腺がん
抗エストロゲン薬	
タモキシフェン，トレミフェン，フルベストラント	乳がん
アロマターゼ阻害薬	
アナストロゾール，レトロゾール，エキセメスタン	乳がん

作用機序と主な副作用

・前立腺がんでの作用機序を**図1**，乳がんでの作用機序を**図2**に示す。

・作用機序と副作用を**表2**に示す。

・抗エストロゲン薬は乳腺以外の骨や脂肪組織，血管に対してはエストロゲン作用を示す。そのため骨粗鬆症や動脈硬化を予防するといわれている。

［図1，2の略語］
GnRH：ゴナドトロピン放出ホルモン
LHRH：黄体形成ホルモン放出ホルモン
※GnRHとLHRHは同一物質であるが，悪性腫瘍の分野ではLHRHが一般的。
CYP17：アンドロゲン合成酵素
LH：黄体形成ホルモン
FSH：卵胞刺激ホルモン
AR：アンドロゲン受容体
ER：エストロゲン受容体

図1　前立腺がんでの作用機序

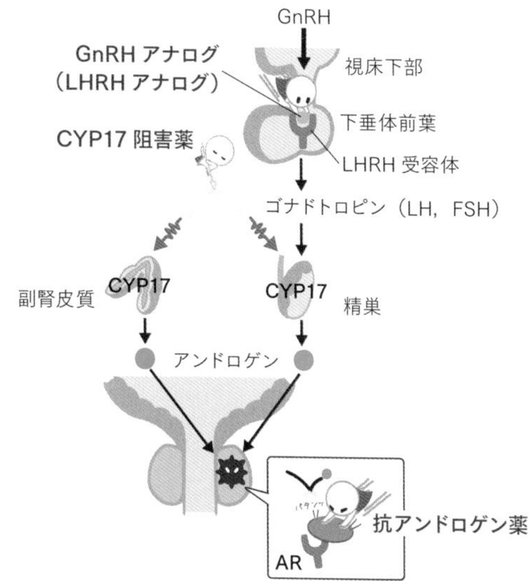

図2　乳がんでの作用機序

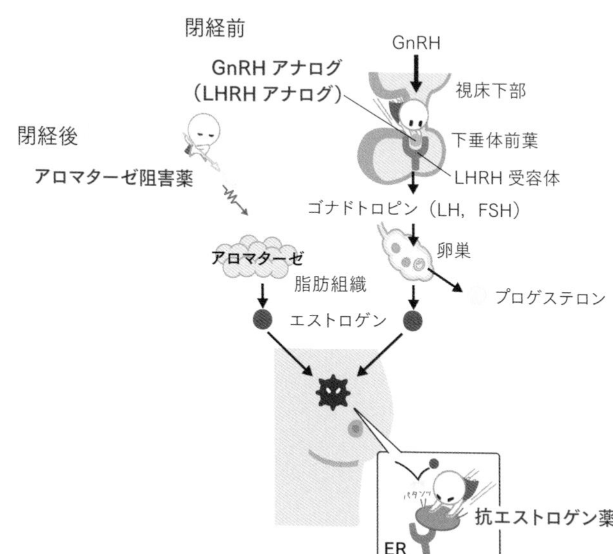

表 2　ホルモン療法薬の作用機序と副作用

薬剤	作用機序	主な副作用
GnRH アゴニスト	LHRH 受容体を減少させて LH や FSH の分泌を抑制する	男性：前立腺がんの随伴症状（骨痛増強，排尿困難など）の一時的な増悪（一時的にテストステロンが上昇するため） 女性：更年期様症状（閉経後のホルモン状態にする治療法のため）
GnRH アンタゴニスト	LHRH に拮抗することで LH や FSH の分泌を抑制する	ほてり，体重増加，発熱（男性ホルモンが低下するため），高血圧
CYP17 阻害薬	アンドロゲン産生を阻害する	肝障害，心障害，高脂血症，高血圧，浮腫，低 K 血症（CYP17 阻害作用に伴い鉱質コルチコイド過剰状態になるため。プレドニゾロン併用が推奨されている理由でもある）
抗アンドロゲン薬	アンドロゲン受容体に結合することでアンドロゲン作用を抑制する	エンザルタミドの副作用：けいれん発作，高血圧，便秘，疲労，食欲減退 肝障害，女性化乳房（アンドロゲンの合成または活性を阻害するため）
抗エストロゲン薬	エストロゲン受容体に結合することでエストロゲン作用を抑制する	血栓症，肝障害，浮腫，女性化乳房（男性のみ），ほてり（体内のエストロゲンが低下するため）
アロマターゼ阻害薬	アロマターゼを阻害しエストロゲン産生を阻害する	肝障害，ほてり（体内のエストロゲンが低下するため），骨粗鬆症，関節痛

そのほかの抗がん剤

免疫調節薬

代表的な薬剤名と適応がん腫（表1）

表１　免疫調節薬の代表的な薬剤と適応がん腫

薬剤	適応がん腫
サリドマイド	多発性骨髄腫
レナリドミド	
ポマリドミド	

作用機序

・免疫を活性化して骨髄腫細胞への攻撃を高める作用がある（**表2**）が，詳細な機序は不明。

表２　免疫調節薬の薬理作用

薬理作用	サリドマイド	レナリドミド	ポマリドミド
CD4+/CD8+ T 細胞共刺激	＋	＋＋＋＋	＋＋＋＋＋
制御性 T 細胞抑制	−	＋	＋
サイトカイン産生	＋	＋＋＋＋	＋＋＋＋＋
NK 細胞の活性化	＋	＋＋＋＋	＋＋＋＋＋
抗体依存性細胞障害	−	＋＋＋＋	＋＋＋＋
血管新生抑制	＋＋＋＋	＋＋＋	＋＋＋
抗炎症作用	＋	＋＋＋＋	＋＋＋＋＋
直接的抗腫瘍効果	＋	＋＋＋	＋＋＋
赤血球産生刺激	＋	＋＋	＋＋＋

（文献１より転載）

副作用

・催奇形性，血栓症，皮膚障害（p.159），傾眠，便秘（p.150），下痢（p.150），発熱，末梢神経障害（p.175），振戦，めまいなどがみられる。

分化誘導薬

●代表的な薬剤名と適応がん腫（表3）

表3　分化誘導薬の代表的な薬剤と適応がん腫

薬剤	適応がん腫
トレチノイン	急性前骨髄球性白血病
タミバロテン	
三酸化ニヒ素	

●作用機序

・急性前骨髄球性白血病（APL）細胞の分化を誘導してアポトーシスを促進する。

●副作用

・**APL分化症候群**として，頻呼吸，呼吸困難などの呼吸器症状や発熱，体重増加，浮腫，血圧低下，腎機能障害，胸水がみられる。APL細胞のインテグリンの発現が亢進し，組織内に遊走しやすくなるとともに，分化誘導に伴って種々のケモカインが放出され，臓器障害をきたすことで発症すると考えられている[2)]。

・そのほか，催奇形性やQT延長（p.97）が起こる場合もある。

文献
1）日本臨床腫瘍学会：新臨床腫瘍学 改訂第6版．南江堂，2021．
2）日本血液学会，ほか：造血器腫瘍診療ガイドライン 2023年版．金原出版，2023．

副作用が起きたときにどうする？

佐久間博子

骨髄抑制 ①易感染，発熱性好中球減少症

基本の知識

定義

・骨髄抑制：骨髄の造血細胞産生能不全。

・発熱性好中球減少症（febrile neutropenia：FN）：好中球数数が500/μL未満，または1,000/μL以下で48時間以内に500/μL未満になることが予測される状態で，腋窩温で37.5℃以上，もしくは口腔内38.0℃以上の発熱を生じた場合。

CTCAE ver5.0 Grade 分類（表1）

表1　CTCAE ver5.0 Grade 分類[2)]

	Grade 1	Grade 2	Grade 3	Grade 4
白血球減少	<LLN-3,000/mm^3; <LLN-3.0×10e9/L	<3,000-2,000/mm^3; <3.0-2.0×10e9/L	<2,000-1,000/mm^3; <2.0-1.0×10e9/L	<1,000/mm^3; <1.0×10e9/L
好中球数減少	<LLN-1,500/mm^3; <LLN-1.5×10e9/L	<1,500-1,000/mm^3; <1.5-1.0×10e9/L	<1,000-500/mm^3; <1.0-0.5×10e9/L	<500/mm^3; <0.5×10e9/L
発熱性好中球減少症	−	−	ANC<1,000/mm^3で，かつ，1回でも38.3℃を超える，または1時間を超えて持続する38℃以上の発熱	生命を脅かす；緊急処置を要する

LLN：基準範囲の下限，ANC：好中球絶対数　（文献2より転載，Grade 5のみ省略）

なぜ起こる？ メカニズム

・殺細胞性抗がん剤による骨髄抑制のメカニズムを**図1**に示す。貧血などど同じように一部の分子標的薬・免疫治療薬で骨髄抑制が認められるが，メカニズムは明確にはわかっていない。

症状の予防や早期発見のためのポイント

特徴的な所見・症状[3)]

・白血球には，好中球，リンパ球，好塩基球，単球などがあるが，成人では好中球が最も多く（50〜70%），白血球減少のなかで要因として頻度が最も高いのは好中球減少である。

・白血球減少そのものによる症状はないが，好中球は感染防御において細菌や

図1　骨髄抑制のメカニズム

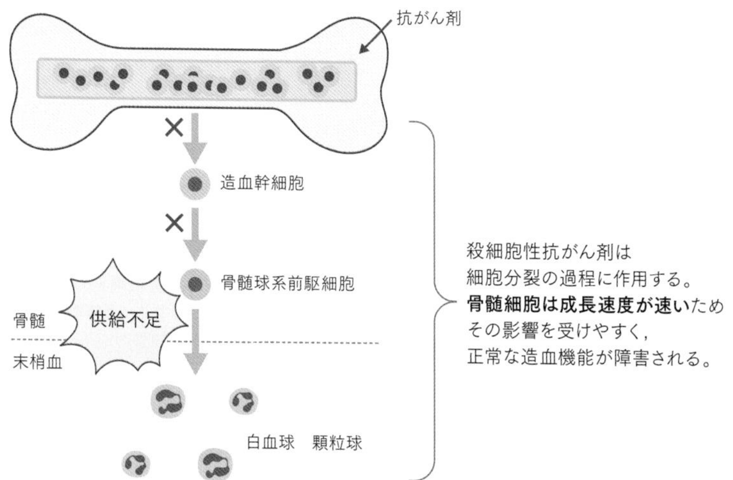

真菌の貪食作用を担っており，好中球減少下では細菌・真菌感染症に罹患しやすく，重症化のリスクが高くなっている。

・気道や粘膜，消化管，尿路など外界と通じている部位に感染が起こりやすいが，抗がん剤治療中は，これらの器官の生理学的バリアが破綻し，さらに感染しやすい状態になる。Gradeが高くなると常在菌による感染も起こしやすい。

・排尿障害・頻尿といった**尿路感染症状**や，咳嗽・痰といった**肺炎症状**は，好中球数が1,000/μL以上ある場合にも高頻度に認める。

どんな人に起こりやすい？　リスク因子

・治療要因：骨髄抑制が強いレジメンや，高用量で治療強度が強いレジメン（血液腫瘍，乳がん，小細胞肺がんなど）

・患者要因：**表2**を参照

いつ起こる？　発症好発時期

・白血球は通常，抗がん剤治療開始後**7～14日ごろ**に最低時期になることが多い。

・FNは，抗がん剤治療開始後に好中球が減少している**10～28日ごろ**に発症する。

どのくらい起こる？　発症率

・易感染は一部の分子標的薬を除き，ほとんどの抗がん剤に認められる症状だが，使用薬剤や投与量，患者の状態によって発症の程度は異なる。

表2　FN発症のリスク因子

感染のリスク要因	
① 高齢	⑧ 長期間のステロイド投与
② 消化器症状	⑨ 潜在するウイルス
③ 免疫低下を伴う疾患（糖尿病や自己免疫疾患など）	⑩ 未獲得の免疫
④ 医療機器の挿入	⑪ 治癒していない感染症
⑤ 感染予防行動が実施困難（認知症・意識障害など）	⑫ 身近な人のもつ感染症
⑥ 放射線治療の併用	⑬ 外部環境（住居の清潔環境・ペット，長期入院，独居などのサポート体制不足）
⑦ 脱水・低栄養	
FNのリスク要因	
① 65歳以上	⑤ PSが悪い
② 化学療法や放射線治療の経験	⑥ 腎機能低下
③ 腫瘍の骨髄浸潤がある	⑦ 肝機能障害（特に高ビリルビン血症）
④ 合併症がある（好中球減少症・感染症や開放創がある・直近に手術療法を受けた）	⑧ 進行がん

・薬剤別発現割合：薬剤別にFN発現割合が高いものを**表3**に示す。

・発熱は，好中球が1,000/μL以上で76％に認めるが，好中球が低下するほど出現率が高まり，100/μL未満では98％に認める。

●観察ポイント

[抗がん剤治療開始前]

・患者のリスク評価：身体状態，既往，生活環境，家族構成（小さな子供の有無や介護者であるなど），患者家族の理解度，セルフケア能力など。

[抗がん剤治療開始後]

・血液データの観察：感染リスクを予測するために白血球・好中球・単球の推移（単球の寿命は1～3日で好中球よりも減少が早く回復が早いため，造血機能の動向を予測できる）を把握する。感染状況を把握するためにC反応性蛋白（CRP），血小板，凝固因子，プロカルシトニン（PCT）の値を把握する。

・患者の身体の観察：感染リスクの高い部位（尿道・カテーテルやチューブの挿入部，口腔内，痔核の有無など）を観察する。

・患者のセルフケア状況の確認

表３　薬剤別 FN 発症頻度が 20％以上の治療レジメン

がん腫	治療レジメン	FN 発症頻度
急性骨髄性白血病	IDR＋AraC	78.2％
	DNR＋AraC	77.4％
	大量AraC療法	66.5％
	多剤併用療法（MIT＋AraC，DNR＋AraC　ACR＋AraC，AraC＋ETP＋VCR＋VDS）	66.4％
慢性リンパ性白血病	FC（Flu＋CY）	10～35％
バーキットリンパ腫	HyperCVAD（CY，DXR，VCR，DEX）	86％
悪性リンパ腫	ESHAP（mPSL，CDDP，VP-16，AraC）	30～64％
	CHOP-21（CY，DXR，VCR，PSL）	17～50％
	DHAP（DEX，CDDP，AraC）	48％
	R-ESHAP（RTX，mPSL，CDDP，VP-16，AraC）	33.5％
	CHASE（CY，AraC，DEX，VP-16）	25％
	ICE/R-ICE（IFM，CBDCA，VP-16，RTX）	11.5～24％
NK/T細胞リンパ腫	SMILE（DEX，MTX，IFM，L-Asp，VP-16）	39％
乳がん	TC（DTX75＋CPA600　4～6コース）	68.8％
	TAC（DTX75＋ADR50＋CPA500）	25.2％
	FEC-DTX（5-FU500＋EPI100＋CPA500　3コース→DTX75　4コース）	20％（FEC）
膀胱がん	MVAC（MTX，VBL，ADR，CDDP）	24％
前立腺がん	カバジタキセル25mg/m^2＋PSL10mg	54.5％
骨肉腫	AC（DXR＋CDDP）	21％
卵巣がん	PTX（175mg/m^2）	22％
非小細胞肺がん	DTX/Ram	34％
胃がん	DTX＋CDDP＋5-FU	41％
	DTX＋CDDP	21％
食道がん	DTX	32％
膵がん	FOLFIRINOX（CPT-11，L-OHP，5-FU，*l*-LV）	22.2％

※臨床試験の結果だが，臨床試験と実臨床ではFN発症率に相違があるので注意する。

（「日本臨床腫瘍学会編：発熱性好中球減少症（FN）診療ガイドライン，改訂第２版，p.47-48，2017，南江堂」より許諾を得て抜粋・改変し転載．）

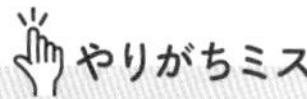

白血球が減少し感染に留意する時期について，患者用パンフレットなどでは１コースの期間で示されていることが多い。しかし，抗がん剤の長期投与やリスク要因のある患者では，造血機能が慢性的に低下しており回復も遅延する傾向がある。患者が自分自身の状態をよく理解して，継続して予防行動がとれるような関わりが重要である。

マネジメントのポイント

予防

・日常生活のなかで感染予防行動がとれることが重要となる（**表4**「セルフケア支援」欄参照）。

症状発生時のケア

・Grade別のケアと治療を**表4，5**に示す。

表 4　易感染：Grade 別ケアと治療

Grade	治療前〜1	2	3	4
観察			感染を起こしやすい部位の観察	
	患者の感染リスク・抗がん剤投与の時期を把握，血液データとその推移を把握			
	患者・家族の認識，セルフケア状況，生活状況，予防行動の獲得の有無などを観察			
セルフケア支援	患者が適切な予防行動を身につけられるための支援・患者が自分自身の感染のリスクや体の状態について理解できるための支援			
	・食事：白血球を増やす食事は現時点でわかっていない。食品は十分に加熱し，生もの，雑菌が繁殖しやすい食品，発酵食品などは摂取を控える。 ・清潔や環境整備：マスクの着用，手洗い，手指消毒の習慣，タオルなどの交換，空調，加湿器などの埃やカビの除去など。 ・ペットの世話：ペットに顔を舐めさせない，排泄物の処理は避けるなど。			
			鼻腔・口腔・肛門・陰部など感染しやすい場所の清潔管理ができるための支援	
ケア	スタンダードプリコーションの徹底			
			認知機能の低下といった，患者の要因予防行動や清潔が保てない場合のケア	
			創部やカテーテルの清潔保持	
感染予防			FN発症リスク20％以上のレジメン（表3参照）もしくはFN発症リスクが10％以上のレジメンで，FN発症リスク要因のある患者はG-CSFの一次予防投与の対象	
				血液腫瘍の場合：HEPAフィルターを設置した個室管理
				高リスク患者：抗菌薬・抗真菌薬の予防投与が推奨される

（文献 1，5，6 を参考に作成）

表 5　発熱性好中球減少症：Grade 別のケアと治療

Grade	治療前～1	2	3	4
発熱原因の特定	**感染を念頭に全身評価を行い，好中球減少以外の発熱要因（ウイルス感染，膠原病，薬剤性免疫関連副作用との鑑別など）を除外**			
リスク評価			**重症化を予測［MASCCスコア（表6，p.86）参照］**	
初期治療			**抗菌薬による初期治療** ・MASCC（**表6**）20点以下の高リスクでは入院の適応となり，静脈抗菌薬治療を行う必要がある。	
観察	**発熱は好中球減少以外の要因でも起こるため，まずは患者の状態，状況，発熱のほかの要因をアセスメントする** ・患者の状態：①いつから発熱しているか，②熱型，③随伴症状，④食事摂取状況などを確認 ・状況：①好中球減少が予測される状況か，②抗菌薬の予防内服の有無 ・発熱のほかの要因：①薬剤アレルギー反応となりうる薬剤の有無（ビンアルカロイド系，アントラサイクリン系，ドセタキセル，トラスツズマブ，インターフェロンなど），②骨転移に対するゾレドロン酸注射液，③免疫チェックポイント阻害薬			
ケア		**重症化の兆候がないかモニタリングする** **口渇・尿量低下など脱水症状はないか確認し，水分や塩分摂取を促す** **患者の体力の消耗を最小限にするための解熱剤の使用のタイミングを図る。安楽ケアや環境整備を行う。**	**せん妄のリスクが高まるため意識の変容を評価し，転倒などに留意する**	

（文献 1，5，6 を参考に作成）

表 6　MASCC スコア（FN の重症化リスク評価）
（Multinational Association of Supportive Care in Cancer：MASCC）

項目	スコア
臨床症状が無症状	5
臨床症状が軽度	3
臨床症状が中等度	3
血圧低下なし	5
慢性閉塞性肺疾患なし	4
固形がんである，あるいは造血器腫瘍で真菌感染の既往がない	4
脱水症状なし	3
外来管理中に発熱	3
60 歳未満（16 歳未満には適応なし）	2

※最大26。21以上は低リスク，21未満は高リスク。
※発熱時に重症感染症へ移行するリスクを判定する。

（文献 7 を参考に作成）

文献

1）日本臨床腫瘍学会：発熱性好中球減少症（FN）診療ガイドライン 改訂第2版．2017，南江堂．P.47-8.
2）有害事象共通用語規準v5.0日本語訳 JCOG版［https://jcog.jp/assets/CTCAEv5J_20220901_v25_1.pdf］（2023年10月閲覧）
3）今日の診療プレミアムweb（2023年10月閲覧）
4）Klastersky J, et al: Ann Oncol 2016; 27: v111-8. PMID: 27664247
5）勝俣範之，ほか：がん治療薬まるわかりBOOK 第2版．2022，照林社．P.400-5.
6）佐々木常雄，ほか：がん薬物療法看護ベスト・プラクティス 第3版．2020，照林社．P.274-7.
7）Klastersky J, et al: J Clin Oncol 2000; 18: 3038-51. PMID: 10944139

佐久間博子

骨髄抑制 ②貧血

基本の知識

定義

・抗がん剤により，血液中の赤血球数やヘモグロビン濃度が減少している状態。

・ヘモグロビン値（hemoglobin：Hb）11g/dL以下，またはベースラインからHb 2g/dL以上の低下。

CTCAE ver5.0 Grade 分類（表1）

表1 CTCAE ver5.0 Grade分類[2)]

	Grade 1	Grade 2	Grade 3	Grade 4
貧血	ヘモグロビン<LLN-10.0g/dL；<LLN-6.2mmol/L；<LLN-100g/L	ヘモグロビン<10.0-8.0g/dL；6.2-4.9 mmol/L; 100-80g/L	ヘモグロビン<8.0g/dL；<4.9mmol/L；<80g/L；輸血を要する	生命を脅かす；緊急処置を要する

※LLN：基準範囲の下限

（文献2より転載，Grade 5のみ省略）

なぜ起こる？ メカニズム（図1）

図1 貧血のメカニズム

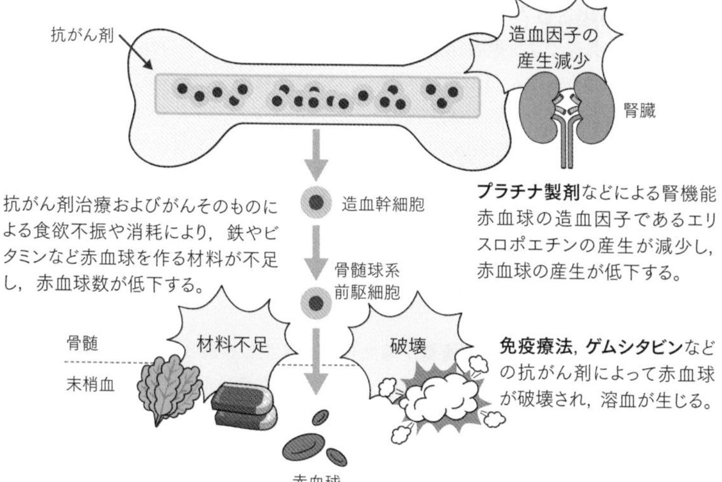
抗がん剤
造血因子の産生減少
腎臓
造血幹細胞
骨髄球系前駆細胞
抗がん剤治療およびがんそのものによる食欲不振や消耗により，鉄やビタミンなど赤血球を作る材料が不足し，赤血球数が低下する。
プラチナ製剤などによる腎機能赤血球の造血因子であるエリスロポエチンの産生が減少し，赤血球の産生が低下する。
骨髄
末梢血
材料不足
破壊
免疫療法，ゲムシタビンなどの抗がん剤によって赤血球が破壊され，溶血が生じる。
赤血球

症状の予防や早期発見のためのポイント

特徴的な所見・症状

・Hb 10.0〜11.0g/dL（Grade1相当）では自覚症状に乏しいことも多い。

・Hb 8.0〜10.0g/dL（Grade2相当）で**皮膚・眼結膜の蒼白**，**疲労**，**動悸**などの生活に影響を及ぼす症状を認める。

・Hb 8.0g/dL未満（Grade3相当）で**頭痛**，**失神**，**耳鳴り**，**安静時の呼吸困難**，**頻脈**など重篤化した症状を認める。

・慢性の経過で貧血が進行した場合は，組織が酸素欠乏に順応するため症状が出現しにくい。

どんな人に起こりやすい？ リスク因子

・治療要因：後述「どのくらい起こる？ 発症率」の薬剤別発現割合を参照。

・患者要因：①高齢，②血液疾患，③胃切除の治療歴，④抗菌薬の使用，⑤栄養不良，⑥腎障害，⑦腫瘍の骨髄浸潤，⑧放射線治療の併用，⑨肺疾患・脳血管疾患・心疾患などの既往

いつ起こる？ 発症好発時期

・赤血球の寿命は約120日と長く，**数週〜数カ月**の経過で緩徐に出現することが多い。

どのくらい起こる？ 発症率

・国内の調査では，患者148人のうち65人（44%）が化学療法開始時に貧血を認め，そのうち19人（13%）がGrade2 以上であった。化学療法開始時に貧血がなかった83人の患者では，60人（72%）が化学療法中に貧血を発症し，そのうち15人（18%）がGrade2 以上であった[5)]。化学療法を受けている患者の貧血の発症率は高いと考えられる。

薬剤別発現割合

・**殺細胞性抗がん剤**：貧血の原因となる主な殺細胞性抗がん剤と発現割合を**表2**に示す。

・**免疫チェックポイント阻害薬**：溶血性貧血を生じる割合は，アテゾリズマブ：0.2〜0.8%，ニボルマブ：1〜5%未満である。割合は低いが免疫関連有害事象（irAE）の可能性があるため，出現時はすぐに相談することが望まれる。

・**分子標的薬**：イマチニブ：27.1%，ポナチニブ：13.9%，ダサチニブ：10.2%。

表 2　貧血の原因となる主な殺細胞性抗がん剤と発現割合

医薬品	全 Grade の発現割合	特徴
シスプラチン	28.0%	
オキサリプラチン	FOLFIRINOX の場合 86.1%	
ペメトレキセド	22.1%	
ネララビン	99.0%	回復までの期間は 4 日
ドセタキセル	46.5%	
アルブミン懸濁型パクリタキセル	31.3%	

（文献 3 を参考に作成）

観察ポイント

[抗がん剤治療開始前]

・血液データから治療開始前の貧血の状況を確認する。

・患者のリスク要因 [栄養状態，治療内容（放射線など併用して行っている治療），骨髄浸潤の有無など] を確認する。

・症状によって影響が出る可能性があるため，職業や役割，日常生活，活動状況など患者の生活状況を把握する。

[抗がん剤治療開始後]

・貧血は緩やかに進行するため，2コース以降のHb減少の推移を把握する。

・患者の貧血症状の有無とセルフケア状況などを把握する（**表3** 観察欄参照）。

やりがちミス

患者の貧血時の症状体験は，「疲れやすい」「何もできない」「集中できない」など多様である。休んでも回復しづらい特徴がある。患者より上記のような訴えがあった際は，「化学療法中に疲れやすいのは当然」と聞き流してしまったり，安易に精神的な要因と紐づけてしまうことがないように留意する。
最初に貧血の状態をアセスメントし，患者の症状と照らし合わせて，症状の見通しや対処方法を患者と共有することが重要である。

マネジメントのポイント

予防

・貧血を予防する食事の工夫が可能である（**表3** ケア欄参照）。

症状発生時のケア

・Grade別のケアと治療を**表3**に示す。

・NCCNガイドラインで赤血球造血刺激因子製剤の使用が推奨されているが，わが国では現在がん化学療法における使用は適応外である。

表3　Grade別のケアと治療

<table>
<tr><th>Grade</th><th>治療前～1</th><th>2</th><th>3</th><th>4</th></tr>
<tr><td rowspan="2">観察</td><td colspan="4">患者のリスク，抗がん剤投与の時期を把握，血液データとその推移を把握</td></tr>
<tr><td colspan="4">患者・家族の認識・心情，症状体験，セルフケア状況，活動状況，食習慣・摂取量，食事内容などを観察</td></tr>
<tr><td rowspan="3">セルフケア支援</td><td></td><td colspan="2">起き上がりや移動をゆっくりと行うなど，転倒を予防する行動がとれるための支援</td><td>周囲の力を借り安静を保つことができる支援</td></tr>
<tr><td colspan="4">患者自身が抗がん剤による貧血に関してや自己のリスクを把握し，適切な行動がとれるための支援</td></tr>
<tr><td colspan="4">水分・栄養を摂取し活動と休息のバランスを整えられるための支援</td></tr>
<tr><td rowspan="7">ケア</td><td colspan="4">栄養：効率よく鉄分摂取ができるよう，食事内容や習慣を工夫する</td></tr>
<tr><td colspan="4">・食事の工夫の例：鉄分豊富な食品を取り入れる，ビタミンCが鉄を還元し吸収率を高めるので鉄分とビタミンCを同時に摂る，食事中・食事前後はタンニンを多く含む濃い緑茶や紅茶・コーヒーを控える。ヘモグロビン生成のための蛋白質，赤血球のDNA合成に必要な葉酸やビタミンB_{12}を多く含む食品も取り入れる。</td></tr>
<tr><td colspan="4">心理的サポート，ストレスの緩和</td></tr>
<tr><td></td><td colspan="3">保温</td></tr>
<tr><td></td><td colspan="3">・酸素不足により新陳代謝が低下して冷感が出現するため，保温に努める。</td></tr>
<tr><td colspan="2"></td><td colspan="2">家族サポートの調整</td></tr>
<tr><td colspan="2"></td><td colspan="2">・患者の理解，家族内の役割の移行，患者への協力などが無理なく行えるように支援する。</td></tr>
<tr><td rowspan="4">治療</td><td colspan="3"></td><td>赤血球輸血</td></tr>
<tr><td></td><td colspan="3">・Hb≦7.0g/dLが輸血実施の目安とされているが，貧血の進行度や日常生活への影響，輸血に伴うリスクも考慮して行う。</td></tr>
<tr><td colspan="4">がん患者には抗がん剤治療の副作用以外の貧血も起こりやすく原因の鑑別を行う</td></tr>
<tr><td colspan="4">・抗がん剤以外の薬物由来の溶血性貧血ではNSAIDsや抗菌薬などが代表的である。
・検査値：①網状赤血球および平均赤血球容積（MCV）骨髄での赤血球産生の問題による貧血の場合は網状赤血球が増加することが多い，②出血（便潜血，消化管内視鏡）および溶血（直接クームス試験，DIC評価，間接ビリルビン，LDHなど），③栄養（鉄，フェリチン，ビタミンB_{12}・葉酸）</td></tr>
</table>

（文献1，3，6，7を参考に作成）

文献

1) 勝俣範之，ほか：がん治療薬まるわかりBOOK 第2版．2022，照林社．P.407-9.
2) 有害事象共通用語規準v5.0日本語訳 JCOG版［https://jcog.jp/assets/CTCAEv5J_20220901_v25_1.pdf］（2023年10月閲覧）
3) 遠藤一司：がん薬物療法の支持療法マニュアル 改訂第2版．2021，南江堂．P.95-102.
4) Jeffrey A, et al: Blood 2020; 136: 801-13. PMID: 32556170
5) Kitano T, et al: Int J Hematol 2007; 86: 37-41. PMID: 17675265
6) 佐々木常雄，ほか：がん薬物療法看護ベスト・プラクティス 第3版．2020，照林社．P.268-74.
7) 国立がん研究センター東病院HP：貧血［https://www.ncc.go.jp/jp/ncce/CHEER/advice/080/index.html］（2023年10月閲覧）
8) 高山京子，ほか：千葉県立保健医療大学紀要 2019；10：81-8.

骨髄抑制 ③出血傾向

基本の知識

定義

・抗がん剤により，骨髄の造血幹細胞の分裂が抑制されることで血小板産生が低下している状態。

CTCAE ver5.0 Grade 分類（表1）

表1　CTCAE ver5.0 Grade 分類[1)]

	Grade 1	Grade 2	Grade 3	Grade 4
血小板数減少	<LLN-75,000/mm³; <LLN-75.0×10e9/L	<75,000-50,000/mm³; <75.0-50.0×10e9/L	<50,000-25,000/mm³; <50.0-25.0×10e9/L	<25,000/mm³; <25.0×10e9/L

※LLN：基準範囲の下限　（文献1より転載，Grade 5のみ省略）

なぜ起こる？　メカニズム（図1）

図1　出血傾向になるメカニズム

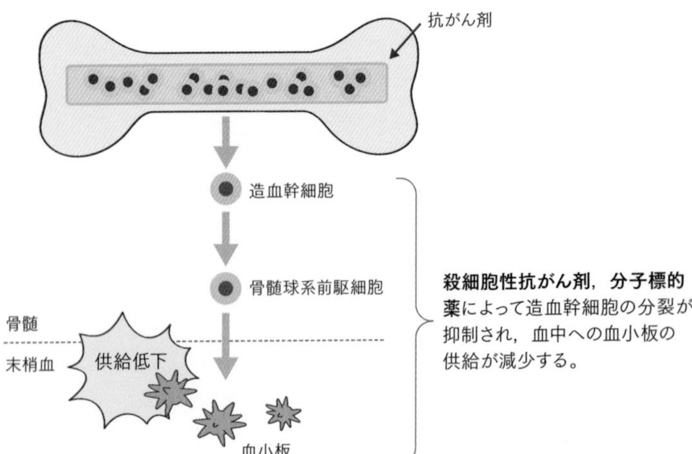

症状の予防や早期発見のためのポイント

特徴的な所見・症状

・血小板数が5～10万/mm^{3}程度（Grade1～2相当）となると止血に時間を要するようになる。

・3～5万/mm^{3}程度（Grade3相当）で**粘膜の出血**や**皮下出血**が起こりやすい。

・3万/mm^{3}以下（Grade3～4相当）で**自然出血**をきたしやすい状態となり，消化管や性器，眼底など**臓器内出血**のリスクが高まる。

・1万/mm^{3}以下（Grade4相当）では刺激がなくても容易に出血し，**脳内出血**など致命的な出血のリスクとなる。

どんな人に起こりやすい？　リスク因子

・抗がん剤の種類（**表2**参照）：多剤併用療法・高用量・長期間の投与。

※タキサン系，フルダラビン，マイトマイシンCなどは蓄積性・遅延性に起きる。

・患者要因：①過去の薬物療法歴，②放射線治療の併用，③腫瘍の骨髄浸潤，④栄養不良，⑤血液疾患，⑥高齢，⑦抗がん剤以外の血小板の産生を低下させる薬剤の使用（抗菌薬・抗C型肝炎ウイルス薬・抗リウマチ薬，抗結核薬，H_2受容体拮抗薬・プロトンポンプ阻害薬，抗血栓薬，抗精神病薬，抗てんかん薬など）

いつ起こる？　発症好発時期

・血小板の寿命は7～10日である。抗がん剤による血小板減少は抗がん剤投与後7日目ごろより出現し，**14～21日目ごろに最低**となる。

どのくらい起こる？　発症率

・2012～2017年の海外での調査において，固形腫瘍の患者15,521人のうち，13%が3カ月以内に血小板減少症を認め，Grade 3以上が6%だった。血液悪性腫瘍の患者では2,537人のうち28%に血小板減少症を認め，Grade 3以上が28%だった[4]。

・薬剤別有発現割合：薬剤別の血小板減少発現割合と特徴を**表2**に示す。

観察ポイント

・症状は主に，**歯肉・鼻・性器・皮膚・粘膜からの出血**である。具体的な観察点は以下のとおりである。

①皮膚の紫斑や点状出血，血腫などがないか全身の皮膚を観察する。点状出血は針頭大の大きさ（3mm以下）の赤色の小斑点で，融合すると紫斑（3mm以上）になる。

表２　薬剤別の血小板数減少発現割合と特徴

医薬品	全 Grade の発現割合	≧ Grade3 の発現割合	特徴
オキサリプラチン	83.3%	20.0%	投与開始後1～２カ月
ボルテゾミブ	68.2%	30.0%	中央値 13 日
カルボプラチン	42.6%	4.1 ～ 34.9%	中央値 18 日
ゲムシタビン	41.4%	3.6 ～ 5.0%	中央値 14 日
プラララトレキサート	40.5%	32.4%	投与開始後 49 日以内
パルボシクリブ	21.1%	2.3%	中央値 15 日
スニチニブ	17.8%	4.3%	投与開始後 14 日以内
シスプラチン	17.0%	1.0 ～ 35.0%	投与開始後 1 ～ 2 週間
レナリドミド	15.1%	13.0%	投与開始後 28 日以内

（文献 3 を参考に作成）

②血尿の有無を確認する。

③性器出血の量と期間，腹痛の有無を確認する。

④黒色便や鮮血がないか便の色を観察し，便潜血の結果を確認する。

⑤急な視力障害は眼球か結膜からの出血による可能性を疑う。

⑥口腔内を観察し，歯肉や口腔粘膜の出血の有無を確認する。

⑦出血に伴う貧血症状（動悸・めまい・倦怠感・冷感など）がないか確認する。

やりがちミス

リスク要因を保持する患者や，血小板低下をきたす抗がん剤を長く使用している患者は，慢性的に血小板の数値が低く，その値を見慣れてしまっている。しかし血小板数が 1万/mm^3 未満の状態となると消化管出血や頭蓋内出血の危険性が高く，命の危険を伴う。急な腹痛や頭痛が起こったとき，患者・医療者ともに出血の可能性を想定し，即座に適切な行動をとって治療が開始できることが重要である。

マネジメントのポイント

予防

・日常生活のなかで出血を予防する行動をとることが重要となる（**表3** セルフケア支援欄参照）。

症状発生時のケア

・Grade別のケアと治療を**表3**に示す。

表3　Grade別のケアと治療

<table>
<tr><th>Grade</th><th>治療前～1</th><th>2</th><th>3</th><th>4</th></tr>
<tr><td rowspan="6">観察</td><td></td><td colspan="3">「観察ポイント」①～⑦参照</td></tr>
<tr><td colspan="2">採血後やカテーテル抜去後などの確実な止血の確認</td><td>皮下出血の有無や状態を確認</td><td>頭痛や腹痛，視野障害など重大な出血兆候がないかを観察</td></tr>
<tr><td colspan="4">患者の出血リスクと時期を把握・血液データの推移を把握</td></tr>
<tr><td colspan="4">患者・家族の認識やセルフケア状況・生活状況・打撲や転倒のリスクを観察</td></tr>
<tr><td rowspan="4">セルフケア支援</td><td colspan="4">患者自身が自分の出血リスクや出現しやすい時期を把握し，出血予防を意識できるための支援</td></tr>
<tr><td colspan="4">出血しやすい行動を避けて適切な予防行動を身につけるための支援</td></tr>
<tr><td colspan="2"></td><td colspan="2">頭痛や腹痛，視野障害などの症状と出血の存在を結び付けて考え，適切に申し出ることができるための知識提供</td></tr>
<tr><td colspan="3"></td><td>リスクを把握し安静を保つための支援</td></tr>
<tr><td rowspan="4">ケア</td><td colspan="2">出血した際は不快感を取り除く。皮膚の保護を行う。</td><td colspan="2">自然に出血をきたすため日常生活援助，見守りを行う</td></tr>
<tr><td colspan="4">不安・恐怖へのサポート，ストレスの緩和</td></tr>
<tr><td colspan="4">採血やカテーテル抜去後の適切な止血処置，出血の誘因となるものを取り除く</td></tr>
<tr><td colspan="4">・血小板異常による出血の場合は圧迫止血が有効だが，凝固因子の異常による出血は圧迫止血で一旦止血しても再出血する傾向がある。</td></tr>
<tr><td rowspan="4">治療</td><td colspan="4">原因の鑑別</td></tr>
<tr><td colspan="4">・抗がん剤治療以外の原因として，抗菌薬や抗精神病薬，NSAIDsなどの薬剤，造血腫瘍や骨髄への浸潤など骨髄の腫瘍化，播種性血管内凝固（DIC）や血栓性微小血管症（TMA）などの血小板の破壊亢進や消費がある。</td></tr>
<tr><td colspan="3"></td><td>PC輸血</td></tr>
<tr><td colspan="4">・治療は血小板輸血が唯一の方法となるが，頻回な輸血は抗血小板同種抗体の産生を促し，血小板輸血の不応状態を作り出すこともあるため，PCの輸血は最小限にすることが推奨されている。</td></tr>
</table>

（文献2，5を参考に作成）

出血を避けるための予防行動例

- やわらかい歯ブラシを使用する。
- 食事時は熱いもの・辛いものなど粘膜を傷つける食品をできるだけ避ける。
- 鼻をほじる，強くかむなど鼻出血の原因となる行動を避ける。
- 剃毛時はT字カミソリを使わない。
- 裂肛や痔にならないよう便秘を予防し，トイレでいきまない。
- 出血リスクのある痔核を有する場合は薬物療法前に受診する。

文献

1) 有害事象共通用語規準v5.0日本語訳 JCOG版 [https://jcog.jp/assets/CTCAEv5J_20220901_v25_1.pdf]（2023年10月閲覧）
2) 勝俣範之，ほか：がん治療薬まるわかりBOOK 第2版．2022，照林社．P.400-5.
3) 吉村知哲，ほか：がん薬物療法副作用管理マニュアル 第2版．2021，医学書院．P.334-47.
4) Shaw JL, et al: Eur J Haematol 2021; 106: 662-72. PMID: 33544940
5) 遠藤一司：がん薬物療法の支持療法マニュアル 改訂第2版．2021，南江堂．P.95-102.

心臓・循環機能障害

基本の知識

がん治療に伴う心筋障害と心不全は，がん治療関連心機能障害（cancer therapy-related cardiac dysfunction：CTRCD）と表現される[1)]。薬物治療関連としては，冠動脈疾患，不整脈，高血圧，心筋炎などのリスクがある（**表1**）。

定義

・CTRCD：左室駆出率（LVEF）が10％以上低下し，かつLVEFが50％（もしくは正常下限値）より下回ったもの[1)]。

・心筋炎：心臓の筋組織の炎症[3)]。

・心不全：組織代謝に必要な量の血液を心臓が駆出できない状態。充満圧の上昇のみにより十分な血液を駆出できない場合も含む[3)]。

表1　心臓・循環機能障害の発症に関連する薬物

心筋障害／心不全		
殺細胞性抗がん剤	アントラサイクリン系	ドキソルビシン，イダルビシンなど
分子標的薬	抗HER2抗体薬	トラスツズマブなど
血管新生阻害薬	抗VEGF抗体薬	ベバシズマブなど
	マルチキナーゼ阻害薬	スニチニブ，ソラフェニブなど
虚血性心疾患		
殺細胞性抗がん剤	代謝拮抗薬	フルオロウラシル，カペシタビン
	プラチナ製剤	シスプラチン
分子標的薬	マルチキナーゼ阻害薬	ソラフェニブ
血管新生阻害薬	抗VEGF抗体薬	ベバシズマブなど
不整脈／QT 延長		
殺細胞性抗がん剤	代謝拮抗薬	フルオロウラシル，カペシタビン
	微小管阻害薬	ドセタキセルなど
分子標的薬	マルチキナーゼ阻害薬	カボザンチニブ，ロルラチニブなど
	チロシンチナーゼ阻害薬	ダサチニブ，ラパチニブ，ボスチニブ，ニロチニブなど
高血圧		
分子標的薬	マルチキナーゼ阻害薬	カボザンチニブ，ビニメチニブ，ソラフェニブなど
血管新生阻害薬	抗VEGF抗体薬	ベバシズマブなど
心筋炎		
免疫チェックポイント阻害薬		ペムブロリズマブ，ニボルマブ，イピリムマブなど

（文献 2，4 を参考に作成）

●CTCAE ver5.0 Grade 分類（表2）

表 2　CTCAE ver5.0 Grade 分類[3)]

Grade	1	2	3	4
心不全	症状はないが，検査値（例：BNP［脳性ナトリウム利尿ペプチド］）や画像検査にて心臓の異常がある	中等度の活動や労作で症状がある	安静時またはわずかな活動や労作でも症状がある；入院を要する；症状の新規発症	生命を脅かす；緊急処置を要する
心筋炎	―	中等度の活動や労作で症状がある	安静時または最小限の活動や労作でも症状があり重症；治療を要する；症状の新規発症	生命を脅かす；緊急処置を要する（例：持続的静注療法や機械的な循環動態の補助）
左室収縮機能障害	―	―	心拍出量の低下により症状があるが治療に反応する	心拍出量の低下による心不全が治療に反応しないまたはコントロール不良；心室補助装置や静脈内昇圧剤のサポートまたは心臓移植を要する
高血圧	成人：収縮期血圧120-139mmHgまたは拡張期血圧80-89mmHg 小児：収縮期/拡張期血圧>90パーセンタイルかつ<95パーセンタイル 青年：<95パーセンタイルであっても，血圧≧120/80 mmHg	成人：収縮期血圧140-159mm Hgまたは拡張期血圧90-99 mmHg；ベースラインで行っていた内科的治療の変更を要する；再発性または持続性（≧24時間）；症状を伴う>20mmHg（拡張期血圧）の上昇または>140/90mmHgへの上昇（以前正常であった場合）；単剤の薬物治療を要する 小児および青年：再発性または持続性（≧24時間）の>ULNの血圧上昇；単剤の薬物治療を要する；収縮期/拡張期血圧が>95パーセンタイルと99パーセンタイルの5mmHg上の間 青年：<95パーセンタイルであっても，収縮期血圧130-139mm Hgまたは拡張期血圧80-89 mmHg	成人：収縮期血圧≧160mmHgまたは拡張期血圧≧100 mmHg；内科的治療を要する；2種類以上の薬物治療または以前よりも強い治療を要する 小児および青年：収縮期/拡張期血圧が99パーセンタイルより5mmHg上回る	成人および小児：生命を脅かす（例：悪性高血圧，一過性または恒久的な神経障害，高血圧クリーゼ）；緊急処置を要する

（文献 3 より転載，Grade 5 のみ省略）

なぜ起こる？ メカニズム

・**アントラサイクリン系薬剤**：ドキソルビシンでは，酸化ストレスやミトコンドリア機能障害からの心筋障害，トポイソメラーゼIIβ作用の阻害から心筋のアポトーシスの誘導などが関係していると考えられている（**図1**）。

・**抗HER2抗体薬**：心筋細胞膜上にHER2が発現しており，抗HER2抗体により阻害されることで心筋細胞のアポトーシスが亢進される（**図2**）。

図1　アントラサイクリン系薬剤で発症するメカニズム

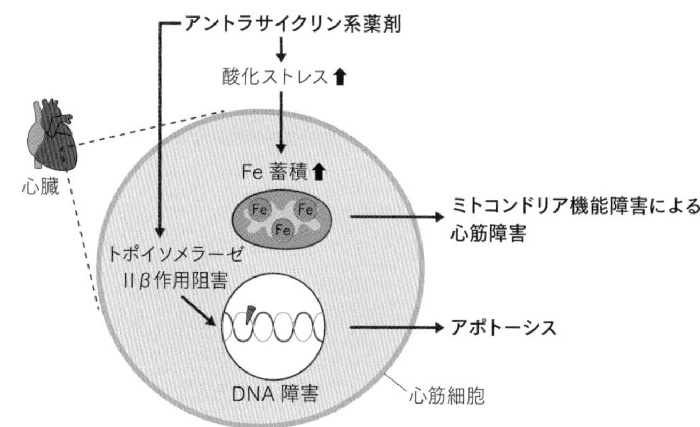

図2　抗 HER2 抗体薬で発症するメカニズム

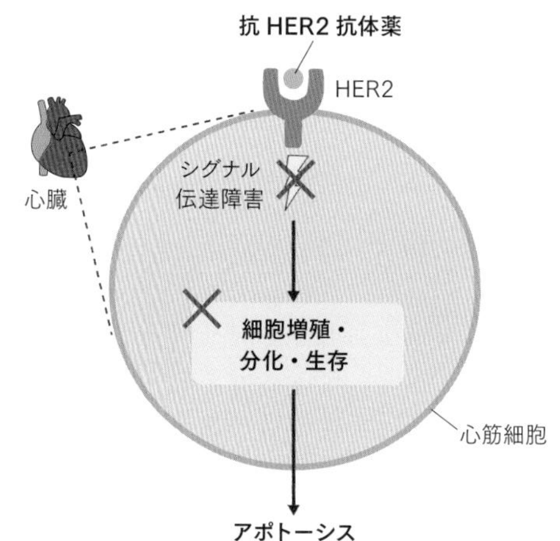

・**チロシンキナーゼ阻害薬**：血管内皮細胞，血小板，マクロファージ肥満細胞など，それぞれの標的分子を阻害することにより心血管障害をきたすと考えられている。

・**抗VEGF抗体薬**：血管拡張作用を抑制することにより，血管抵抗を上昇させ高血圧を引き起こす。

・**免疫チェックポイント阻害薬**：心筋炎発症の正確なメカニズムは解明されていない。発症例の解析では，がん組織と心臓に同じT細胞受容体をもつT細胞クローンが浸潤していること，またがん組織に心筋特異的な遺伝子が発現していることが認められ，これらにより心筋反応性T細胞の活性化，心筋細胞が障害を受けると考えられている。

症状の予防や早期発見のためのポイント

特徴的な所見・症状[4)]

・**アントラサイクリン系薬剤**：**蓄積性，用量依存性**がある。急性毒性として不整脈などの心電図異常，急性心不全症状などがみられる。慢性毒性では投与後数カ月～数年以上経過してから心不全を発症し，死亡率も高く非可逆性といわれる。日本では**総投与量500mg/m^{2}以下**（ドキソルビシン換算，**表3**）が推奨されている。

・**抗HER2抗体薬**：**無症状であることが多く**，用量非依存性である。発症しても休薬により2～4カ月以内に改善が認められる可逆性である。

・**チロシンキナーゼ阻害薬**：イブルチニブ，ボルテゾミブ，ソラフェニブでは心房細動の発症，カボザンチニブ，キザルチニブ，プロテインキナーゼ阻害薬では

表3　ドキソルビシン換算表

抗がん剤	上限量	力価換算
ドキソルビシン	500mg/m^2	1
エピルビシン	900mg/m^2	0.7
ピラルビシン	950mg/m^2	0.5
ダウノルビシン	25mg/kg	0.5
ミトキサントロン	160mg/m^2	4
イダルビシン	120mg/m^2	5
リポソーム化ドキソルビシン	500mg/m^2	0.5
アムルビシン	上限量の規定はないが，ほかのアントラサイクリン系薬剤による前治療が限界量に達している場合は投与禁忌となる。	

（文献5～7を参考に作成）

QT延長発症頻度が高い。

・**免疫チェックポイント阻害薬**：心筋炎発生率は低いが，死亡率は25〜50％と高い。また併用療法では，発生率と死亡率がほぼ2倍になるといわれている。

どんな人に起こりやすい？ リスク因子[2, 4]（＊：QT延長のリスク因子）

・既往：心疾患，糖尿病，高血圧，脂質異常，甲状腺機能低下症*，腎機能障害*，肝機能障害*

・がん治療歴：アントラサイクリン系薬剤の投与歴，胸部または縦隔への放射線治療歴

・年齢：18歳未満，トラスツズマブ開始時51歳以上，アントラサイクリン系薬剤開始時65歳以上

・家族歴：若年性心血管疾患（50歳未満），突然死*

・血液データ：電解質異常*

・併用薬：抗不整脈*や向精神薬などQT延長を引き起こす薬剤

・嗜好：喫煙，アルコール過剰摂取，肥満，運動不足

いつ，どのくらい起こる？ 発症好発時期と発症率（表4，5）

表4 CTRCD発生率

	薬剤名（好発時期）	発症率（%）
アントラサイクリン系薬剤	ドキソルビシン ＞400mg/m²	0.14〜5
	＞550mg/m²	7〜26
	イダルビシン ＞90mg/m²	5〜18
	エピルビシン ＞900mg/m²	0.9〜11.4
アルキル化薬	シクロホスファミド	7〜28
微小管阻害薬	ドセタキセル	2.3〜1.3
	パクリタキセル	＜1
モノクローナル抗体	トラスツズマブ	2〜28
	ベバシズマブ	1〜11
チロシンキナーゼ阻害薬	スニチニブ	1〜11
	パゾパニブ	7〜11
	オシメルチニブ	4〜11
	トラメチニブ	7〜11
	レンバチニブ	7
プロテアソーム阻害薬	カルフィルゾミブ	11〜25

表5　心筋炎発生率

	好発時期	発症率（%）
免疫チェックポイント阻害薬	3カ月以内	0.004～1.14

（表3，4ともに文献4より転載）

観察ポイント[2, 4]

- 自覚症状：息切れ，倦怠感，胸部症状（胸痛・動悸），咳嗽，浮腫など
- 他覚所見：心拍数，血圧，酸素分圧（SpO_2），体重など
- 定期的な検査の実施：心電図，胸部X線，心エコーなど
- 血液検査：心筋トロポニン，CK，BNPなど

やりがちミス

心毒性の症状は，息切れや倦怠感，浮腫などの症状であるが，がん患者は同様の症状がすでに出現されていることが多く，見逃されやすい。**治療前にどの程度の症状が出ているのか，治療中の「いつもより少しつらいかな」などの発言**を聞き逃さないことが重要となる。丁寧な聞き取りを心がけよう。

マネジメントのポイント[1, 2, 4, 8, 9]

予防

- 治療前に循環器疾患の既往の有無やリスクアセスメントを行う。
- 治療中は，定期的に心電図や心エコー，血液検査を実施する。
- アントラサイクリン系薬剤は蓄積毒性のため，**総投与量を把握する。**
- ベバシズマブなど抗VEGF抗体薬を投与する患者は，**毎日自宅で血圧測定**を実施しモニタリングを行う。

循環器専門医との連携（図3）

- がん治療の進歩に伴い長期生存が可能となり，治療中，治療終了後など，どの状況においても心疾患を早期に発見し，治療を実施することが必要である。そのため，可能な限り治療開始前から，継続的に循環器専門医と連携をとることが望ましい。

症状発生時のケア（表6）

- 治療中に動悸や息切れ，不整脈などの症状が出現した場合は医師へ報告し，投与を止めて医師の指示を受ける。心電図モニターや12誘導心電図を実施する。
- 呼吸困難，SpO_2低下などがみられた場合は酸素投与を実施する。

・LVEFの評価は，CTCAE評価ではなくCTRCDとして評価を行い，循環器専門医へ相談，また心筋保護剤の投薬などを開始する。

図3　循環器専門医との連携

a. 治療開始前〜治療終了後まで，包括的なケアを行う

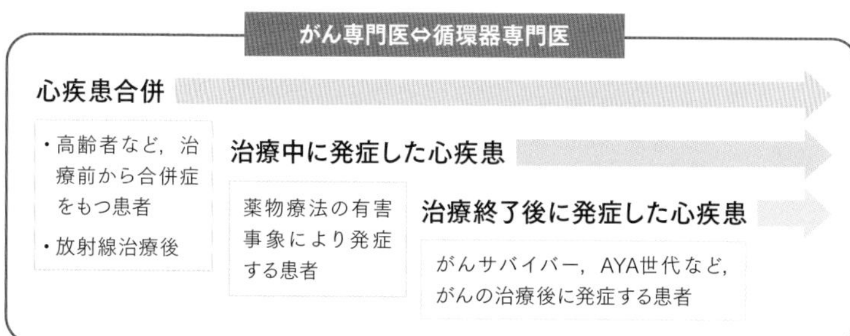

b. 例：トラスツズマブ（抗HER2抗体薬）投与時のマネジメント

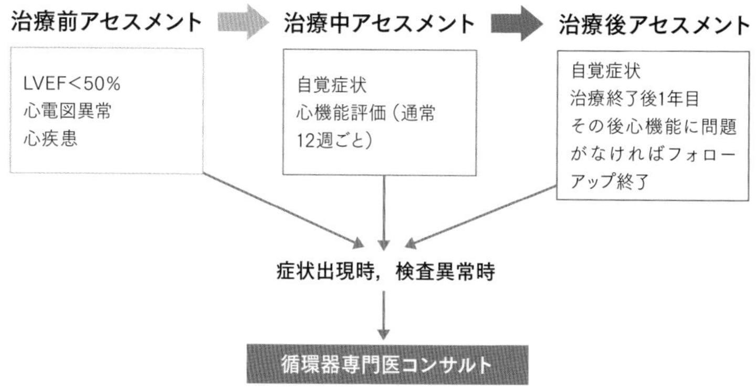

（文献1，8を参考に作成）

表 6　Grade 別のケアと治療

Grade	治療前～1	2	3	4
観察	リスク評価 薬物療法により出現する有害事象 自覚症状，浮腫など観察（治療前～4） バイタル測定（治療前～4）			
説明	症状出現時の対応についての説明（irAEは症状が軽微でも重篤化するおそれがあるので特に注意）			
治療		呼吸状態：必要時酸素投与（2～4）		
ケア		浮腫：保清・保湿ケア，安静度によって褥瘡予防（2～4） 適切な投薬管理：カテコラミン，利尿薬など，患者の状況に合わせた内服管理（2～4） 精神的ケア：治療の中断，症状の悪化に伴い不安が増強してくる。患者の不安な気持ちが表出できるように関わること，また家族も含めた精神的ケアを実施する。（2～4）		

文献

1) 日本臨床腫瘍学会/日本腫瘍循環器学会：Onco-cardiologyガイドライン．2023，南江堂．
2) 堀　正二，ほか：腫瘍循環器ガイドOnco-Cardiology．2018，メディカルレビュー社．
3) 有害事象共通用語規準 v5.0日本語訳JCOG版［https://jcog.jp/assets/CTCAEv5J_20220901_v25_1.pdf］（2023年10月閲覧）
4) 日本腫瘍循環器学会編集委員会：腫瘍循環器診療ハンドブック．2020，メジカルビュー社．
5) Zamorano JL, et al: Eur J Heart Fail 2017; 19: 9-42. PMID: 27565769
6) Children's Oncology Group: Long-Term Follow-Up Guidelines for Survivors of Childhood, Adolescent, and Young Adult Cancers, Version 5.0. October 2018［http://www.survivorshipguidelines.org/pdf/2018/COG_LTFU_Guidelines_v5.pdf］
7) 吉村知哲，ほか監，川上和宜，ほか編：がん薬物療法副作用管理マニュアル 第2版．医学書院，2021．
8) 中外製薬：ハーセプチン適正使用ガイド［https://chugai-pharm.jp/content/dam/chugai/product/her/inj/guide-bt/doc/her_guide_bt.pdf］（2023年4月閲覧）
9) 佐々木常雄，ほか：がん薬物療法看護ベスト・プラクティス 第3版．2020年，照林社．

間質性肺炎

基本の知識

定義[3)]（図1）

・肺は，直径0.1〜0.2mmほどの肺胞がブドウの房のように集まったスポンジのような臓器である。ブドウの茎が，空気を吸い込む気管支に相当する。肺胞壁はとても薄く，毛細血管が網目状に取り囲んでいる。吸い込んだ空気中の酸素は，肺胞壁から血液中に取り込まれる。

・間質性肺炎とは，細胞を取り囲む間質の炎症を主な病変とする疾患である。メカニズムとしては，肺胞壁に炎症や線維化が起こることで厚くなり，酸素が取り込みにくくなり，動脈血液中の酸素が減少して（低酸素血症），呼吸が苦しくなる。症状が一時的で治る場合もあるが，進行して肺線維症（肺が線維化を起こして硬くなる状態）になる場合もある。

図1　正常な肺および間質性肺炎での肺胞

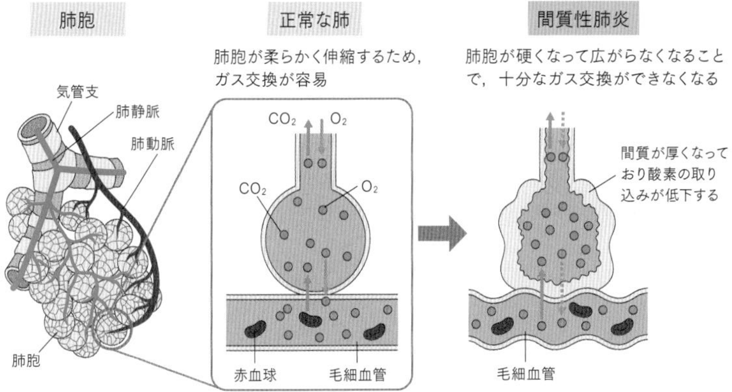

（文献3を参考に作成）

CTCAE ver5.0 Grade 分類（表1）

表1　CTCAE ver5.0 Grade 分類[5)]

	Grade 1	Grade 2	Grade 3	Grade 4
肺臓炎	症状がない；臨床所見または検査所見のみ；治療を要さない	症状がある；内科的治療を要する；身の回り以外の日常生活動作の制限	高度の症状；身の回りの日常生活動作の制限；酸素投与を要する	生命を脅かす；緊急処置を要する（例：気道切開や気管内挿管）

（文献5より転載，Grade 5のみ省略）

なぜ起こる？ メカニズム[1, 2]

・主に細胞障害性の機序と免疫系細胞の活性化の2つが考えられている。**直接的細胞障害作用**（医薬品自体，ほかの医薬品との相互作用，代謝の異常などによる医薬品の蓄積）や**間接的細胞障害作用**（炎症やアレルギー）により発症する。

・間質は肺動脈が走行して，肺胞内の空気と接してガス交換しているため，間質が障害を受けるとガス交換能が低下する。酸素は二酸化炭素と比べて拡散のスピードが約1/20であるため，**低酸素症**を発症する。肺気腫を合併したり，間質性肺炎が著しく進行すると二酸化炭素も貯留する。

・殺細胞性抗がん剤：直接的細胞障害性機序。投与量や投与期間との関連がある活性酵素種（ROS）や蛋白分解酵素（プロテアーゼなど）の関与により，直接的に細胞を障害する。

・分子標的薬：細胞障害性機序。細胞毒性によりII型肺胞上皮細胞に直接影響を与える可能性がある。EGFRチロシンキナーゼ阻害薬のゲフィチニブでは，気道上皮の維持・修復作用が阻害され，気道上皮傷害が発症しやすくなる可能性が示唆されている。

・免疫チェックポイント阻害薬：免疫系細胞の賦活化。**初回投与や少量でも肺障害が起こりうる**ので注意する。

症状の予防や早期発見のためのポイント

特徴的な所見・症状

・自覚的所見：息切れ，呼吸困難（特に体動時に悪化），乾性咳（空咳），発熱

・他覚的所見：呼吸困難が高度の場合は頻呼吸。胸部聴診音で，パチパチという捻髪音（fine crackle）を聴取。

・検査所見：白血球数（特に好酸球数）の増加，肝機能障害や低酸素血症，LDH，CRPの上昇

・間質性肺炎マーカー：KL-6（基準値＜500U/mL），SP-Dの上昇（基準値＜110ng/mL）

・単純X線撮影および胸部CTではすりガラス陰影が特徴的である。

どんな人に起こりやすい？ リスク因子[2]（表2）

・治療要因：放射線治療，術中操作に関連した感染，術中の血流遮断に伴う酸素分圧の低下と再灌流障害，麻酔中の高濃度酸素分圧

・ゲムシタビンは放射線感受性増感作用があり，**胸部放射線同時併用**により重篤な食道炎や肺臓炎のリスクが高まるため，同時併用は**禁忌**である。

・患者要因：間質性肺炎，肺線維症による既存肺の損傷，喫煙歴など

表 2　各薬剤の薬物性肺障害の危険因子

薬剤	危険因子
ゲフィチニブ	男性，喫煙歴，既存の間質性病変，化学療法歴
レフルノミド	男性，65 歳以上，喫煙歴，既存の間質性肺炎，低アルブミン
ブレオマイシン	70 歳以上，既存の間質性肺炎，腎障害，放射線治療，高濃度酸素吸入，投与量
メトトレキサート	60 歳以上，糖尿病，既存の間質性肺炎，低アルブミン，DMARDs の使用歴
アミオダロン	男性，40 歳以上，既存の肺病変（間質性病変を含む），低肺機能，肺手術，ヨード造影剤，投与量
トシリズマブ	65 歳以上，既存の間質性病変

（文献 2 を参考に作成）

いつ起こる？　発症好発時期

- **殺細胞性抗がん剤**：数週〜数年と発症時期に幅がある。ブレオマイシンでは投与量や投与期間に相関する報告があり，累積投与量が多くなるほど発現頻度が上昇する。また**遅れて出現する可能性**があり，投与中および投与終了後2カ月は定期的な検査を行う。
- **分子標的薬**：ゲフィチニブでは**4週間以内（特に2週間以内）**が多い。1〜2週間以内の発症は，急性肺障害・間質性肺炎の発生率および転帰死亡の発生率が6週以降より高い。
- **免疫チェックポイント阻害薬**：**数週間以内**に発症する。投与量との相関はなく，初回投与でも発症する可能性がある。

どのくらい起こる？　発症率[2)]

- すべての抗がん剤で発症する可能性がある。
- **殺細胞性抗がん剤**：ブレオマイシン，ペプロマイシン，ゲムシタビン，ドセタキセル。**ブレオマイシン**では間質性肺炎や肺線維症などを含めて10%程度の発症率であり，総投与量が300mgを超えないように注意する。
- **分子標的薬**：EGFRチロシンキナーゼ阻害薬（ゲフィチニブ，エルロチニブ，オシメルチニブなど），mTOR阻害薬（エベロリムス，テムシロリムスなど），プロテアソーム阻害薬（ボルテゾミブ）。**ゲフィチニブ**で1〜10%の発症率である。**エベロリムス**と**テムシロリムス**の発現頻度は15%と高く，発現時には症状や重症度に応じて休薬・中止を要する。
- **免疫チェックポイント阻害薬**：ニボルマブ，ペムブロリズマブ，アテゾリズマブ，デュルバルマブなどで，2〜5%の発症率である。

観察ポイント

・体動時の息切れ（呼吸困難）や乾性咳（空咳），発熱が特徴である。

・安静時，体動時のSpO_2を測定し，以前との変化を確認する。

・食事，水分摂取量，便秘の有無，睡眠，活動など日常生活への支障の程度を確認する。

・NSAIDsまたはアセトアミノフェン定期内服により発熱に気づきにくい可能性がある。

・咳や息切れなどの症状の出現時期，症状の程度や変化を，できれば家族と一緒に確認する。

・放射線治療歴や間質性肺炎の既往がある患者などは，特に注意深く観察する。

やりがちミス

咳や息切れの有無ではなく，症状の程度の変化に気づけることが重要である。現病による症状や治療による貧血などで，治療前より息切れがする患者も多い。**具体的に治療前の生活中での症状を確認する**ことで，「今まではゆっくり歩けば息切れしなかったのに階段でなくても息切れする」「咳が日中もでるようになった」など症状悪化時に連絡するように促そう。

マネジメントのポイント

予防

・間質性肺炎の予防法はないが，早期に気づき悪化させないことが重要である。

・好発時期や特徴的な症状を伝え，注意喚起を促す。

・治療開始前から定期的な間質性肺炎のマーカー測定も有用である。

症状発生時のケア

・Grade別のケアを**表3，4**に示す。

・治療としては，まず原因薬剤を中止する。

・増悪する場合や重症例では，パルス療法を含めたステロイド投与を行う。

・低酸素状態に合わせて，適切な酸素投与を行う。

・画像検査で間質性肺炎が疑われるとき，もしくは初期に開始したステロイドで効果がみられないときは，専門の呼吸器内科医に相談することが望ましい。

・ステロイドパルス療法開始後は，副作用の観察や漸減後の症状の再燃に注意を促す。

表 3　Grade 別の薬物療法

Grade	程度	対処方法
1	症状がない 臨床所見または検査所見のみ	・休薬を検討 ・3 週ごとの胸部 CT
2	症状がある	・休薬または投与中止 （Grade 1 以下に回復しプレドニゾロン換算 10mg/ 日以下まで減量できた場合は，投与再開を考慮してよい） ・入院を検討 ・プレドニゾロン換算 1mg/kg/ 日を投与 ・抗菌薬投与
3	高度の症状がある 身の回りの日常生活動作の制限	・投与中止 ・入院 ・ステロイドパルス療法（以下，＊処方例参照）

＊処方例
　① メチルプレドニゾロン　1,000mg/ 日 3 日間（点滴静注）
　② 以降プレドニゾロン　1mg/kg/ 日

- 症状改善後も 1 カ月以上かけて漸減を行う。日和見感染予防を推奨（例：バクタ®）。
- ステロイドで効果不十分な場合(Grade 3 以上で症状が 48 時間を超えて改善しない，または悪化）は免疫抑制剤（インフリキシマブ，シクロホスファミド，免疫グロブリン，ミコフェノール酸モフェチル）などの使用を検討する。
  ※分子標的薬には免疫抑制剤の効果は不明。

多職種との連携

・薬物投与によって急激に重症化することもあるため，呼吸器内科専門医と連携して対処法を検討する。

・ステロイドの内服管理などは長期間にわたる可能性があり，またパルス療法によって高血糖・不整脈などのリスクがあるため，内分泌科医師や薬剤師と連携する必要がある。低酸素血症に合わせて，理学療法士と連携し呼吸リハビリテーションを行うことも重要である。

表 4　Grade 別の非薬物療法

Grade	治療前～1	2	3	4
異常の早期発見 医療者への報告	毎日体温測定，咳嗽，体動後の息切れの変化を確認，悪化時の連絡の指導			
	安静時，労作時のSpO_2を測定			
禁煙の指導	治療開始前より禁煙を徹底			
感染予防	気道感染を防ぐため口腔，皮膚，粘膜の清潔保持，体温測定，発熱時の対処			
	ステロイド使用により，さらに感染症のリスク大			
心理的サポート	症状の悪化や休薬などによる治療の継続や病状の悪化への不安に対し，休薬や治療の必要性について理解を促し，不安感を軽減			
社会的サポート （内服管理含む）	ステロイド薬などを長期間内服や漸減しながらの経過			
	内服管理，HOTなどの対処が難しければサポートの強化を検討			
安楽な体位の 調整			枕やギャッチアップなどで体勢を整える	
			睡眠状況の確認	
酸素療法			医師の指示に基づく酸素療法の実施	
			低酸素状態に合わせた活動の制限	
呼吸リハビリ テーション			呼吸訓練，運動療法，排痰法など	
			理学療法士と連携しながら活動量の確認	
ステロイド 副作用の観察			血糖測定,血糖コントロール,高血圧,不整脈など	
			適切な水分摂取/便秘時は緩下剤検討	

（文献 1 ～ 9 を参考に作成）

文献

1）国立がん研究センター看護部：国立がん研究センターに学ぶがん薬物療法看護スキルアップ．2018，南江堂．P.103-6.
2）日本呼吸器学会：薬剤性肺障害の診断・治療の手引き 第2版．2018，メディカルレビュー社.
3）厚生労働省：重篤副作用疾患別対応マニュアル　間質性肺炎（肺臓炎，胞隔炎，肺線維症）．平成18年11月（令和元年9月改定）[https://www.mhlw.go.jp/topics/2006/11/dl/tp1122-1b01_r01.pdf]（2023年10月閲覧）
4）小野薬品工業株式会社：いちから学ぶirAE　総論編 ONO ONCOLOGY
5）有害事象共通用語規準 v5.0日本語訳JCOG版 [https://jcog.jp/assets/CTCAEv5J_20220901_v25_1.pdf]（2023年10月閲覧）
6）島田紀子：がん薬物療法による有害反応への対応　呼吸困難・息切れ（間質性肺炎）．　がん看護 2020；25：p.196-9.
7）金岡祐次，ほか：がん必須ポイント 第4版．2019，じほう.
8）高木永子：看護過程に沿った対症看護 第5版．2018，学研メディカル.
9）濱口恵子，ほか：がん化学療法ケアガイド 第3版．2020，中山書店.

肝機能障害

基本の知識

定義[1, 2]

・がんの本体治療に起因する肝機能障害に関して，CTCAEによる肝機能のGrade 評価はあるが，定義は明記されていない[1]。臨床的には血清AST，ALTなどが上昇する肝細胞障害型と，ALP，γGTPなど胆道系酵素の上昇や黄疸を主とする胆汁うっ滞型，それらの混合型の3つに分類される。

・肝障害のなかでも，薬剤によって引き起こされる肝障害を薬物性肝障害（drug-induced liver injury：DILI）という。DILIは「中毒性」と「特異体質性」に分けられる。「特異体質性」は濃度に関係なく引き起こされ，発現頻度は低いが予測不可能であるため注意が必要である。

CTCAE ver5.0 Grade 分類[2, 3]（表1，2）

表1　ベースラインが基準範囲内の場合

有害事象	Grade 1	Grade 2	Grade 3	Grade 4
AST/ALT	ULN～3.0×ULN	>3.0～5.0×ULN	>5.0～20.0×ULN	>20.0×ULN
ALP	>ULN～2.5×ULN	>2.5～5.0×ULN	>5.0～20.0×ULN	>20.0×ULN
血中ビリルビン	>ULN～1.5×ULN	>1.5～3.0×ULN	>3.0～10.0×ULN	>10.0×ULN

表2　ベースラインが異常値の場合

有害事象	Grade 1	Grade 2	Grade 3	Grade 4
AST/ALT	>1.5～3.0×BL	>3.0～5.0×BL	>5.0～20.0×BL	>20.0×BL
ALP	>2.0～2.5×BL	>2.5～5.0×BL	>5.0～20.0×BL	>20.0×BL
血中ビリルビン	>1.0～1.5×BL	>1.5～3.0×BL	>3.0～10.0×BL	>10.0×BL

ULN：（施設）基準値上限，BL：ベースライン，AST：アスパラギン酸アミノトランスフェラーゼ，ALT：アラニンアミノトランスフェラーゼ，ALP：アルカリフォスファターゼ

なぜ起こる？ メカニズム[2, 4)]

・**殺細胞性抗がん剤**・**分子標的薬**：薬物自体またはその代謝産物が肝毒性をもち，代謝産物の生成量が肝臓の解毒能を超えたときに起こる。あるいは，薬物自体または中間代謝物が抗原性をもつこと，個人のもつ薬物代謝酵素などの遺伝的素因によっても発生する。

・**免疫チェックポイント阻害薬**：自己免疫性の肝障害（免疫関連有害事象：irAE）が多い。発症機序は明確になっていない。

症状の予防や早期発見のためのポイント

特徴的な所見・症状[2)]（表3）

・初期には身体症状として現れないことも多く，定期的な肝機能検査で発見される場合が多い。

・また肝不全になると，腹水貯留や肝性脳症などの症状が挙げられる。

表3 肝機能障害の症状

分類	主な症状
全身症状	発熱，倦怠感，黄疸など
消化器症状	悪心，嘔吐，食欲不振，腹痛（心窩部痛，右季肋部痛，肝腫大に伴う叩打痛）など
皮膚症状	皮疹，かゆみなど
所見	肝腫大，脾腫，腹水など

どんな人に起こりやすい？ リスク因子

・治療要因：すべての抗がん剤に薬物性肝障害を認める可能性がある。

・患者要因：悪液質，低栄養，ウイルス性肝炎（B型，C型肝炎）の既往，慢性飲酒者，アルコール性肝障害，脂肪肝，喫煙歴，高齢者，薬物代謝に関する遺伝子疾患，造血幹細胞移植を含めた臓器移植の既往，特定の遺伝子多型[5)]など。

・危険因子が存在せず全身状態が良好な患者でも，肝機能障害を認める可能性がある。

いつ起こる？ 発症好発時期

・**殺細胞性抗がん剤**・**分子標的薬**：投与開始数日～数週間，遅くとも8週以内には発現する。50～70％が薬剤投与開始**30日以内**で発症し，90％が**60日以内**に発症する[6)]。

・**免疫チェックポイント阻害薬**：抗PD-1/PD-L1抗体薬では**8〜16週**，抗CTLA-4抗体薬では**8〜9週**，両者の併用では**6〜9週**とされる[4)]。一方で，投与後長期間経過してから，あるいは投与中止後に発症する例もある。治療歴のある肝障害ではirAEの可能性を念頭におき，原因を鑑別することが重要である[5)]。

どのくらい起こる？ 発症率[4, 5)]

・殺細胞性抗がん剤，分子標的薬，免疫チェックポイント阻害薬ごとの出現頻度を**表4**に示す。

表4 肝機能障害の出現頻度

出現頻度	殺細胞性抗がん剤	分子標的薬	免疫チェックポイント阻害薬
5%以上	シクロホスファミド▲，ダウノルビシン，シスプラチン★，カルボプラチン，ダカルバジン★▲，メルファラン★，ラニムスチン，ゲムシタビン，エピルビシン，ビンクリスチン★，パクリタキセル★，エトポシド，ドセタキセル★，ビノレルビンなど	アベマシクリブ，エルロチニブ★，オシメルチニブ，クリゾチニブ★，セリチニブ，ソラフェニブなど	抗CTLA-4抗体薬単剤 全Grade：1〜15% Grade3以上：0〜6% 抗PD-1/PD－L1抗体単剤 全Grade：1〜10% Grade3以上：1〜3% 併用療法では 全Grade：8〜30% Grade3以上：2〜19%
5%未満	テガフール/ウラシル★，イホスファミド，プロカルバジン，ニムスチン，メトトレキサート★，シタラビン，ドキソルビシン，ブレオマイシン，イリノテカン★など	レゴラフェニブ★など	
頻度不明	ブスルファン★▲，フルオロウラシル★，マイトマイシンC★，オキサリプラチン▲		

★：重大な副作用の報告がある薬剤（各薬剤の添付文書より引用）

▲：SOS（sinusoid obstruction syndrome：類洞閉塞症候群）を引き起こしやすい薬剤。SOSは腹痛，肝腫大，腹水，体重増加，門脈圧亢進症，血小板減少，肝酵素上昇，黄疸などの症状で発症し，急性の場合には治療開始から1〜3週間，慢性の場合は数週間から数カ月で発症する。

観察ポイント

・肝機能に関連した検査データを定期的にチェックし，肝障害出現時の早期発見に努める（**表5**）。

表５　検査データとアセスメントの根拠

検査項目	方法・注意点
肝機能障害を表す肝酵素 AST/ALT，ALP，γ-GTP	AST/ALT は肝細胞の変性や壊死の結果逸脱する酵素であり，肝細胞の障害を示す。 γ-GTP は胆道系の酵素で，数値上昇は肝・胆道系の閉塞や障害による疾患を示す。 ALP は肝・胆道系疾患をはじめ各種病態で高値を示す。
アルブミン・プロトロンビン	アルブミンは肝臓で合成される蛋白質で，プロトロンビンは肝臓で合成される血液凝固蛋白の一種である。 いずれも肝臓における肝合成能の指標となる。
総ビリルビン T-Bil	肝・胆道系疾患で高値を示す。2～3mg/dL 以上で眼球の黄染により黄疸が気づかれるようになる。
B 型肝炎ウイルス	がん薬物療法による HBV 再活性化の可能性がある。HBs 抗原：現在の HBV 感染，HBs 抗体：HBV 感染の既往，HBc 抗体：HBc 抗原に対する特異抗体で，HBV の存在がわずかでも陽性。 3 つのうちいずれかが陽性の場合，HBV DNA 定量を実施する。

マネジメントのポイント

予防

・血液検査の結果とChild-Pugh分類などの肝予備能評価[5)]などに基づいた治療計画（レジメン開始基準に沿った減量など）であることを確認する。

・HBs抗体陽性またはHBc抗体陽性患者は，HBV-DNA（ウイルス量）を測定し，検出された場合は**核酸アナログ**の予防的投与と1～3カ月ごとのモニタリングが推奨される。また治療終了後も専門医と相談して，核酸アナログを少なくとも12カ月投与することが推奨されている[7)]。

・患者指導として，倦怠感，黄疸，嘔気・嘔吐，食欲不振，そう痒感などの症状が発現した場合は必ず主治医に伝えるなど，セルフモニタリングの必要性と具体的な症状について説明する[8)]。

・原因薬物の再投与は重篤化のおそれがあり，劇症化すると致死的となることもある。また，宿主の免疫機能低下により，肝炎ウイルスの再活性化が起こることがある。特に**リツキシマブ**などの抗がん剤やステロイド，免疫抑制剤を含む治療，臓器移植後に起こる肝炎ウイルスの再活性化は重症化しやすく肝不全に至ることもあり，患者の予後に重大な影響を与える。

症状発生時の治療と検査

殺細胞性抗がん剤・分子標的薬・免疫チェックポイント阻害薬：

・抗がん剤以外で肝機能障害が発生している可能性もあるため，原因となる薬剤の鑑別を行う。自覚症状や出現時期・程度の問診，血液検査やCT検査，超音波検査，肝生検などが行われる。

・抗がん剤を含む薬物性肝障害診断の際には，2004年に日本消化器関連学会週間（JDDW）で提起された診断基準が用いられることがある[5]。

・軽度な一過性の肝機能障害であれば，抗がん剤などの休薬を行わなくても1～2週間で改善する場合があるが，SOSや高度肝障害（Grade3以上），進行性で全身状態の悪化を伴う肝障害の発生時は抗がん剤の投与を中止し，絶対安静を保つことが基本となる。

・肝臓の再生と修復に必要な肝臓への血流保持のため，肝庇護薬の投与を行う場合がある。ウルソデオキシコール酸の投与時の注意点として，重篤な膵疾患や胆道に胆石がある患者は増悪するおそれがあることを留意する。

免疫チェックポイント阻害薬[4, 8]：

・肝関連有害事象が認められた場合には，Gradeごとの対処法アルゴリズムに沿って対処する。

・Grade2以上で休薬し，Grade3以上では投薬を中止する。副腎皮質ステロイドはGradeに合わせた用量で投与することが推奨されている。副腎皮質ステロイドに反応しない場合には，ミコフェノール酸モフェチルなどの免疫抑制剤が有効とされているが，保険適用外である。

・Grade3以上の肝機能障害が認められたら，速やかに専門医へコンサルトする。

やりがちミス

抗がん剤以外の薬物によって肝障害が生じる可能性がある。**漢方**，家族などからもらった**健康食品・サプリメント・市販薬**などを服用していないか聴取する。

看護（表6）

・特に**irAE**の予測は困難な場合が多い。患者は軽微な症状を医療者に伝えないことがあるため，治療開始前からいつ，どのような症状を医療者に伝えるべきかといった患者指導，電話対応による早期発見，トリアージによる受診勧奨，医師への報告が重要である[9]。

表 6　Grade 別のケア

Grade	治療前〜1	2	3	4
安全な治療実践のための介入	治療に伴う肝障害リスク，定期的な血液検査，異常の早期発見の重要性を説明する	肝庇護剤・核酸アナログ剤・副腎皮質ステロイドなどの確実な投与・服用，副作用を確認する		
	中止・休薬すべき薬の遵守確認			
生活指導	患者自身が日常のなかで副作用モニタリングを行い，症状を自覚したら適切なタイミングで病院へ電話連絡できるような教育サポートを行う			
	禁煙・禁酒の徹底を説明する	肝臓の再生・修復に必要な肝血流量を保持するために重要な安静について説明し，適切な活動と休息をサポートする		
栄養介入	飲酒歴・健康食品摂取について聴取する。バランスのとれた食生活に関する栄養指導を行う。	肝機能障害の程度に応じた食事について，栄養科と連携し，適切な食生活を支援する		
排便コントロール	ブリストルスケールなどの尺度を用いて患者とともに便の性状を評価し，薬物療法・非薬物療法を用いて排便コントロールを支援する			
心理社会的支援		倦怠感，発熱などの苦痛症状や活動量制限，侵襲を伴う検査，休薬や治療の中止が，患者の治療決定や治療継続への不安につながる可能性がある。不安や苦痛，揺らぐ気持ちを表出できるようコミュニケーションを図り，患者がそれぞれの状況のなかで価値観に沿った希望を見出すことができるように関わる[10)]。		

（文献 6，9，10 を参考に作成）

・食欲低下，倦怠感，風邪様症状などの出現時期と程度，皮膚の色調や浮腫，かゆみ，擦過傷，皮疹，排便の性状などを細やかに観察し，記録することで原因の鑑別や適切なGrade評価につながる。

・安静の必要がある場合，患者が理解し実践できるような説明を行うと同時に，支持療法を用いた苦痛症状の緩和と安楽な環境づくりに努める。

・肝機能低下による**スキントラブル**を予防する。浮腫や乾燥，黄疸によるかゆみ，安静による活動の低下で引き起こされる褥瘡や皮膚損傷などのスキントラブルが発生しやすいため，保清・保湿ケアサポートを行う。

・栄養科と連携し，肝臓機能低下の程度に応じて塩分制限，肝臓代謝の負担が少ない蛋白質量の摂取やBCAA（分子鎖アミノ酸製剤）の追加を行う。通院でコントロールできる場合には，自宅での食事に関する本人・家族への個別の栄養指導を行うことができるよう場の調整を行う。

文献

1) 松尾宏一，ほか：がん薬物療法のひきだし．2020，医学書院．P.367-75.
2) 日本臨床腫瘍薬学会：臨床腫瘍薬学 第2版．2022，じほう．P.627-32.
3) 有害事象共通用語規準 v5.0日本語訳 JCOG版 [https://jcog.jp/assets/CTCAEv5J_20220901_v25_1.pdf]（2023年10月閲覧）
4) 日本臨床腫瘍学会：がん免疫療法ガイドライン第3版．2023，金原出版．
5) 厚生労働省：重篤副作用疾患別対応マニュアル 薬物性肝障害（令和元年9月改定）[https://www.mhlw.go.jp/topics/2006/11/dl/tp1122-1i01.pdf.]（2023年10月閲覧）
6) 市川　度：がん薬物療法の副作用ケア とことん攻略本．2016，メディカ出版．P.159-70.
7) 日本肝臓学会：B型肝炎治療ガイドライン第4版，免疫抑制・化学療法により発症するB型肝炎対策ガイドライン．2022年．[https://www.jsh.or.jp/lib/files/medical/guidelines/jsh_guidlines/B_document-3_v2.pdf]（2023年10月閲覧）
8) 小野薬品工業株式会社HP：irAEアトラス肝機能障害 [https://www.iraeatlas.jp/]（2023年10月閲覧）
9) 山上睦実，ほか編：明日から使える免疫関連有害事象マネジメント．がん看護 2022；27：175-7. 南江堂.
10) 国立がん研究センター看護部：国立がん研究センターに学ぶがん薬物療法看護スキルアップ．2018，南江堂．P.187-8.

腎臓・膀胱機能障害

基本の知識

定義

・腎臓障害：さまざまな原因により新たに発症した腎機能低下，あるいは既存の腎機能低下のさらなる悪化。

・膀胱機能障害：膀胱の機能である蓄尿あるいは排尿機能が障害された状態。

CTCAE ver5.0 Grade 分類（表1）

表1　CTCAE ver5.0 Grade 分類 [1)]

	Grade 1	Grade 2	Grade 3	Grade 4
クレアチニン増加	>ULN-1.5×ULN	>1.5-3.0×ULN	>3.0-6.0×ULN	>6.0×ULN
急性腎障害	–	–	入院を要する	生命を脅かす; 人工透析を要する
慢性腎臓病	GFR推定値またはCCrが<LLN-60 mL/分/1.73m^{2}または蛋白尿が2+; 尿蛋白/クレアチニン比>0.5	GFR推定値またはCCrが59-30mL/分/1.73m^2	GFR推定値またはCCrが<30-15mL/分/1.73m^2	GFR推定値またはCCrが<15mL/分/1.73m^2; 人工透析/腎移植を要する
蛋白尿	尿蛋白1+; 蛋白尿≧ULN-<1.0g/24時間	成人：尿蛋白2+～3+; 尿蛋白1.0-<3.5g/24時間 小児：尿蛋白/クレアチニン比0.5-1.9	成人：尿蛋白≧3.5g/24時間; 蛋白尿4+ 小児：尿蛋白/クレアチニン比>1.9	–

ULN：基準範囲上限，LLN：基準範囲下限，CCr：クレアチニンクリアランス

（文献1より転載，Grade 5のみ省略）

なぜ起こる?　メカニズム

腎機能障害

・がん薬物療法による腎機能障害の発症原因は，薬剤性および腫瘍に伴うものに分類される（**表2**）。

・腎不全は大きく，腎前性・腎性・腎後性の3タイプに区別される（**図1**）。

表 2　腎機能障害の発症原因

薬剤性	抗がん剤	腎前性，腎性，腎後性
	併用薬	
腫瘍に伴うもの	腫瘍崩壊症候群	腎性
	腫瘍随伴症候群 （ネフローゼ症候群，腎炎，TMA）	
	腫瘍による尿路閉塞，腎転移	腎性，腎後性

図 1　腎不全の 3 タイプ

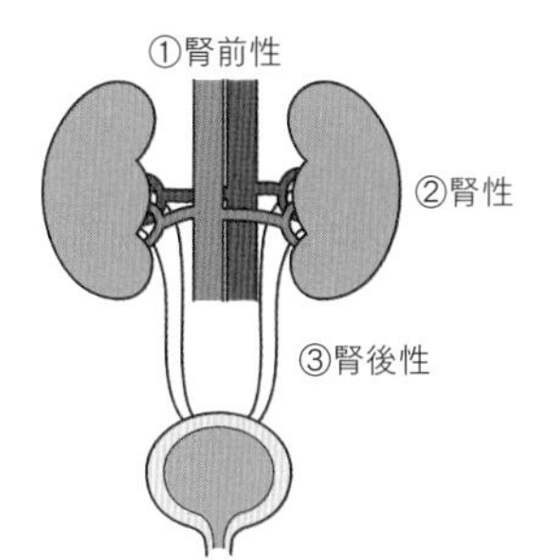

①腎前性：腎血流量・糸球体ろ過量の低下

②腎　性：腎実質障害

③腎後性：腎盂尿管の閉塞をきたす疾患によるもの

図 2　腫瘍崩壊症候群による腎機能障害

腫瘍細胞の急速な崩壊　・核酸・カリウム・リン・サイトカインの血中放出

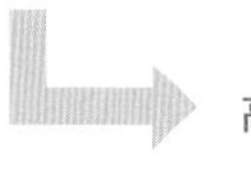

高尿酸血症
高カリウム血症
高リン血症
低カルシウム血症

・尿酸結晶やリン酸カルシウム析出による尿細管閉塞

急性腎機能障害

膀胱機能障害

・**アルキル化薬**（シクロホスファミド，イホスファミド，ブスルファンなど）は肝臓で代謝され，その活性代謝産物であるアクロレインが腎臓から尿中へ排出され，尿路上皮を障害する。

腫瘍崩壊症候群による腎機能障害（図2）

・治療により大量の腫瘍細胞が急速に崩壊することで，腫瘍細胞中の核酸，カリウム，リン，サイトカインなどが血中に放出された結果，高尿酸血症や高カリウム血症，高リン血症，低カルシウム血症となる。尿酸結晶やリン酸カルシウムが析出して尿細管が閉塞することで，急性腎機能障害が生じる。

症状の予防や早期発見のためのポイント

特徴的な所見・症状・発症好発時期・発症率

・腎機能障害（**表3**），膀胱機能障害（**表4**），腫瘍崩壊症候群（**表5**）の薬剤ごとの特徴を以下に示す。

・また，腫瘍崩壊症候群の分類について**表6**に示す。

観察ポイント

腎機能障害

・尿量減少，体重増加の有無を確認する。

・浮腫が早期発見できるよう患者への指導を行う。

・がん薬物療法による悪心や食欲不振，水分摂取量低下に伴い，脱水による腎機能障害が起こりやすい。患者からの情報のみではなく，実際に看護師が見て判断する必要がある。

表3　腎機能障害の特徴

薬剤	障害部位	危険因子	臨床症状	発症好発時期	有症率
シスプラチン	近位尿細管，遠位尿細管	用量依存的にリスク上昇	尿中へのMg排泄亢進による低Mg血症を引き起こす	投与開始後 7～10日	20～30%
メトトレキサート	・尿細管 ・尿中に未変化体で排泄され直接障害	高用量（500～1000mg/m^{2}以上）投与	急性腎不全	投与開始1週間で排泄ピーク，1～3週間以内にベースラインへ回復	2～10%
血管新生阻害薬（ソラフェニブ，スニチニブ）	糸球体上皮細胞	－	高血圧 蛋白尿 血栓性微小血管症を引き起こす	投与直後から	不明
mTOR阻害薬（エベロリムス）	腎全体	シクロスポリン，タクロリムスとの併用	蛋白尿 急性腎不全	投与直後から	不明
免疫チェックポイント阻害薬	尿細管間質への炎症性細胞浸潤	－	間質性腎炎	投与開始後14週が中央値だが，症例によってさまざま	1.5～5%

表 4　膀胱機能障害の特徴

薬剤	障害部位	危険因子	臨床症状	発症好発時期	有症率
シクロホスファミド	膀胱 ※代謝産物のアクロレインが尿路上皮を障害する	・高用量＞低用量 ・1回の静脈内投与または2年間で57mg/kgまでの積算総投与量を受けた患者 ・骨盤や膀胱への放射線照射歴を有する患者	排尿障害 頻尿 排尿時の灼熱感 乏尿 血尿	投与直後から	2%程度
イホスファミド	近位尿細管，膀胱 ※代謝産物のアクロレインが尿路上皮を障害する	・総積算投与量45g/m^2以上 ・3歳以下の患者 ・骨盤や膀胱への放射線照射歴を有する患者	排尿障害 頻尿 排尿時の灼熱感 乏尿 血尿	投与直後から	15～60%

表 5　腫瘍崩壊症候群の特徴

危険因子	症状	発症時期
患者関連因子 ・骨髄浸潤 ・脱水 ・腎機能低下［治療前の尿量が少ない，尿素窒素（BUN）高値，血清クレアチニン（Cr）高値）］ ・白血球数高値 ・治療前の尿酸・カリウム・リン高値など **治療関連因子** ・がん薬物療法 ・放射線療法 ・ホルモン療法 **疾患** ・バーキットリンパ腫 ・T 細胞急性リンパ性白血病 ・急性骨髄性白血病 ・慢性リンパ性白血病 ・ホジキンリンパ腫	高カリウム血症 高リン血症 低カルシウム血症 高尿酸血症 不整脈 腎機能障害	がん薬開始直後から3 日間

表 6　腫瘍崩壊症候群の分類

laboratory TLS	がん薬物療法を開始する 3 日前から開始後 7 日間の間に，2 つあるいはそれ以上の症状がある場合 ・尿酸：≧ 8mg/dL あるいは基準値の 25％以上の増加 ・カリウム：≧ 6.0mEq/L あるいは基準値の 25％以上の増加 ・リン：≧ 6.5mg/dL あるいは基準値の 25％以上の増加 ・カルシウム：≦ 7mg/dL あるいは基準値の 25％以上の減少
clinical TLS	laboratory TLS に加えて以下の症状を 1 つ以上認める ・クレアチニン（基準値上限の 1.5 倍以上） ・不整脈または心臓の停止 ・痙攣

膀胱機能障害

・血尿の有無を観察する。**シクロホスファミド**や**イホスファミド**は**出血性膀胱炎**の可能性があることを事前に説明する。

・水分摂取量を観察する。

・排尿障害や頻尿，乏尿，排尿時の灼熱感など，報告すべき症状を患者に指導する。

腫瘍崩壊症候群

・体重増加の有無を確認する。

・水分出納量を観察する。

・血清電解質や尿酸などの検査データを観察する（治療開始後48～72時間は8～12時間ごとに実施）。

・心電図を観察する。

・モニタリングは，腫瘍崩壊症候群が発症しやすい**治療開始後から3日間以上**実施する。

マネジメントのポイント

［腎・膀胱機能障害］

予防（表 7）

・腎・膀胱機能障害の予防として最も有効なのは，**大量輸液**と**利尿**である。

・抗がん剤投与前日から輸液量・尿量・飲水量を把握し，水分出納量を観察する。

表 7　薬剤ごとの腎・膀胱機能障害の予防とケア

薬剤	障害部位	腎機能障害の予防とケア
シスプラチン	近位尿細管 遠位尿細管	**[大量補液法]** ・投与前，1,000～2,000mLの輸液を4時間以上かけて投与。 ・投与時は投与量に応じて500～1,000mLの生理食塩水またはブドウ糖-食塩液に混和し，2時間以上かけて点滴静注。 ※点滴時間が長時間に及ぶ場合は遮光して投与 ・投与終了後, 1,000～2,000mLの輸液を4時間以上かけて投与。 ・投与中の尿量確保に注意し，必要に応じてマンニトールおよびフロセミドなどを投与。 **[ショートハイドレーション法]** ・生理食塩水を含めた補液として，合計1,600～2,500mL（4時間～4時間30分）。 ・経口補液は，当日投与終了までに1,000mL程度。 ・Mgを8mEq補充。 ・20%マンニトール150～200mLまたはフロセミド20mg。
メトトレキサート	尿細管 尿中に未変化体で排泄され直接傷害	・投与前12時間から48～72時間，pH7.0以上を保つよう炭酸水素ナトリウムを混注した補液で3L/日の尿量を確保。 ・1g以上の高用量投与時, 開始36時間後から6時間ごとにホリナートカルシウム15mg/bodyを8回投与(静注のみ)。48時間値>1μmol/L, 72時間値>0.1μmol/L, 50mg/body（6時間ごと）に増量し, MTXレベルが0.1μmol/L未満になるまで続ける。 ・利尿薬はアセタゾラミドを併用（フロセミドやサイアザイド系は避ける)。
血管新生阻害薬 マルチキナーゼ阻害薬	糸球体 上皮細胞	・蛋白尿出現時は，一時的な休薬を行う。 ・高血圧出現時は，ACE阻害薬やARBによる降圧を試みる。
免疫チェックポイント阻害薬	尿細管間質への炎症性細胞浸潤	**[Grade 1]** ・血中クレアチニン値を頻回にモニタリングしながら免疫チェックポイント阻害薬を投与継続。 **[Grade 2～3]** ・投与中止。メチルプレドニゾロン0.5～1.0mg/kg/日の投与を行い，慎重に漸減。 ・腎生検実施の検討。 ・ベースライン値またはGrade1まで回復したら投与再開を検討。 **[Grade 4]** ・投与中止。メチルプレドニゾロン1.0～2.0mg/kg/日の投与を行い，慎重に漸減。 ・腎生検実施検討。 ・免疫チェックポイント阻害薬の投与再開はしない。
シクロホスファミド イホスファミド	近位尿細管 膀胱	・投与終了後24時間は150mL/時間以上を保つように，1日3L以上の補液を行う。 ・シクロホスファミドの40%，イホスファミドの20%のメスナを1日3回投与。

症状発生時のケア（表7）

・排泄に関わるケアは患者が羞恥心を抱きやすいため，プライバシーに十分な配慮を行う。

・電解質異常によりせん妄のような症状が出現することがあるため，患者の言動や行動に注意し，変化を見逃さないようにする。

・確実な輸液管理を行う。

・がん薬物療法のほかの副作用（悪心・嘔吐，食欲不振，倦怠感など）の出現も踏まえ，水分摂取量や排泄状況を確認する。

やりがちミス

大量輸液や利尿薬の使用による頻回なトイレ移動や尿意切迫は，転倒のリスクを高める。高齢者やPS低下の患者は特に注意が必要である。環境整備や安全に移動できる履き物の選択など，がん薬物療法開始前からトイレ移動時の注意点などを患者へ指導しよう。

[腫瘍崩壊症候群]

予防

・高尿酸血症を避けるため，尿酸産生を抑制する**アロプリノール**（保険適用外）や**フェブキソスタット**を薬物療法開始24〜48時間前からあらかじめ投与する。

・高リスクの場合は，薬物療法開始前に予防的に尿酸を分解する**ラスブリカーゼ**を使用し，尿のアルカリ化を図る（**表8**）。

症状発生時のケア

・高カリウム血症がみられた場合は，速やかに12誘導心電図で評価し，カルシウムの投与やグルコース・インスリン療法を検討する。

文献

1）有害事象共通用語規準 v5.0 日本語訳 JCOG 版[https://jcog.jp/assets/CTCAEv5J_20220901_v25_1.pdf]（2023年10月閲覧）
2）日本腎臓学会，ほか：がん薬物療法時の腎障害診療ガイドライン2022．ライフサイエンス出版，2022.
3）国立がん研究センター内科レジデント：がん診療レジデントマニュアル 第9版．医学書院，2022.
4）がん情報サービスHP．[https://ganjoho.jp/public/index.html]（2023年10月閲覧）
5）日本がん看護学会教育・研究活動委員会コアカリキュラムワーキンググループ：がん看護コアカリキュラム日本版．医学書院，2017.
6）厚生労働省：重篤副作用疾患別対応マニュアル 出血性膀胱炎（令和3年4月改定）．[https://www.mhlw.go.jp/topics/2006/11/dl/tp1122-1n05-r03.pdf]（2023年10月閲覧）

表8　疾患ごとの腫瘍崩壊症候群のリスク分類

原疾患	低リスク ⇒予防：補液± アロプリノール， フェブキソスタット	中リスク ⇒予防：補液， アロプリノール， フェブキソスタット	高リスク ⇒予防：補液， アロプリノール， フェブキソスタット またはラスブリカーゼ
固形がん	なし	神経芽腫，胚細胞腫瘍， または巨大腫瘍	なし
慢性リンパ性白血病	なし	フルダラビン治療または リツキシマブ治療±WBC ≧50,000/μL	なし
急性骨髄性白血病	WBC＜25,000/μL かつLDH＜基準値 上限2倍	WBCが25,000～ 100,000/μLまたは WBC＜25,000/μLかつ LDH≧基準値上限2倍	WBC≧100,000/μL
成人中悪性度 非ホジキンリンパ腫	LDH＜基準値上限 2倍	LDH≧基準値上限2倍	なし
未分化大細胞型 リンパ腫	成人一般	小児のStageⅢ/Ⅳ	なし
急性リンパ性白血病	なし	WBC＜100,000/μL かつLDH＜基準値 上限2倍	WBC≧100,000/μL またはLDH≧基準値 上限2倍
バーキットリンパ腫	なし	LDH＜基準値上限2倍	StageⅢ/Ⅳ またはLDH ≧基準値上限2倍
そのほか	なし	なし	中等度リスクで腎機能 障害または高尿酸血症， 高カリウム血症，高リン 血症を有する

淺野耕太

過敏症（アレルギー，インフュージョンリアクション）

基本の知識

定義

・アナフィラキシー：「アレルゲン等の侵入により，複数臓器に全身性にアレルギー症状が惹起され，生命に危機を与え得る過敏反応」。血圧低下や意識障害を伴う場合を，アナフィラキシーショックという[1]。

・IgEが関与する機序が最も頻度が高い。IgEが関与しない機序として，免疫学的機序と非免疫学的機序がある[2]。

・抗がん剤の過敏症は，主に**過敏反応**（hypersensitivity reactions：HSR）と**インフュージョンリアクション**（infusion reaction：IR）に分かれる。

・過敏症症状：即時型アレルギーであり，免疫学的機序によって生じる[3]。

・インフュージョンリアクション：モノクローナル抗体薬や一部の抗がん剤の投与中および投与後24時間以内に発生する。発熱を主体とした過敏反応の総称である[3]。

CTCAE ver5.0 Grade 分類（表1）[4]

なぜ起こる？ メカニズム（図1）

過敏反応（HSR）

・IgEはアレルギー反応に対する最も重要な免疫グロブリンであり，過敏反応には，薬物によってIgEが関与する反応と関与しない反応がある。

・IgEが関与する反応では，抗がん剤が体内に曝露される際にIgE（抗体）が薬剤と結合することで，マスト細胞や塩基球からヒスタミンが放出され，アナフィラキシー症状が発現する。オキサリプラチンやカルボプラチンなど，**プラチナ製剤**によるものが多い。

・IgEが関与しない場合は，IgE抗体を介さずにマスト細胞や好塩基球から化学伝達物質が放出されてアナフィラキシー症状が生じる。**タキサン系製剤**，**エトポシド**などによるものが挙げられる。

インフュージョンリアクション（IR）

・正確なメカニズムは不明だが，抗体と抗原の相互作用によってサイトカインが放出されることで引き起こされる。

・特にモノクローナル抗体の投与に伴い生じる可能性がある。**リツキシマブ**，**セツキシマブ**が代表的な原因薬剤である[5, 6]。

表1　CTCAE ver5.0 Grade 分類[4)]

	Grade 1	Grade 2	Grade 3	Grade 4
アナフィラキシー	−	−	蕁麻疹の有無によらず症状のある気管支痙攣; 非経口的治療を要する; アレルギーによる浮腫/血管性浮腫; 血圧低下	生命を脅かす; 緊急処置を要する
アレルギー反応	全身的治療を要さない	内服治療を要する	気管支痙攣; 続発症により入院を要する; 静脈内投与による治療を要する	生命を脅かす; 緊急処置を要する
注入に伴う反応	軽度で一過性の反応; 点滴の中断を要さない; 治療を要さない	治療または点滴の中断が必要。ただし症状に対する治療(例: 抗ヒスタミン薬, NSAIDs, 麻薬性薬剤, 静脈内輸液)には速やかに反応する; ≦24時間の予防的投薬を要する	遷延(例：症状に対する治療および/または短時間の点滴中止に対して速やかに反応しない); 一度改善しても再発する; 続発症により入院を要する	生命を脅かす; 緊急処置を要する

(文献4より転載, Grade 5のみ省略)

図1　過敏反応とインフュージョンリアクションのメカニズム

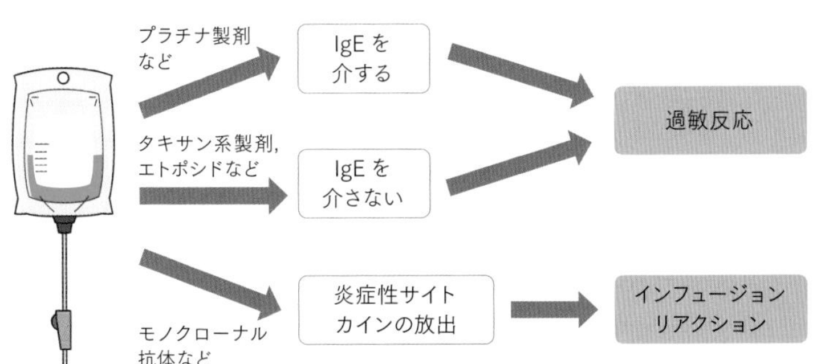

IgE：免疫グロブリンE

症状の予防や早期発見のためのポイント

●特徴的な所見・症状

・HSR：典型的なアレルギー反応を生じることが多い（**表2，図2**）。

・アナフィラキシー：皮膚症状に加えて，①気道／呼吸症状，②循環器症状，③そのほかの症状（消化器症状など）のうち1つ以上を伴った症状を指す（**図3**）。皮膚症状がなくても，アレルギーを疑う薬剤などに曝露された後にショックを起こした場合にも可能性がある。

・IR：基本的には症状は軽度だが，まれに重篤になる可能性もある（**表3**）。

表2　HSRの重症度別所見

重症度	所見
軽度	蕁麻疹，そう痒感などの皮膚症状
中等度	軽度での症状に加え，呼吸器症状（息切れ，呼吸困難感，喘鳴，嗄声，くしゃみ，鼻閉），血圧低下（収縮期90mmHg以下），頻呼吸（R > 25回/分）
重度	意識障害，喉頭浮腫，失神，アナフィラキシーショック

図2　HSRの部位別所見

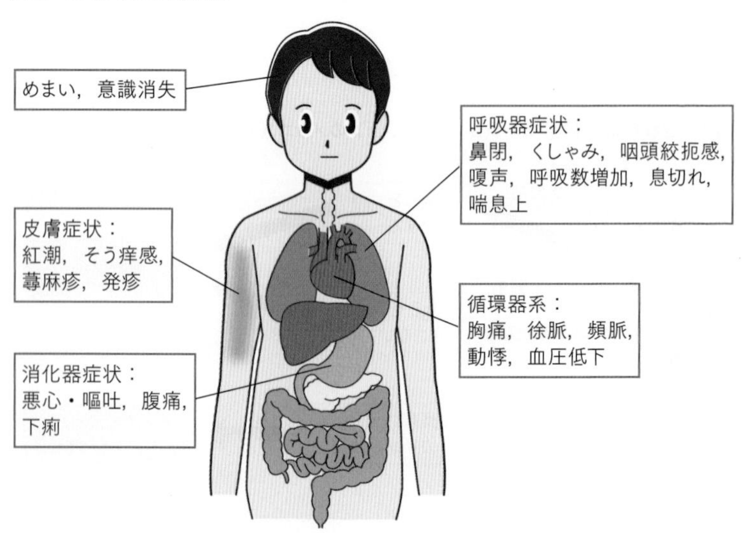

図3　アナフィラキシーの判別方法

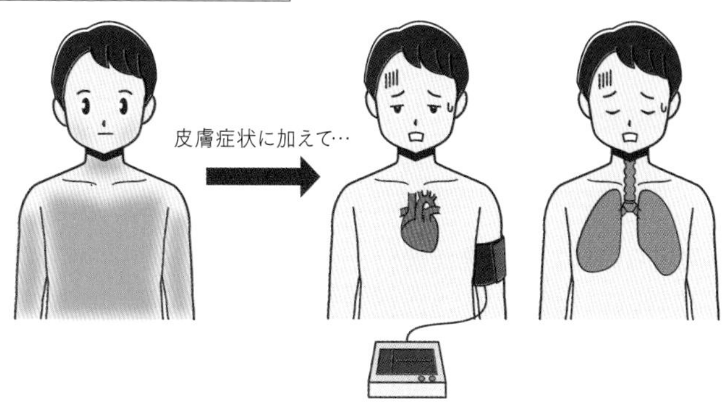
皮膚の発疹のみでは，アナフィラキシーショックとはいえない
循環器症状　または　呼吸器症状
皮膚症状に加えて…

表3　IRの重症度別所見

重症度	所見
軽症～中等度	悪寒戦慄，発熱。まれに頭痛，倦怠感，悪心・嘔吐など
重度	アナフィラキシー，間質性肺炎・肺障害

どんな人に起こりやすい？　リスク因子[5, 7]

HSRの発症リスク：

- 過去にオキサリプラチンやカルボプラチンなどのプラチナ製剤を複数回使用
- 男性よりも女性でリスクが高い
- 過敏症が生じやすい抗がん剤の投与
- 食物，薬物，蜂などのアレルギーの既往
- アレルギー予防の前投薬投与しなかった場合
- 高齢者

IRの発症リスク：

- リツキシマブ：初回投与患者や腫瘍量が多い患者
- トラスツズマブ：呼吸循環器系の既往がある患者

いつ起こる？　発症好発時期

HSRの好発時期：

- 投与直後数分以内でも，わずかな薬剤が体内に入るだけで過敏反応を引き起こすことがある。

・薬剤によって，発生好発時期が異なる。

・IgEが関与している**プラチナ製剤**の場合，投与回数が多くなると生じやすい。オキサリプラチンやカルボプラチンなどのプラチナ製剤では6～8コースで生じることが多い。

・IgEが関与しない場合は，ほぼ初回投与時に生じる。

IRの好発時期：

・投与直後よりも投与30分後～24時間以内に生じる。ほぼ初回投与時に生じる。

・**リツキシマブ**は投与速度を上げたタイミングで起こりやすい。

どのくらい起こる？ 発症率

・HSRおよびIRに注意すべき薬剤を**表4**にまとめた。

・**HSR**：シスプラチン 20%，ドセタキセル 2.2～30%，オキサリプラチン 25%，パクリタキセル 41%

・**IR**：セツキシマブ 1～25%，ダラツムマブ 46%，リツキシマブ 25%，トラスツズマブ 40%[7)]

・IRはキメラ型（-ximab）＞ヒト化型（-zumab）＞ヒト型（umab）の順に生じやすい。

表4 HSRおよびIRに注意すべき薬剤

	分類	薬剤
HSR	プラチナ系	シスプラチン，カルボプラチン，オキサリプラチン
	タキサン系	パクリタキセル，ドセタキセル
	そのほか	リポソーム化ドキソルビシン，エトポシド，L-アスパラギナーゼ，ブレオマイシン，シタラビンなど
IR	キメラ型	リツキシマブ，セツキシマブ
	ヒト化型	トラスツズマブ，ベバシズマブ

観察ポイント

・HSRが重篤になればアナフィラキシーショックとなり，生命を脅かす可能性もあるため，**早期発見・早期介入**が最も重要である。あらゆる薬剤において過敏反応が生じる可能性があるため，どの薬剤でも投与直後の変化に注意する。バイタルサインの変化，表情や顔色の変化などを観察し，患者の訴えと併せて早期発見に繋げる。

・発生率の高い薬剤を使用する際はチームメンバーで共有し，カバーし合う。また患者からの訴えも遠慮がちにならないように，何かあればナースコールを使用してもよいことを教育する。その際，「何かあれば」の具体的な内容＝過敏症状での発疹，そう痒感，呼吸困難感，ふらつきなどの症状も共有する。

・患者のセルフケア支援という面からも協働していくことが重要となる。

やりがちミス

アナフィラキシーショックになった場合，看護師自身が冷静に状況を判断して対応することが，重症化を予防するために最も重要である。応援の要請，抗がん剤を含め疑義薬の停止，救急カートの準備，心電図モニターの設置，血管内ボリュームを増やすために生理食塩水もしくは乳酸リンゲル液への点滴の交換など，1つ1つ確実に対処することが重要となる（図4）。

図4　アナフィラキシーショックを疑ったときの3つの行動

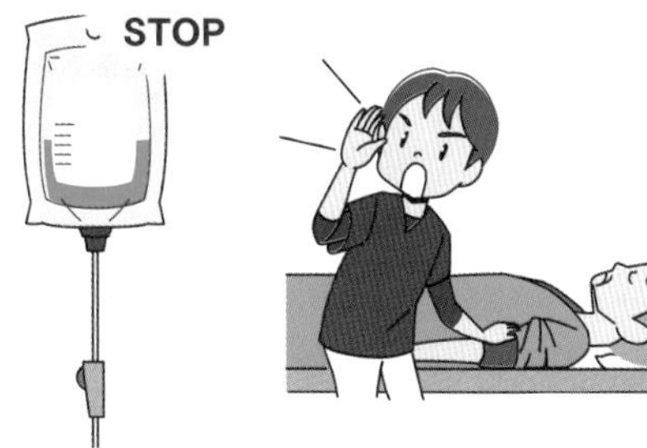

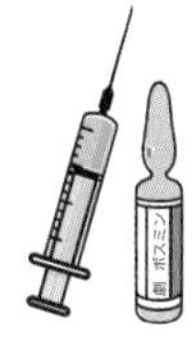

①薬剤投与の中止　②患者を仰臥位にしてバイタルサイン測定，応援の要請　③アドレナリン注筋注の準備

マネジメントのポイント[5)]

予防

・ベースラインのバイタルサインを治療前にあらかじめ確認し，記録する。

・患者のアレルギー歴を確認する（食事，薬物，環境）。

・抗ヒスタミン薬，アセトアミノフェン，コルチコステロイドなど前投薬の投与を，担当医の指示どおりに確実に行う。

・患者教育を事前に行い，違和感や自覚症状があればすぐに伝えてもらう。

・発生リスクが高い薬剤やコースの際は，医療スタッフ間で十分にコミュニケーションを行い，情報を共有する。

・リスクが高い患者は入院で管理し，看護師の目が届きやすい場所にベッドを配置する。

・救急カートの準備を行う，マニュアルの整備やスタッフへの教育を行うなど，急変の対応を想定しておく。

・事前の情報収集で，過敏反応が起こりやすいとアセスメントした場合，前もってチームで情報共有しておく必要がある。

・特に初回は，過敏症反応が起こりやすいために注意する。

症状発生時のケア（表5）

表5　Grade 別のケアと治療

Grade	1	2	3	4
薬物療法		薬剤の準備（抗ヒスタミン薬，ステロイド剤）。状況によってはアドレナリン製剤も準備する。	アドレナリンの準備・投与	
非薬物療法	過敏症症状に合わせて，点滴速度の調整。 患者へ体調確認。	救急カートの準備。 心電図モニターの準備。	ドクターコール， 応援の確保。 酸素投与の準備。 心電図モニター装着。	
看護ケア，そのほか	患者への教育（異常があれば医療者に報告） リスクのある患者の情報共有	急変時の対応への教育（一次救命措置，シミュレーションなど） 症例の共有，マニュアルの整備		
想定される状況の例	点滴中に顔面が紅潮。そう痒感が出現した。	左記症状に加え，蕁麻疹が前胸部に出現。	呼吸困難感が出現。血圧も低下してきている。	

文献
1）日本小児アレルギー学会：食物アレルギー診療ガイドライン2021．協和企画，2021.
2）日本アレルギー学会：アナフィラキシーガイドライン2022.
3）日本がん看護学会：がん看護コアカリキュラム日本版，第2章 がん薬物療法に伴う主な有害事象と支持療法・看護支援．医学書院，2017，p.143.
4）有害事象共通用語規準 v5.0 日本語訳JCOG版．[https://jcog.jp/assets/CTCAEv5J_20220901_v25_1.pdf]（2023年10月閲覧）
5）Jakel P, Schulmeister L, Chapter 13. Infusion-Related Complications, M. Olsen et al eds. Chemotherapy and Immunotherapy Guidelines and Recommendations for Practice, ONS, 2019.
6）中根　実：がんエマージェンシー．医学書院，2015.
7）Seth Eisenberg. Insusion Reactions, Extravasation, and Transfusion Reactions, Understanding and Managing Oncologic Emergencies（Third Edition）, chapter 7, ONS, p.327-414.
8）Roselló S, et al: Ann Oncol 2017; 28: iv100–8.PMID: 28881914
9）Vogel WH: Clin J Oncol Nurs 2010; 14: E10-21.PMID: 20350882

悪心・嘔吐

基本の知識

定義[1)]

・悪心：消化管の内容物を口から吐出したいという切迫した不快な感覚のこと。

・嘔吐：消化管の内容物が口から強制的に排出されること。

CTCAE ver5.0 Grade 分類（表1）

表 1　CTCAE ver5.0 Grade 分類[2)]

Grade	1	2	3	4
悪心	摂食習慣に影響のない食欲低下	顕著な体重減少，脱水または栄養失調を伴わない経口摂取量の減少	カロリーや水分の経口摂取が不十分；経管栄養/TPN/入院を要する	－
嘔吐	治療を要さない	外来での静脈内輸液を要する；内科的治療を要する	経管栄養/TPN/入院を要する	生命を脅かす

（文献 2 より転載，Grade 5 のみ省略）

なぜ起こる？　メカニズム

・悪心は嘔吐しそうな不快感であり，延髄嘔吐中枢の求心性刺激の認識を表す。

・嘔吐は胃内容物を強制的に排出させる運動で，幽門部が閉ざされ，胃底部や下部食道括約筋の弛緩と横隔膜や腹筋の収縮によって，胃の内容物が排出され引き起こされる[3)]。嘔吐中枢への入力には3つの経路があると考えられている[1)]。

抗がん剤による悪心・嘔吐の機序（図 1）[1, 4, 5)]

①**大脳皮質からの入力**：悪心・嘔吐の経験，不安などの情動刺激が起こる。

②**化学受容器引き金帯（CTZ）からの入力**：抗がん剤が直接CTZを刺激し，神経伝達物質（ドパミン・セロトニン・サブスタンスPなど）や，消化管からセロトニン（5-HT_3）受容体が関与する迷走神経による刺激，前庭からの刺激が関与する。

③**消化管（小腸）からの入力**：迷走神経，交感神経，舌咽神経を介し，嘔吐中枢が刺激される。消化管粘膜障害により，セロトニンが腸管クロム親和性細胞より放出され，求心性の迷走神経を介し刺激が関与する。

図1　抗がん剤による悪心・嘔吐の機序

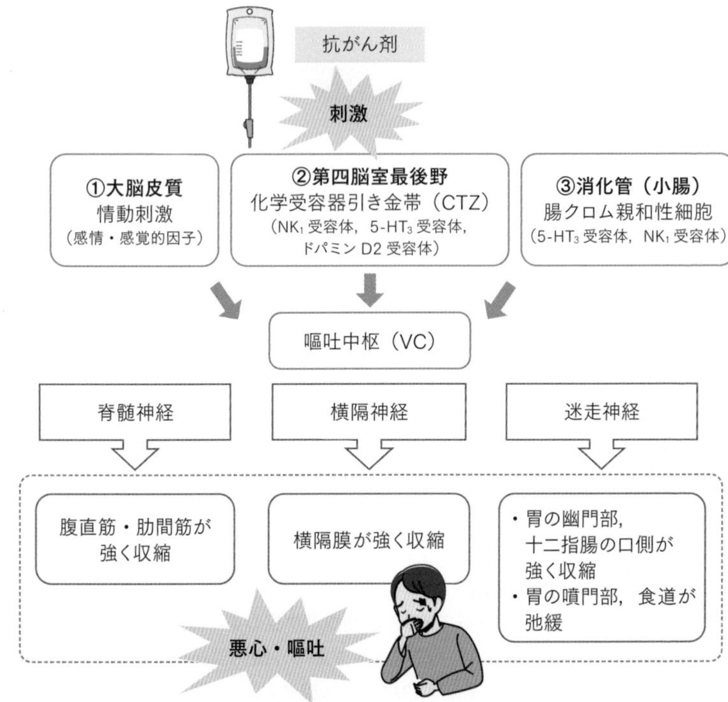

症状の予防や早期発見のためのポイント

特徴的な所見・症状

・薬物療法のすべてが悪心・嘔吐を引き起こすわけではない。リスク要因・薬物療法の催吐性リスク分類を確認し，適切な予防を実施することが大切である。

どんな人に起こりやすい？　リスク因子[3)]

・女性，若年（50歳未満）
・飲酒習慣なし，喫煙歴なし
・前治療の悪心・嘔吐の経験
・治療や副作用への不安　など

図２　悪心・嘔吐の分類

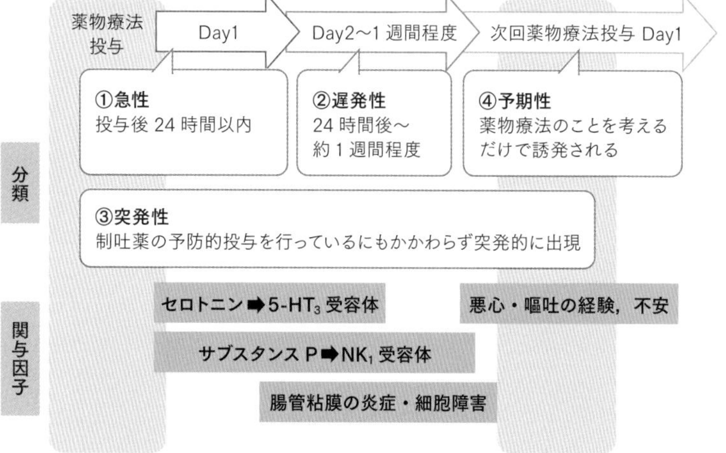

いつ起こる？　発症好発時期[4)]

・発生時期や状況により，急性・遅発性・突発性・予期性に分類される（**図2**）。

どのくらい起こる？　発症率

・発症頻度ごとに注射抗がん剤，経口抗がん剤を区分した（**表2**）。詳細は，『制吐薬適正使用ガイドライン 第3版』（日本癌治療学会）[3)]も参照。

観察ポイント[3, 6)]

抗がん剤投与前

・治療開始前から生じている疾患に伴う消化器症状や，栄養・電解質異常の有無を確認する。

・既往歴・患者背景を踏まえて，前治療の悪心・嘔吐の程度や時期，対処方法を把握する。

・精神状況を把握し，予期性悪心・嘔吐のアセスメントを行う。

・使用する抗がん剤と悪心・嘔吐リスク要因，抗がん剤以外の催吐性リスクのアセスメントを行う。

・催吐性リスクに合わせた制吐薬がレジメンに組み込まれているか確認する。

・副作用の理解，予防や対処行動の理解，ADL，コミュニケーション，苦痛やストレスに対するコーピング，気分転換方法，社会的サポート状況を把握し，セルフケア能力を踏まえたケアを行う。

表 2　注射・経口抗がん剤の催吐性リスク分類

分類	注射抗がん剤	経口抗がん剤
高度リスク 催吐頻度 >90%	レジメン	
	AC療法，EC療法，TP療法，FOLFOXIRI療法，FOLFIRINOX療法，ESHAP療法，ABVD療法，CHOP療法，EPOCH療法，IDR+Ara-C療法 ※CDDPを含むレジメン	
	殺細胞性抗がん剤	
	シスプラチン，ストレプトゾシン，ダカルバジン，シクロホスファミド（≧1,500mg/m^2），カルムスチン（>250mg/m^2），ドキソルビシン（≧60mg/m^2），エピルビシン（≧90mg/m^2），イホスファミド（≧2g/m^2/回）	プロカルバジン
中等度リスク 催吐頻度 30〜90%	殺細胞性抗がん剤	
	※中等度リスクでも，強力な制吐療法（NK_1受容体拮抗薬併用）を行う カルボプラチン，イホスファミド（<2g/m^2/回），イリノテカン，メトトレキサート（≧250mg/m^2）	トリフルリジン・チピラシル，ブスルファン（≧4mg/日），シクロホスファミド，テモゾロミド，エストラムスチン
	ドキソルビシン（<60mg/m^2），シクロホスファミド（<1,500mg/m^2），シタラビン（>1,000mg/m^2），オキサリプラチン，ブスルファン，ベンダムスチン，アザシチジン，メルファラン（<140mg/m^2）	
	分子標的薬	
	−	イマチニブ，クリゾチニブ，セリチニブ，ボスチニブ，パノビノスタット，レンバチニブ
軽度リスク 催吐頻度 10〜30%	殺細胞性抗がん剤	
	エトポシド，エリブリン，ゲムシタビン，ドセタキセル，リポソーム化ドキソルビシン，カバジタキセル，パクリタキセル，アルブミン懸濁型パクリタキセル，フルオロウラシル，ペメトレキセド	エトポシド，カペシタビン，UFT，テガフール・ギメラシル・オテラシル，フルダラビン，ブスルファン（<4mg/日）
	分子標的薬	
	トラスツズマブ エムタンシン，アテゾリズマブ，エロツズマブ，ダラツムマブ，ブレンツキシマブ，カルフィルゾミブ	アレクチニブ，エベロリムス，スニチニブ，ラパチニブ，アファチニブ，イキサゾミブ，イブルチニブ，オラパリブ，ダブラフェニブ，ニロチニブ，パゾパニブ，ポナチニブ，レゴラフェニブ
最小度リスク	殺細胞性抗がん剤	
	ビノレルビン，ビンクリスチン，ビンデシン，フルダラビン，ブレオマイシン，メトトレキサート（≦50mg/m^2）	メトトレキサート，メルファラン

（文献 1 を参考に作成）

抗がん剤投与後

・悪心・嘔吐の発生時期，程度，持続時間，嘔吐物の量，性状，悪心・嘔吐に伴う症状，In-Outバランス，摂取エネルギーを把握する。CTCAEver5.0の評価スケールなど，客観的な指標に基づき評価する。
・抗がん剤以外の原因（オピオイドの使用や脳転移，高カルシウム血症，消化管閉塞，感染性胃腸炎など）で，悪心・嘔吐を起こす要因がないか鑑別を行う。
・悪心・嘔吐が，身体的・精神的・社会的・スピリチュアル的などQOLに与える影響を評価する。
・悪心・嘔吐の種類別薬物制吐療法を**表3**に示す。
・悪心・嘔吐の出現時期と原因に合わせた制吐薬を正しく使用しているか，制吐薬使用後の評価も行う（**表4**）。

セルフケア支援

・制吐薬の使用方法（内服のタイミング，1回量，使用回数/日，内服の間隔）を把握する。
・悪心・嘔吐の影響に関する患者の訴えを確認する。
・患者の悪心・嘔吐に関する認識や知識，日常的に取り組んでいるセルフケアを把握し，アセスメントする。

悪心・嘔吐の評価方法[2)]

・量的な評価尺度として，Visual Analogue Scale（VAS），Numerical Rating Scale（NRS），Verbal Rating Scale（VRS），フェーススケールなどがある（**図3**）。

やりがちミス

悪心・嘔吐が持続すると，食事摂取量の低下・体重減少・全身倦怠感・脱水・電解質異常に繋がり，患者の心身や生活の質が低下し，闘病意欲の低下や治療継続に影響を与えることがある。また，悪心は抗がん剤には付きものだと我慢し，治療を継続できないことに対して不安を抱き医療職者に伝えられないこともある。
悪心・嘔吐の有無を聴取するだけでなく，食事内容・摂取量・日常生活の変化の有無などから症状の程度を把握することが重要である。

表 3　悪心・嘔吐の種類別薬物制吐療法

分類	セロトニン（5-HT_3）受容体拮抗薬	ニューロキニン1（NK_1）受容体拮抗薬	副腎皮質ステロイド	ドパミン（D_2）受容体拮抗薬	ベンゾジアゼピン（BZ）系抗不安薬
制吐薬	**第1世代** ・オンダンセトロン ・グラニセトロン ・ラモセトロン **第2世代** ・パロノセトロン（遅）	・アプレピタント ・ホスアプレピタント ・ホスネツピタント	・デキサメタゾン（遅・突） ・メチルプレドニゾロン	・ドンペリドン ・メトクロプラミド（遅・突） **フェノチアジン系抗精神病薬** ・クロルプロマジン ・プロクロルペラジン **ブチロフェノン系抗精神病薬** ・ハロペリドール（突） **ベンズイソオキサゾール系抗精神病薬** ・リスペリドン	**ベンゾジアゼピン系抗不安薬（突）** ・ロラゼパム ・アルプラゾラム
有効性	急性 突発性 遅発性	急性 遅発性	急性 突発性 遅発性	突発性	予期性 突発性
作用機序	CTZや消化管において，セロトニンの受容体への結合を阻害する	CTZやVCにおいて，サブスタンスPのNK_1受容体への結合を阻害する	抗炎症作用や，血液脳関門（BBB）の透過性低下による脳保護などによると考えられる（詳細不明）	CTZや消化管において，ドパミンの受容体への結合を阻害する	GABA受容体への作用により，神経への興奮を抑制する
そのほか	[主な副作用] 便秘，頭痛 ※グラニセトロンは半減期40時間のため，遅発性にも効果が期待できる。	[主な副作用] 便秘，頭痛，吃逆，注入部位疼痛（ホスアプレピタント，ホスネツピタント）	[主な副作用] 誘発感染症，感染症の増悪，うつ状態，多幸症，高血糖，不眠	[主な副作用] フェノチアジン系抗精神病薬：錐体外路症状，悪性症候群	[主な副作用] ベンゾジアゼピン系抗不安薬：眠気，めまい ※せん妄に注意 [内服方法] 治療前夜と当日朝1～2時間前に内服

（文献 3 ～ 5 を参考に作成）

表4　催吐性リスク別の制吐薬療法

	薬剤／スケジュール	急性	遅発性			
		1日（投与前）	2日目	3日目	4日目	5日目
高度催吐性リスク	ニューロキニン1（NK_1）受容体拮抗薬 アプレピタント（カプセル）もしくはホスアプレピタント，ホスネツピタント（点滴）	カプセル：125mg 点滴：150mg または235mg※	カプセル：80mg	カプセル：80mg		
	セロトニン（$5\text{-}HT_3$）受容体拮抗薬 第2世代パロノセトロン	点滴	×	×		
	デキサメタゾン	点滴：9.9mg	内服：8mg	8mg	8mg	
	オランザピン	シスプラチン・AC療法を含む高度催吐性リスク抗がん剤投与時，5mgを1日1回（患者状況により10mgまで増量可能），最大6日間を目安に保険で使用可能				
中等度催吐性リスク	セロトニン（$5\text{-}HT_3$）受容体拮抗薬 第2世代パロノセトロン	点滴	×	×		
	デキサメタゾン	点滴：9.9mg（6.6mg）	内服：8mg	8mg		
カルボプラチンAUC≧4 イホスファミド イリノテカン メトトレキサート（>250mg/m^2） オキサリプラチン	ニューロキニン1（NK_1）受容体拮抗薬 アプレピタント（カプセル）もしくはホスアプレピタント，ホスネツピタント（点滴）	カプセル：125mg 点滴：150mg または235mg※	カプセル：80mg	カプセル：80mg		
	セロトニン（$5\text{-}HT_3$）受容体拮抗薬 第1世代グラニセトロン	点滴	×	×		
	デキサメタゾン	4.95mg（3.3mg）	（内服：4mg）	（4mg）		
軽度催吐性リスク	デキサメタゾン	点滴：6.6mg（3.3mg）				
最小度催吐性リスク	通常，予防的な制吐療法は推奨されない。					

※ホスアプレピタントは150mg，ホスネツピタントは235mg

（文献3，6を参考に作成）

図3　悪心の主観的評価方法

a. Visual Analogue Scale（VAS）

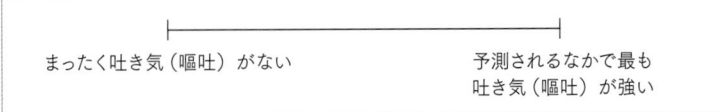

b. Numerical Rating Scale（NRS）

0　1　2　3　4　5　6　7　8　9　10

c. Verbal Rating Scale（VRS）

吐き気なし　軽い吐き気がある　吐き気がある　強い吐き気がある　耐えられない吐き気がある

d. フェーススケール

（文献7，8を参考に作成）

マネジメントのポイント（表5）

●予防[3, 6]

不安の軽減

・**化学療法オリエンテーション**を行う。患者の思いを確認し，医療者による十分な説明を行う。

・患者にとって**安楽な体位など環境を整える**。悪心・嘔吐の誘発要因をアセスメントし，患者個々にあった環境調整を図る。

・必要に応じて**抗不安薬や睡眠薬の使用**を検討し，リラックスして治療を受けられるようにする。治療前日は十分な睡眠をとり，治療に臨めるように工夫する。

悪心・嘔吐の対処方法を獲得するための支援

・制吐薬が適切か，催吐性リスクに合わせて**レジメンチェック**を行う（**表2**）。急性悪心・嘔吐のコントロールが適切でないと，遅発性悪心・嘔吐および予期性悪心・嘔吐の要因となる。

・原因に応じた制吐薬や，効果的な使用方法を情報提供する。

・支持療法の発展に伴い，悪心はコントロール可能であるため，症状を**我慢しない**よう伝える。

・薬物療法を継続するうえで対処療法を身につけられるように，悪心・嘔吐の出現状況時期や程度を，患者または家族が把握できるように支援する。患者と一緒に振り返りながら予防方法を考え，同時に医療者同士でも認識を共有し合う。

症状発生時のケア[3, 6]

悪心・嘔吐に伴う不快症状の軽減

・環境を整える。具体的には，安楽と感じる体位をとったり，嘔吐物による誤嚥を防ぐため座位や側臥位，顔を横に向ける姿勢をとる。また，周囲の臭いや環境など，患者にとって悪心・嘔吐が誘発される原因を確認して除去する。

・悪心・嘔吐の原因をアセスメントし，必要に応じて**制吐薬の使用**を検討する（**表3，4**）。複数の要因の鑑別を行い，原因に応じた対処方法と効果の評価を行う。

・患者の悪心・嘔吐の不快に対する**精神的支援**を行う。抗がん剤による悪心・嘔吐は，時間の経過とともに改善していくことを伝え，悪心・嘔吐が患者にもたらす影響について把握し支援する。

外来治療時に，医療者への連絡方法とタイミングを説明

・医療者に連絡するタイミングとして，制吐薬内服後も嘔吐を繰り返している場合，食事がまったくとれず摂取水分量も500mL以下に低下した場合，食事量が普段の3割以下の状態が3日以上続く場合，など具体的に患者に伝える。

表5　Grade別のケアと治療

<table>
<tr><th>Grade</th><th>治療前</th><th>1</th><th>2</th><th>3</th><th>4</th></tr>
<tr><td rowspan="2">悪心・嘔吐分析</td><td rowspan="2">リスクアセスメントを行い予防的介入</td><td colspan="4">悪心・嘔吐の回数や程度，出現時期，持続時間，症状を緩和／増強させる要因，制吐薬の使用状況・効果などを把握</td></tr>
<tr><td colspan="4">血液検査（TP，Alb，Na，Cl，Kなど），脱水症状（血漿浸透圧，血清Naの変動，めまい，粘膜・皮膚乾燥，尿量減少），電解質異常の有無，体重変化，排便状況，飲水量，食事摂取量や内容を把握</td></tr>
<tr><td>制吐薬</td><td colspan="5">悪心・嘔吐の原因を鑑別し，適切な制吐薬の使用（表2・3参照）</td></tr>
<tr><td rowspan="5">栄養介入</td><td>特に制限せず，好きな食事を摂取</td><td>一度にたくさん食べず，数回に分けてゆっくり摂取（＊1）</td><td></td><td colspan="2">IN/OUTを把握し，高カロリー輸液・経腸栄養の検討・実施</td></tr>
<tr><td></td><td>楽しく無理なく食べられる工夫（＊2）</td><td colspan="2">食べやすく栄養価の高い食品の摂取（＊3）</td><td></td></tr>
<tr><td></td><td>水分とミネラルをこまめに補充</td><td colspan="2">経口輸液製剤・栄養補助食品の検討</td><td></td></tr>
<tr><td></td><td></td><td colspan="2">末梢静脈栄養剤を検討</td><td></td></tr>
<tr><td></td><td></td><td></td><td colspan="2">栄養士への介入や栄養サポートチームの介入を検討</td></tr>
<tr><td rowspan="2">口腔内ケア</td><td rowspan="2"></td><td colspan="2">食事前後のうがいと歯磨きの実施</td><td colspan="2" rowspan="2">口腔内の保湿などを使用し，口腔内の汚れを除去</td></tr>
<tr><td colspan="2">嘔吐後は冷たい水でうがいをするなどの工夫</td></tr>
<tr><td rowspan="3">生活指導</td><td></td><td colspan="4">食事摂取後は，30分以上仰臥位を避ける</td></tr>
<tr><td></td><td colspan="4">悪心・嘔吐を誘発する原因を除去することや，体調に考慮し換気を行う，外の散歩を促すことも検討</td></tr>
<tr><td colspan="5">夜間の睡眠を確保する，休息を取り入れストレスを溜めない</td></tr>
<tr><td rowspan="2">心理的支援</td><td rowspan="2">治療前に薬物療法オリエンテーションを実施</td><td colspan="4">悪心・嘔吐は，我慢せず対処できるという保証や，時間が経つと回復することを説明（＊4）</td></tr>
<tr><td colspan="4">ゆっくり呼吸をして気持ちを楽にすることや，音楽を聴いたり，テレビを見てリラックスできるように支援（＊5）</td></tr>
</table>

（文献3～6を参考に作成）

[表5の追加説明]

＊1：消化がよく柔らかいものを選び，刺激の強い食品を控えること，冷まして食べること，味付けの工夫や，口当たりのよい飲みやすいものを症状が起こるタイミングを外して摂取するなど工夫する。食事のリズムや栄養価を気にせず「食べられるときに食べられるものを」摂取する。

＊2：場所を変えて気分転換，彩りよく盛り付けて楽しさの演出，少なめ・控えめをモットーに小さい食器を使用し，食べ切れた達成感で食欲を引き出させるなど

＊3：食べやすく蛋白質豊富な食品を探す（大豆，乳製品，卵，豆腐，納豆，チーズ，ヨーグルト，温泉卵，卵豆腐，茶碗蒸しなど）

＊4：不安が強い，うつなどの精神疾患の既往がある患者は，専門の精神腫瘍科医師，精神看護専門看護師など他職種を含め患者を支援する

＊5：筋緊張を和らげるマッサージやイメージ療法，内関への指圧や鍼灸による刺激，漸進的筋弛緩法やアロマテラピー，心理教育的介入，ショウガの活用も検討する（ただし，明確な効果は確立していない）

悪心・嘔吐

文献

1）日本緩和医療学会：がん患者の消化器症状の緩和に関するガイドライン2017年版．金原出版，2017．P.14-27，52-71，116-7.
2）有害事象共通用語基準v5.0 日本語訳JCOG版［https://jcog.jp/assets/CTCAEv5J_20220901_v25_1.pdf］（2023年10月閲覧）
3）日本癌治療学会：制吐薬適正使用ガイドライン 第3版（2023年10月改訂）．金原出版，2023.
4）医療情報科学研究所：薬がみえるvol.3．メディックメディア，2016．P.9-15，427-9.
5）医療情報科学研究所：がんがみえる 第1版．メディックメディア，2022．P.171-4.
6）下山　達，ほか：副作用対策のベスト・プラクティス第3版．2020年．P.294-300.
7）Hawker GA, et al: Arthritis Care Res（Hoboken）2011; 63: S240-52. PMID: 22588748
8）Collins SL, et al: Pain 1997; 72: 95-7. PMID: 9272792
9）日本化薬株式会社：アプレピタントカプセル　添付文書2019年12月　改訂2.
10）日医工株式会社：オランザピン　添付文書　2020年2月改訂（第7版）.

口腔粘膜炎

基本の知識

定義

・がん薬物療法による全身的影響や放射線治療による局所的影響に起因する，口腔粘膜や歯肉の障害[1, 2]。

CTCAE ver5.0 Grade 分類（表1）

表1　CTCAE ver5.0 Grade 分類[3]

	Grade 1	Grade 2	Grade 3	Grade 4
口腔粘膜炎	症状がない，または軽度の症状；治療を要さない	経口摂取に支障がない中等度の疼痛または潰瘍；食事の変更を要する	高度の疼痛；経口摂取に支障がある	生命を脅かす；緊急処置を要する

（文献3より転載，Grade 5のみ省略）

・Grade2は「痛いが食べられる」状態で，Grade3は「痛くて食べられない」状態である。

・Grade2でケアを強化し，Grade3への移行を防ぐ/遅らせることが重要である。

なぜ起こる？　メカニズム[4]

・**殺細胞性抗がん剤**：細胞内に発生したフリーラジカルやサイトカインによる炎症，アポトーシスの誘導が主な原因で生じる。

・**分子標的薬・免疫チェックポイント阻害薬**：詳細は不明だが，殺細胞性抗がん剤とは異なる機序と推察されている。

・いずれの場合にも潰瘍表面に口腔内細菌のコロニーが形成され，局所の感染が成立すると疼痛・炎症が増悪する。さらに全身の菌血症，敗血症に繋がりうる（**図1**）。

症状の予防や早期発見のためのポイント

特徴的な所見・症状[4]

・**殺細胞性抗がん剤**：可動性に富んだ柔らかい組織の部分が刺激による影響を受けやすく，好発部位となる。**口腔内全体が赤く腫脹し**，疼痛やびらんを生じることもある。

・**分子標的薬**：**アフタ性口内炎**（炎症性発赤に囲まれ中央に灰色の領域を有する楕円形の潰瘍が孤立して生じる）を呈することが多い。

図1　口腔粘膜炎発生のメカニズム

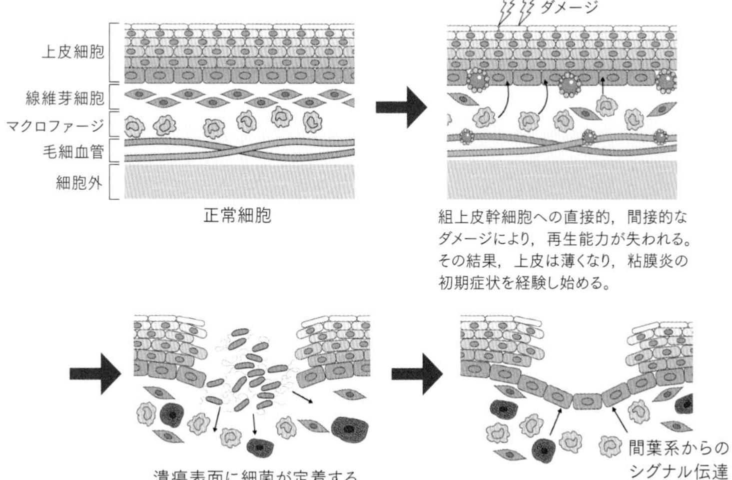
ダメージ
上皮細胞
線維芽細胞
マクロファージ
毛細血管
細胞外
正常細胞
組上皮幹細胞への直接的，間接的なダメージにより，再生能力が失われる。その結果，上皮は薄くなり，粘膜炎の初期症状を経験し始める。
潰瘍表面に細菌が定着する
間葉系からのシグナル伝達

（Sonis ST: Nat Rev Cancer 2004; 4: 277-84. を参考に作成）

・**免疫チェックポイント阻害薬**：口腔粘膜に**扁平苔癬様**の変化（網状または線状の白色の口腔粘膜変化）が発症することがある。ときに痛みや紅斑，潰瘍形成を伴う。

どんな人に起こりやすい？　リスク因子[5, 6]

・治療要因：骨髄抑制の強い化学療法，頭頸部放射線治療，分子標的薬，長期間の治療，ステロイドの使用

・患者要因：喫煙歴，年齢，口腔/歯の衛生習慣，栄養状態，粘膜炎の既往など

いつ起こる？　発症好発時期[4)]

・**殺細胞性抗がん剤**：投与後**5〜7日**ごろより生じ，局所感染がなければ10日〜2週間程度で上皮化・治癒する。

・**分子標的薬**：投与後**3〜5日後**より出現，多くは1週間程度で治癒する。頻度の高いエベロリムスでは発症までの中央値が29日，アファチニブでは7日と報告されている。

どのくらい起こる？ 発症率[4)]

・**殺細胞性抗がん剤**：一般的な化学療法を受ける患者の**約5～15%**，骨髄抑制の強い化学療法の**50%**に発症するといわれ，想像以上に発症率が高い。

・**分子標的薬**：**mTOR阻害薬**で50%以上，**EGFR阻害薬**で1～70%以上，**マルチキナーゼ阻害薬・血管新生阻害薬**で1～50%以上と高頻度で発症する。

・**免疫チェックポイント阻害薬**：全Gradeで2%程度と頻度は低い。

観察ポイント

・口腔内全体を観察した後，部位ごとの観察を行う（**表2**）。

・妥当性が検証された評価ツールは，スタッフ間の評価の差を減らすことが期待できる。例：Eilersによる口腔アセスメントガイド（OAG）[7)]

・痛みや味の変化など患者が自覚する口腔内の変化は，客観的変化より先に生じるといわれている。**患者自身による観察と評価**は毎日実施するように促す。

・外来通院中の患者は来院のたびに，入院患者は少なくとも1日に1回は医療者による観察を行い，口腔粘膜炎が完全に治癒するまで継続する。

・口腔内の状態という局所だけでなく，治療方針や全身状態を含めたアセスメントが必要である。食事/水分摂取，嘔吐，痛み，嚥下困難，口渇，味覚の変化，生活への影響，そのほか患者が懸念する関連症状について，患者と話し合う。

表2　口腔内の主な観察部位と注意点[5)]

観察部位	方法・注意点
舌	舌突（下の先の部分），舌背（口を開けたときに上から広く見える部分），舌縁（側面部分），舌下面にさらに分類される。通常の開口では舌背部分しか見えないが，舌縁や舌下面は口腔粘膜炎の好発部位であり，**患者に舌を上下左右に動かしてもらい**観察を行う。
頬粘膜	口を大きく開けてもらい，やや側方から覗き込むようにして観察する。木べらなどの補助具や手袋を装着した手指で**口角を外側に引き延ばすと**，より観察がしやすくなる。通常，頬粘膜はピンク色で潤いがある。
口腔底	左右の後方部分は，**木べらやミラーで舌を圧排**すると観察しやすくなる。唾液が貯留する部分であり，口腔底の唾液が水っぽくさらさらした唾液か，粘性がありネバネバした唾液か，唾液は認められず乾燥しているかを合わせて確認する。
口唇	通常，滑らかで潤いがありピンク色をしている。口腔粘膜炎の好発部位であり，可能なら患者にめくってもらって**裏側まで観察**を行う。
軟口蓋	口蓋の後方部分で通常の開口では観察が難しいため，患者に「あー」と**大きく発声をしてもらい**，ペンライトなど光源を用いて観察を行う。

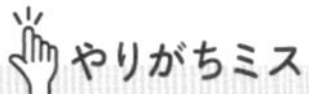

「治療が終わったら良くなるので今だけ我慢する」という認識を患者がもつことがあるが，ときに激しい痛みや出血など患者のQOLを著しく阻害する症状であり，重篤な感染症を引き起こした場合には，入院期間の延長や抗がん治療の中断に繋がることもある。治療前から開始早期のケアが重要である。**必ず患者の口腔内を観察しよう。**

マネジメントのポイント

予防

・できる限り治療開始前に，包括的リスク評価と歯科受診，歯科処置を行う。

・治療開始前から患者とリスクを共有し，セルフケアへの動機づけを行う。

・特にリスクが高いレジメンの場合には，治療開始前から鎮痛剤に関する情報提供や効果的な使用法を伝える。

症状発生時のケア

・局所と全身への対処が必要である（**表3, 4**）。

・口腔粘膜炎が患者にもたらす体験をよく聴き，患者の困りごとを把握する。

・患者自身が行っている対処を知り，一緒にマネジメントの目標を設定する。

・痛みに応じて鎮痛剤を効果的に使用できるように投与時間や投与量を調整し，その後の除痛効果と副作用を評価する。

・痛みがあるなかでも口腔ケアを継続できるように，刺激の少ない方法を提案する。

・口腔粘膜炎によって食事摂取が不良となり栄養状態が悪化するとさらに，口腔粘膜の治癒遅延が生じる。悪循環を断ち切るように栄養介入を同時に行う。

そのほかの介入[3)]

・クライオセラピー（予防）：5-FU急速静注，大量メルファラン投与時に投与開始直後から一定時間，口の中に氷を含み，口腔内を冷却する。口腔粘膜内への薬物移行を予防する。

・亜鉛の内服（予防）：1回最大投与量は150mgまで。粘膜修復・膜安定・粘膜保護・フリーラジカルの除去などの作用が期待でき，発症の遅延，重症度の減少が認められている。

・低反応レベルレーザー療法または低反応レベル光療法（予防）：いくつかの治験で効果，安全性が確認されている。今後，専用機器の種類や方法についてさらなる検討が必要である。

表 3　Grade 別のケアと治療

<table>
<tr><th>Grade</th><th colspan="2">治療前～1</th><th colspan="2">2</th><th colspan="2">3</th><th colspan="2">4</th></tr>
<tr><td rowspan="6">口腔内
ケア</td><td colspan="8">口腔内・口唇の保湿（ジェル・スプレー・マウスウォッシュなど）＋こまめな水分摂取</td></tr>
<tr><td colspan="3">1日2～4回，歯と歯肉の間のブラッシング，舌・口腔粘膜の清掃（＊1）</td><td colspan="5">医療者による口腔ケア介入</td></tr>
<tr><td colspan="2">1日4回以上水または生理食塩水での含嗽</td><td colspan="6">可能な限り生理食塩水または局所麻酔入り含嗽薬</td></tr>
<tr><td colspan="2"></td><td colspan="6">局所被覆材・塗布薬剤</td></tr>
<tr><td colspan="8">＊1 義歯は毎食後洗浄，夜間は外す。口腔粘膜炎発症後は必要最小限の使用または使用しない。
研磨剤や発泡剤を含まず，フッ素が配合された歯磨剤または水磨きを行う。
歯ブラシは小刻みに動かし，歯を1本ずつ磨く。
歯ブラシはヘッドの小さいものを選択する。口腔粘膜炎発症後は軟毛，超軟毛を選択する。</td></tr>
<tr><td colspan="8"></td></tr>
<tr><td rowspan="2">鎮痛剤</td><td colspan="1"></td><td colspan="7">本人の痛みに応じた全身鎮痛剤の使用と副作用へのケア
［アセトアミノフェン±状況に応じてオピオイド（＊2）］</td></tr>
<tr><td colspan="8">＊2 オピオイドは速放製剤から開始し，痛みの状況に合わせて徐放製剤を検討する。
内服が困難な場合には，持続皮下注射，持続静脈内注射，貼付剤を使用する。</td></tr>
<tr><td rowspan="2">栄養介入</td><td colspan="4">酸味・熱いもの・固い食品を避ける</td><td colspan="4"></td></tr>
<tr><td colspan="4">のど越しが良く水分の多い食品，栄養補助食品の検討</td><td colspan="4">静脈栄養・経腸栄養の検討・実施</td></tr>
<tr><td>生活指導</td><td colspan="8">禁煙・禁酒の徹底</td></tr>
<tr><td>心理社会的支援</td><td colspan="8">患者の困りごとを聴く，苦痛に寄り添う，コミュニケーションの方法を検討する，治療の見通しを伝える</td></tr>
</table>

（文献 3 ～ 5 を参考に作成）

表 4　口腔内に用いる主な薬剤

薬剤名	目的・特徴・注意点
生理食塩水	体液と等張で作成する。粘膜への刺激が少ない。
アズレンスルホン酸ナトリウム含有含嗽液	創傷治癒促進作用が期待される。保湿効果の高いグリセリンと配合して含嗽剤として用いることもある。
局所麻酔薬含有含嗽薬	アズノール・キシロカイン含嗽水など。 1 日に 4 回以上を目安に，食前に実施する。
局所麻酔薬含有軟膏	アズノール・キシロカイン軟膏など。 口内炎発症部位に直接，塗布する。
局所管理ハイドロゲル創傷被覆・保護剤（エピシル®口腔用液）	薬効成分を含まない，脂質ベースの液体で口腔粘膜の水分と結合してゲル状の接着性保護膜を形成し，疼痛を緩和する。口の中全体に広がるような炎症時には使用できない。
ステロイド含嗽薬	分子標的薬のエベロリムスによる口腔粘膜炎に対して有効性が示唆されており，検討してもよいとされる。

・**半夏瀉心湯（治療）**: Grade2以上の持続時間の短縮が報告されている。内服だけでなく含嗽による外用でも効果が示されている。

文献

1) Avritscher EB, et al: Semin Oncol Nurs 2004; 20: 3-10. PMID: 15038511
2) Brown CG, et al: Semin Oncol Nurs 2004; 20: 16-21. PMID: 15038513
3) 有害事象共通用語規準 v5.0 日本語訳 JCOG 版 [http://www.jcog.jp/doctor/tool/CTCAEv5J_20190905_v22_1.pdf]（2023年10月閲覧）
4) 日本がんサポーティブ学会・日本がん口腔支持療法学会：がん治療に伴う粘膜障害のマネジメントの手引き，2020年版．金原出版．p16-105.
5) 植木慎吾・山川みやえ編，牧本清子監：推奨すべき看護実践　海外エビデンスを臨床で活用する．日本看護協会出版会．2020, p.178-88.
6) 的場元弘：在宅療養中のがん患者さんを支える口腔ケア実践マニュアル 第1版，2014. [https://ganjoho.jp/med_pro/cancer_control/medical_treatment/dental/pdf/oralcavity_web.pdf]（2023年10月閲覧）
7) Eimers J，et al.：Clin J Oncol Nurs 2014; 18 Suppl: 80-96. PMID: 25427611

下痢・便秘

基本の知識

定義

・下痢：通常よりも水分が多い便や，形のない便が，頻回に排出される状態。糞便が本来の固形状態ではなく，糞便中の水分量が増加し水様性になった状態で，1日の糞便中の水分量が200mL，または1日の糞便の重量が200gを超えるもの[1)]。

・便秘：本来体外に排出すべき糞便を十分量かつ快適に排出できない状態[2)]。

CTCAE ver5.0 Grade 分類（表1）

表1　CTCAE ver5.0 Grade 分類[3)]

	Grade 1	Grade 2	Grade 3	Grade 4
下痢	ベースラインと比べて<4回/日の排便回数増加；ベースラインと比べて人工肛門からの排泄量が軽度に増加	ベースラインと比べて4-6回/日の排便回数増加；ベースラインと比べて人工肛門からの排泄量の中等度増加；身の回り以外の日常生活動作の制限	ベースラインと比べて7回以上/日の排便回数増加；入院を要する；ベースラインと比べて人工肛門からの排泄量の高度増加；身の回りの日常生活動作の制限	生命を脅かす；緊急処置を要する
便秘	不定期または間欠的な症状；便軟化薬/緩下薬/食事の工夫/浣腸を不定期に使用	緩下薬または浣腸の定期的使用を要する持続的症状；身の回り以外の日常生活動作の制限	摘便を要する頑固な便秘；身の回りの日常生活動作の制限	生命を脅かす；緊急処置を要する

（文献3より転載，Grade5のみ省略）

なぜ起こる？　メカニズム

がん薬物療法の副作用として起こる下痢

・**粘膜障害性**：主に**殺細胞性抗がん剤**によって腸粘膜の細胞分裂が阻害され，粘膜の萎縮，脱落（水分吸収障害，腸液分泌過多）で起こる。防御機能の低下，骨髄抑制が重なると腸管感染を伴うことがある。

・**コリン作動性**：腸管の副交感神経が刺激されて腸の蠕動運動が亢進し，便中の水分が吸収されずに排泄される。薬剤投与直後〜24時間以内に生じる**早発性下痢**といわれる。

・**EGFR阻害薬**は消化管粘膜に発現するEGFRの働きを阻害するため，塩化物の過剰分泌，腸内細菌の変化，腸粘膜の損傷などが生じて下痢が起こる。

・**免疫チェックポイント阻害薬**では過剰に自己免疫活性が起こり，正常な腸管上皮が攻撃されて下痢が生じる。

がん薬物療法薬や支持療法の副作用として起こる便秘

・**細胞障害性**：ビンカアルカロイド系，タキサン系の抗がん剤は**微小管阻害薬**である。細胞分裂の有糸分裂（M期）において，神経細胞，軸索，樹状突起で微小管が傷害を受け，腸管運動が抑制されることで便秘が生じる。

・支持療法で使用する制吐薬の**セロトニン（5-HT$_3$）受容体拮抗薬**は，消化管にある5-HT$_3$受容体のセロトニン放出を抑制し，腹部迷走神経末端に作用することで腸管蠕動運動を抑制する。また**ニューロキニン3（NK$_3$）受容体拮抗薬**は，腸管にあるNK$_1$受容体とサブスタンスPの結合を阻害し，腸管運動が抑制されることで便秘を生じる。

症状の予防や早期発見のためのポイント

特徴的な所見・症状

・下痢・便秘の評価には，CTCAE ver5.0[3]によるGrade評価（**表1**）やブリストルスケール[2]（**表2**）を用いて，便の性状を確認することが重要である。

表2　便の性状：ブリストルスケールによる分類

タイプ1		木の実状のコロコロした便（排便が困難）	便秘傾向
タイプ2		ソーセージ状だがでこぼこした硬い便	
タイプ3		表面にひび割れのあるソーセージ状の便	
タイプ4		軟らかいソーセージ状の便	正常
タイプ5		軟らかいが形がはっきりした半固形状の便（排便が容易）	
タイプ6		軟らかい泥状の便	下痢傾向
タイプ7		水様の便	

（がん情報サービス https://ganjoho.jp/public/support/condition/constipation/ld01.html，2023年10月閲覧 を参考に作成）

・食事摂取から排泄までの所要時間の性状を知り，どのような異常を起こしているかアセスメントすることも重要である（**図1**）。患者から**表3**の随伴症状を上手く聞き取り，詳細な把握に努める。

図1　一般的な大腸での便の形成と時間経過（食事摂取から排泄まで）

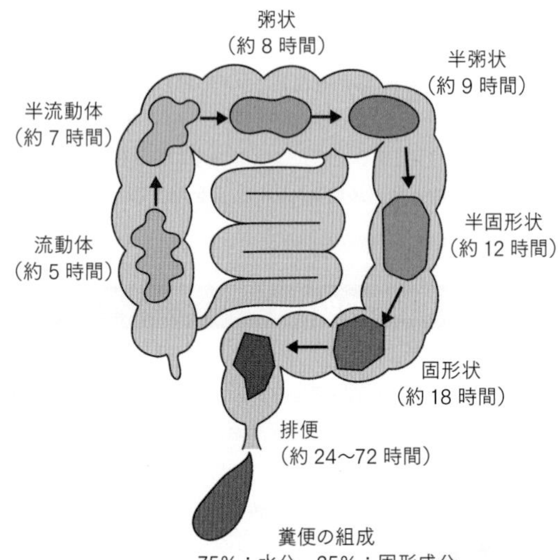

表3　下痢・便秘の随伴症状

下痢	
切迫した便意	「トイレに間に合わない，しぶり腹」，「トイレから離れられないほど頻回」
随伴症状	「差し込むような腹痛がある」，「お腹がゴロゴロする（強い腹鳴，蠕動運動）」
刺激反応	「食べたらすぐに便意をもよおす」，「ガスなのか，便が出るのかわからない」
便中に混じるもの	「便に粘液，または血液が混じる」，「消化されない状態で出てくる」
便秘	
排泄困難性	「便意があるのに出ない」，「便が硬く，強くいきまないと出ない」
便意	「3 日以上排便がない，便意がない，ガスも出ない」
腹部症状	「お腹が張る，腹痛がある，吐き気がする」
薬剤が効かない	「下剤を使っても便が出ない」

リスク因子・発症好発時期・発症率

- 治療前に，下痢や便秘を起こしやすい抗がん剤や発症率，発症好発時期などの特徴を把握する（**表4〜6**）。
- 排便や排泄の異常を捉える感覚はかなり個人差があると考え，患者の排便状況や習慣を確認してアセスメントしておく。

観察ポイント

- 排便の習慣（排便間隔や性状），便秘や下痢と捉える状況や排便困難の経験を確認する。
- 排便に関係する薬剤（下剤，緩下薬，止瀉薬）の使用状況を確認する。
- 下痢は重症化すると，高度の脱水，電解質異常，腎不全，循環不全など重篤になる危険性がある。特に**殺細胞性抗がん剤**の使用時は，好中球減少の時期に敗血症を続発するリスクになるので注意する。

[イリノテカン投与の場合]

- イリノテカンは肝臓でSN-38に変換され，UGT1A1（グルクロン酸転移酵素）でSN-38G（グルクロン酸抱合体）になり，胆汁を介して腸管に排泄される。腸内細菌（β-グルクロニダーゼ）が少ないとSN-38に戻り，再吸収してしまうことで腸管障害を繰り返し，下痢を起こす。

表４　下痢・便秘になりやすい背景

下痢	・フルオロウラシルとの併用療法（下痢を起こしやすい薬剤との併用療法） ・骨盤内放射線照射との併用療法（放射線による腸管粘膜上皮への障害が加わる） ・人工肛門からの排泄 ・腸疾患の既往 ・イリノテカン投与時の *UGT1A1* 遺伝子異常 ※イリノテカンの下痢は，腸管内をアルカリ性に傾かせて SN-38 の腸管再吸収を抑え，腸管壁の障害を軽減できるとされている。アルカリ化には，炭酸水素ナトリウム（腸管内のアルカリ化），酸化マグネシウム（排便による SN-38 の排泄促進），ウルソデオキシコール酸（胆汁のアルカリ化とグルクロン酸抱合体の維持）が処方されることがある。SN-38G の脱抱合の抑制効果がある**半夏瀉心湯**を用いることもある。 **※ロペミン®（ロペラミド塩酸塩）**で対応する
便秘	・オピオイド，鎮咳薬，抗コリン薬，鉄剤，利尿薬などの薬剤の使用 ・食事摂取量や水分摂取量の低下 ・高齢者や，活動量が低下している患者 ・腹水・腹膜播種による腸蠕動の低下 ・脳転移，脊椎転移など排便反射の障害 ・イレウスの既往，腹部術後の腸蠕動の低下

表5　下痢を起こしやすい抗がん剤とその特徴

薬剤の種類		一般名	下痢の発生率	好発の時期
殺細胞性抗がん剤		イリノテカン	40.3%（高度な下痢10.2%）	早発性：投与直後～24時間以内 遅発性：投与24時間以後～約2週間で出現し継続する ※遅発性が重症化しやすい
		フルオロウラシル	9.5%	投与1週間～2カ月 ※フルオロウラシルは急速静注よりも持続静注で起こりやすい。下痢は用量制限毒性である
		カペシタビン	25.5%	
		テガフール・ギメラシル・オテラシル	18.7%(Grade2以上8.5%)	
分子標的薬	EGFRチロシンキナーゼ阻害薬	ゲフィチニブ	7.6%	
		エルロチニブ	22.8%（重度の下痢1.1%）	2週間目～1カ月
		オシメルチニブ	40.1%	
	CDK4/6阻害薬	アベマシクリブ	79.2%（重度の下痢7.5%）	初回発現時期の中央値 6.0～8.0日
免疫チェックポイント阻害薬	抗PD-1抗体薬	ペムブロリズマブ ニボルマブ	9.1～13.7%	好発時期の中央値は44日 大腸炎の発生率は 抗PD-1抗体薬で0.7～1.6%
	抗PD-L1抗体薬	アテゾリズマブ アベルマブ デュルバルマブ	15%	抗PD-1/PD-L1抗体・抗CTLA-4抗体併用での大腸炎は7.3～13.6%
	抗CTLA-4抗体薬	イピリムマブ トレメリムマブ	30.2～35.4%	投与開始4～10週の間に発症することが多い ※抗CTLA-4抗体薬は抗PD-1抗体薬よりも発生頻度が多い。大腸炎の発生率は抗CTLA-4抗体で5.7～9.1%。

・UGT遺伝子変異の検査でUGT1A1*6 とUGT1A1*28 に変異がある場合に下痢の出現が多いため，治療前にそのリスクを把握する。

[免疫チェックポイント阻害薬投与の場合]

・下痢はほかの抗がん剤とは異なる対処が必要であることを説明する。

・市販の下痢止めを使うのではなく，**病院に連絡する**よう指導する。市販薬や整腸剤が効かない場合があり，**プレドニゾロン**投与で対応することになる。

表 6　便秘の副作用が起きやすいがん薬物療法薬

薬剤の種類		一般名（商品名）	よく使われる治療レジメン，がん腫
殺細胞性抗がん剤	ビンカアルカロイド系	ビンクリスチン（オンコビン®）	R-CHOP療法（非ホジキンリンパ腫）など
		ビノレルビン（ナベルビン®，ロゼウス®）	CDDP＋VNR（非小細胞肺がん）など
		ビンブラスチン（エクザール®）	ABVD療法（ホジキンリンパ腫）など
	タキサン系	パクリタキセル（タキソール®）	CBDCA+PTX（乳がん，肺がん，卵巣がん）など
		ドセタキセル（タキソテール®）	S-1+DTX（胃がん），CBDCA+DTX療法など（子宮体がん）
		カバジタキセル（ジェブタナ®）	前立腺がん
		アルブミン懸濁型パクリタキセル（アブラキサン®）	GEM+nab-PTX（膵臓がん），CBDCA+nab-PTX（肺がん，乳がん）
制吐薬	セロトニン（5-HT$_3$）受容体拮抗薬	グラニセトロン（カイトリル®），パロノセトロン（アロキシ®）	
	ニューロキニン1（NK$_1$）受容体拮抗薬	アプレピタント（イメンド®），ホスアプレピタント（プロイメンド®），ホスネツピタント（アロカリス®）	

・**大腸炎**になると，便失禁するほどの下痢や腹痛，血便，発熱，悪心，嘔吐を伴うこともある。

・大腸炎は**抗CTLA-4 抗体薬**の致死的な免疫関連有害事象（irAE）であり，イピリムマブは投与量に依存して起こる。イピリムマブとニボルマブの併用例でより下痢の発現が高い[4)]。

・**宿便性下痢**：強度の便秘で閉塞した腸内で圧力が高まって起こる下痢。奇異性下痢ともいう。

マネジメントのポイント

予防

・排便習慣や排便困難の自覚には個人差が大きい。治療前に医療者から，排便状況（下痢・便秘）は気がかりな症状であり報告・相談してよいことであると伝え，羞恥心なく話ができるよう配慮しておく。

・1コース目に起きた下痢や便秘の副作用を患者とともに振り返り，2コース目以降の対処に役立てる。

・患者自身が症状をマネジメントできるように，薬物療法時は薬剤の効能，効果，使用のタイミングを説明し，非薬物療法を取り入れた方法を一緒に決める。

・便秘：治療当日は排便して前日までの便を腸に貯めておかない。治療当日から下剤・緩下薬の内服を強化して，排便があれば通常に戻す。

・下痢：治療前日〜数日は**乳製品**を控え，排便の回数と性状を評価して，止瀉薬を開始するタイミングを決めておく。症状対処のために，タイムリーに症状を相談できる状態にしておく。

症状発生時のケア

・非薬物療法や生活習慣を整えるセルフケアが大切であり，「食後など，決まったタイミングでトイレに誘導すること」や「やや前傾姿勢での坐位」などを提案する。

・トイレは洋式トイレが望ましく，ロダンの「考える人」の像のように，背骨と大腿骨の角度が35°になるよう前屈みの姿勢をとるとよい。足台を置いて前屈みで腹筋に力を入れると，便の通り道がまっすぐになり，余計な力みなく排便することができる（**図2**）[5]。

・下痢や便秘の副作用がコントロールされなければ，食事摂取が思うようにできず，体力低下，ADL低下，気力低下といった悪循環に陥る。排泄のコントロールは患者が対処できる症状として最も大切である（**表7**）。

・ツボを押すことによって血行促進が図られ，便秘の解消につながりやすいといわれる。ツボ押しは体に優しいセルフケアといえる。押して気持ちがいいと感じる程度に，5秒かけて徐々に力を加えた後，ゆっくり力を抜いていく流れを3〜5回繰り返す（**図3**）。

図2　排便時の姿勢

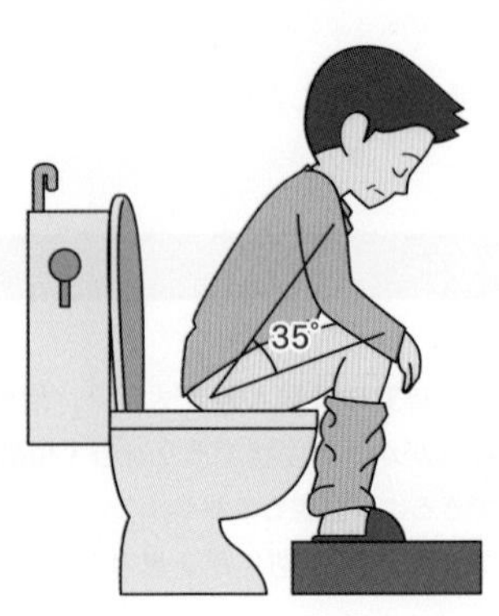

（文献5を参考に作成）

表7　下痢・便秘の対処法

下痢の対処	**薬物療法**	
	腸蠕動抑制剤	抗コリン薬：ブチルスコポラミン（ブスコパン®） 止瀉薬：ロペラミド（ロペミン®） ベルベリン・ゲンノショウコエキス（フェロベリン®）
	漢方薬	五苓散，半夏瀉心湯，胃苓湯など
	収斂・吸着作用	タンニン酸アルブミン（タンナルビン®），ケイ酸アルミニウム（アドソルビン®），次硝酸ビスマス
	整腸剤	ラクトミン（ビオフェルミン®），ビフィズス菌製剤（ラックビー®）
	免疫チェックポイント阻害薬による下痢（大腸炎）はプレドニゾロン（プレドニン®）を用いる。	
	非薬物療法	
	乳製品，香辛料，アルコール，カフェイン，揚げ物，生ものを避けて，加熱して食べる。	
便秘の対処	**薬物療法**	
	浸透圧性下剤	塩類下剤：酸化マグネシウム（マグミット®） 糖類下剤：ラクツロース（ラグノスゼリー®） 高分子下剤：マクロゴール4000（モビコール®）
	刺激性下剤	センナ，センノシド，大黄：プルゼニド®，センノシド®，アローゼン® ピコスルファートナトリウム：ピコ®，ラキソベロン® クロライドチャネルアクチベーター：ルビプロストン（アミティーザ®），リナクロチド（リンゼス®） 胆汁酸トランスポーター阻害薬：エロビキシバット水和物（グーフィス®）
	座薬	ビサコジル（テレミンソフト®），炭酸水素ナトリウム（レシカルボン®）
	漢方薬	大建中湯
	非薬物療法	
	副交感神経優位	痛み，拘縮，冷えを改善する
	食事内容	乳製品，食物繊維，オリゴ糖など意識して摂取する
	腸の動きを助ける	運動，ストレッチ，ツボ押し，腹部マッサージ，温罨法
	排泄のスタイル	いきみができる姿勢がとれるか，トイレに座る習慣

図 3　ツボ押しのコツ[6)]

①天枢　：臍から指幅 3 本分外側の部位を左右同時に，人差し指・中指・薬指を揃えて，お腹が軽くへこむ程度に押す。

②大巨　：両手を腰骨に置いて，親指で左右のツボを同時に押す。

③便秘点：腰のくびれに手を置いて，親指でツボを押しながら，上体を左右にひねるとよい。

④大腸兪：仰向けの状態で背中の下でこぶしを作り，大腸兪に当てる。膝を曲げて足を立て，左右にゆっくりと動かすとツボの刺激になる。

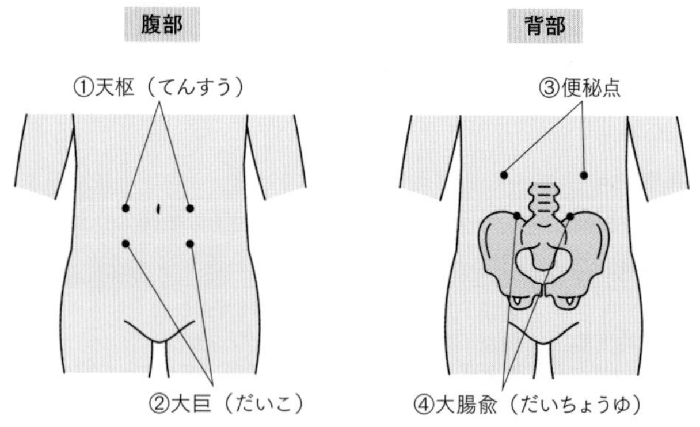

（文献 6 を参考に作成）

文献

1）厚生労働省：重篤副作用疾患別対応マニュアル　重度の下痢（平成22年3月）[https://www.mhlw.go.jp/topics/2006/11/dl/tp1122-1g17-r03.pdf]（2023年10月閲覧）
2）日本消化器病学会関連研究会：慢性便秘症診療ガイドライン2017．南江堂．
3）有害事象共通用語規準 v5.0日本語訳JCOG版．[https://jcog.jp/assets/CTCAEv5J_20220901_v25_1.pdf]（2023年10月閲覧）
4）梁間俊一，ほか：最近注目されている腸の炎症疾患　V. 免疫チェックポイント阻害薬による大腸炎．日本大腸肛門病学会誌　2021；74：599-605．
5）小野薬品HP：オノオンコロジー 便秘への対策 [https://p.ono-oncology.jp/care/symptom/12_constipation/01.html]（2023年10月閲覧）
6）ロート製薬HP:便秘に効くツボ＆体操 [https://jp.rohto.com/learn-more/gastrointestinal/benpitsubo/]（2023年10月閲覧）

皮膚障害

基本の知識

定義[1, 2)]

・手足症候群（hand-foot syndrome：HFS）：CTCAE ver5.0（**表1**）の手掌・足底発赤知覚不全症候群にあたる病態。手掌・足底の発赤，著しい不快感，腫脹，水疱・膿疱形成を伴い，強い痛みが生じる皮膚反応。

・爪囲炎：CTCAE ver5.0の皮膚障害で一致するものはない（感染症および寄生虫症の項目に記載あり）。爪周囲の軟部組織の感染。爪周囲（後爪郭・側爪郭）に生じる皮膚炎で，浮腫性紅斑，鱗屑，亀裂を伴う。陥入爪を生じ，肉芽病変（爪周囲肉芽）を伴い強い痛みを生じる。

・ざ瘡様皮疹（rash acneiform）：CTCAE v5.0では顔面，頭皮，胸部上部，背部に出現する紅色丘疹および膿疱をいう。

・色素沈着（色素増強）：色素沈着は，皮膚の一部の色が濃くなる症状。色素が増強することもある。

CTCAE ver5.0 Grade 分類（表1）

なぜ起こる？ メカニズム

・がん薬物療法による皮膚障害は，同じ症状でも薬剤によって出現形態に違いがある。薬剤ごとのメカニズムと特徴（**表2**）を知り，治療前・治療中の患者の皮膚の変化を観察し，予防的なスキンケア，皮膚の状態に合わせたセルフケアを支援する。

・皮膚障害は骨髄抑制や嘔吐の副作用のように直接生命を脅かすものではないが，痛みを伴い，日常生活に影響すれば治療薬の休薬・減量につながり，治療効果にも影響する。

症状の予防や早期発見のためのポイント

特徴的な所見・症状・発症好発時期

・それぞれの疾患の所見・症状・発症好発時期を**表3**，**図1**に示す。

表1　CTCAE ver5.0 Grade 分類[1)]

	Grade 1	Grade 2	Grade 3	Grade 4
手掌・足底発赤知覚不全症候群	疼痛を伴わない軽微な皮膚の変化または皮膚炎(例:紅斑,浮腫,角質増殖症)	疼痛を伴う皮膚の変化(例:角層剥離,水疱,出血,亀裂,浮腫,角質増殖症);身の回り以外の日常生活動作の制限	疼痛を伴う高度の皮膚の変化(例:角層剥離,水疱,出血,亀裂,浮腫,角質増殖症);身の回りの日常生活動作の制限	—
ざ瘡様皮疹(rash acneiform)	体表面積の<10%を占める紅色丘疹および/または膿疱で,そう痒や圧痛の有無は問わない	体表面積の10-30%を占める紅色丘疹および/または膿疱で,そう痒や圧痛の有無は問わない;社会心理学的な影響を伴う;身の回り以外の日常生活動作の制限;体表面積の>30%を占める紅色丘疹および/または膿疱で,軽度の症状の有無は問わない	体表面積の>30%を占める紅色丘疹および/または膿疱で,中等度または高度の症状を伴う;身の回りの日常生活動作の制限;経口抗菌薬を要する局所の重複感染	生命を脅かす;紅色丘疹および/または膿疱が体表のどの程度の面積を占めるかによらず,そう痒や圧痛の有無も問わないが,抗菌薬の静脈内投与を要する広範囲の局所の二次感染を伴う
爪囲炎	爪襞の浮腫や紅斑;角質の剥脱	局所的治療を要する;内服治療を要する(例:抗菌薬/抗真菌薬/抗ウイルス薬);疼痛を伴う爪襞の浮腫や紅斑;滲出液や爪の分離を伴う;身の回り以外の日常生活動作の制限	外科的処置を要する;抗菌薬の静脈内投与を要する;身の回りの日常生活動作の制限	—
皮膚色素過剰	体表面積の≦10%を占める色素沈着;社会心理学的な影響はない	体表面積の>10%を占める色素沈着;社会心理学的な影響を伴う	—	—

(文献1より転載,Grade5のみ省略)

表2　皮膚障害を起こしやすい薬剤のメカニズムと皮膚症状の特徴

	出現しやすい薬	発現率	メカニズム
手足症候群	**殺細胞性抗がん剤** カペシタビン（ゼローダ®）	60%	殺細胞性抗がん剤では，表皮基底細胞の増殖を阻害し，エクリン汗腺から抗がん剤が漏出することで起こる。 マルチキナーゼ阻害薬は皮膚基底細胞，皮膚血管への直接作用とされているが不明な点は多い。 症状は紅斑，チクチク，ピリピリする感覚異常から出現し，皮膚表面の光沢，腫脹，指紋の消失，角化，強い痛みがあり，皮膚剥離することもある。
	テガフール・ギメラシル・オテラシル（ティーエスワン®）	21.8%	
	ドキソルビシン（ドキシル®）	49%	
	アルブミン懸濁型パクリタキセル（アブラキサン®）	5%未満	
	ドセタキセル（タキソテール®）	11.6%	
	マルチキナーゼ阻害薬 スニチニブ（スーテント®）	23%	
	ソラフェニブ（ネクサバール®）	55%	
	アキシチニブ（インライタ®）	28%	
	パゾパニブ（ヴォトリエント®）	29%	
	レゴラフェニブ（スチバーガ®）	80.8%	
	レンバチニブ（レンビマ®）	31.8%	
ざ瘡様皮疹	**EGFR阻害薬** セツキシマブ（アービタックス®）	発疹・落屑で86.1%	EGFR阻害薬は高頻度に出現する。 EGFR阻害薬が皮膚の表皮基底層，外毛根鞘，エクリン腺，脂腺細胞に直接作用することで，ケラチノサイトの増殖・移動が停止し，アポトーシスが誘導されて角化異常による毛包の閉塞と炎症反応が生じる。
	パニツムマブ（ベクティビックス®）	81%	
	ゲフェチニブ（イレッサ®）	33%	
	エルロチニブ（タルセバ®）	62%	
	オシメルチニブ（タグリッソ®）	6.6%	
爪囲炎	**EGFR阻害薬** セツキシマブ（アービタックス®）	51.3%	EGFR阻害薬の直接作用で，爪母細胞の増殖，分化の働きを阻害し，爪周囲（後爪郭，側爪郭）の皮膚で紅斑，鱗屑，亀裂を伴う。 タキサン系抗がん剤も爪床上皮などへの直接的な細胞毒性，抗血管新生活性，神経原性炎症の関与が指摘されている。治療サイクル数と強く相関し，累積投与量の増加に伴って増える。
	パニツムマブ（ベクティビックス®）	35%	
	オシメルチニブ（タグリッソ®）	16.5%	
	殺細胞性抗がん剤 ドセタキセル（タキソテール®）	34.9%	
	パクリタキセル（タキソール®）	43.7%	
	ドキソルビシン（ドキシル®）	11%	
色素沈着	**殺細胞性抗がん剤** テガフール・ギメラシル・オテラシル（ティーエスワン®）	21.3%	表皮の基底膜に存在するメラノサイトで生成されるメラニン色素の合成増加や排出障害，汗の中に排泄されて皮膚表面に蓄積するといった原因が考えられているが，薬剤によって異なり不明な点が多い。 手足症候群が慢性化すると色素沈着を伴う場合がある。
	ドキソルビシン（アドリアシン®）	22%	
	ブレオマイシン（ブレオ®）	40.6%	
	パクリタキセル（タキソール®）	5%	
	マルチキナーゼ阻害薬 スニチニブ（スーテント®）	32.4%	
	パゾパニブ（ヴォトリエント®）	5〜30%	
	免疫チェックポイント阻害薬 ニボルマブ（オプジーボ®）	20.8%	

（各薬剤のインタビューホーム，適正使用ガイドを参考に作成）

表 3　特徴的な所見・症状・発症好発時期

手足症候群	・薬剤によって出現経過，症状の様相は異なる。 ・**殺細胞性抗がん剤**では左右対称の境界明瞭な手・足裏の紅斑，感覚異常から始まり，水疱・潰瘍・剥離と悪化する。経過は数週～数カ月かけて慢性的に起こり，緩徐に悪化していく傾向にある。 ・**マルチキナーゼ阻害薬**は荷重部位（掌の母指球，踵や外反趾）に角化が生じ，紅斑，水疱，剥離と悪化する。殺細胞性抗がん剤より短期間（2～3週間）で急激に生じることがある。
ざ瘡様皮疹	・ざ瘡様皮疹は炎症性で「にきびのような皮疹」だが，細菌感染を伴わない。治療開始 1～4 週後から患者の半数以上高頻度に生じ，2～3 週をピークに徐々に減少する。 ・顔面の鼻・口周辺，頭頸部，胸背の正中部など脂漏部位に出現しやすい。
爪囲炎	・手足に起こる。爪郭の乾燥，痂疲，さかむけのような症状から疼痛，発赤，腫脹が起こり，爪郭から肉芽が生じて陥入爪（巻き爪）の状態になる。タキサン系抗がん剤では陥入爪から爪囲炎を併発することがある。 ・強い痛みや出血を伴い，患部は二次感染しやすい。 ・治療開始の**約 6～8 週後**に多く発症する。ほかの皮膚障害に比べて発症が遅い。
色素沈着	・皮膚だけでなく毛髪，爪，粘膜にも起こり，全身，局所でみられる。露出している部分，血流量の多い部位，関節部分爪の色素沈着を起こすものもある。掌や足の裏にはまだらに色がつく。 ・日焼けとは異なる色のつき方で，正常に戻りにくい。 ・発症について一定の傾向はないが，数週で出現し始めると長期に及ぶ。

図 1　臨床写真

a：手足症候群（カペシタビン投与，Grade 3）
b：手足症候群（スニチニブ投与，Grade 3）
c：爪囲炎（Grade 3）

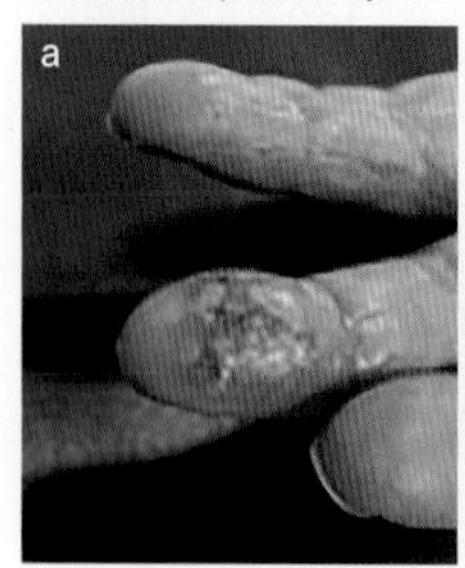

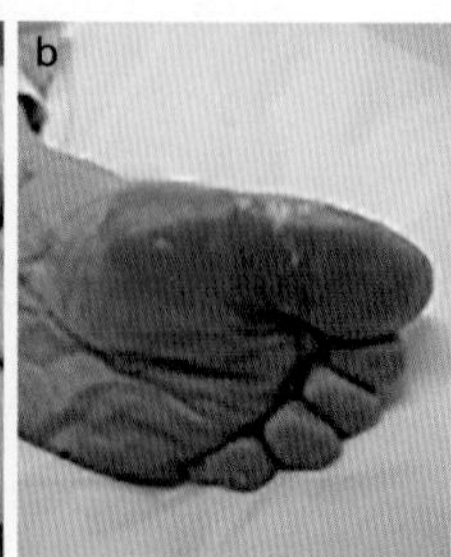

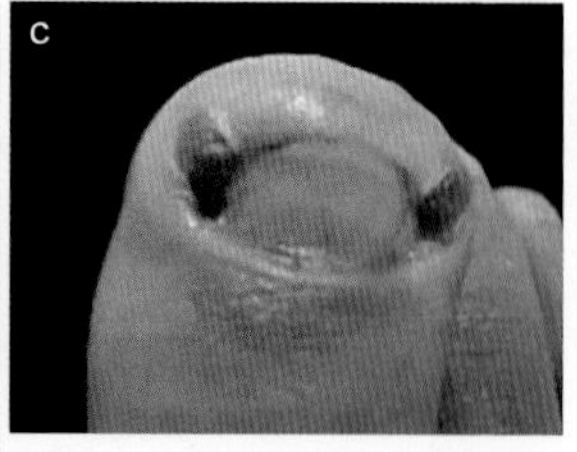

観察ポイント

・皮膚障害の程度はあれ，何らかの皮膚症状は100％出現すると考えて，予防と早期介入の必要がある。

・ポイントは以下の3点である。

①正常な皮膚や爪の構造と働きを患者に伝える（**図2，3，表4**）。あわせてスキンケアの基本として，汚れや皮脂を洗い流す「清潔」，皮膚のバリア機能を高める「保湿」，紫外線や摩擦などの「刺激を避ける」ことも伝える。

②患者の治療前の皮膚の状態を確認して予防対策を講じる。

③患者が皮膚の変化を早期から報告できる環境を整え，状態に合わせたセルフケアを強化・工夫する。

・皮膚障害の出現は治療効果に比例するとの報告がある。皮膚障害の重症化を予防・対処して，がん治療を継続していけることが重要である。

図2　正常な皮膚の構造と表皮のターンオーバー

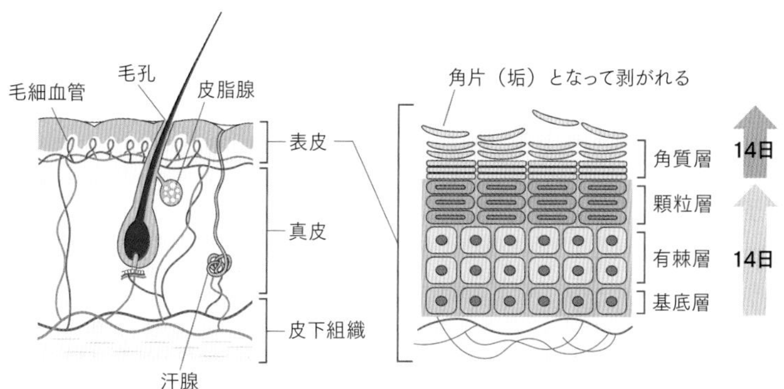

図3　正常な爪の構造

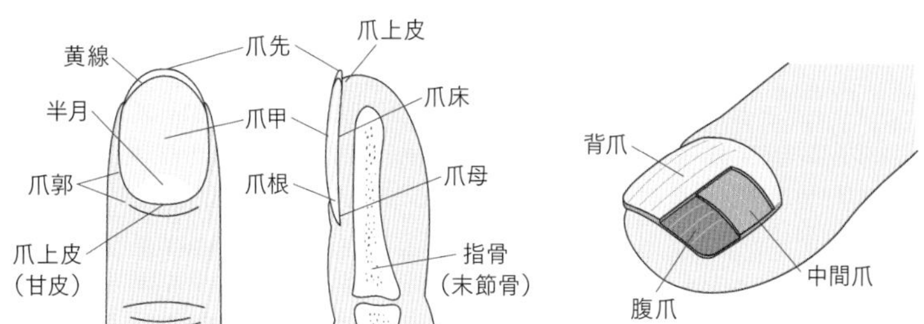

表 4　皮膚・爪の正常な状態と機能

皮膚	表皮	・皮膚の一番外側で，基底層，有棘層，顆粒層，角質層からなる。 ・厚さは 0.03 ～ 0.05mm。 ・外部からの異物の侵入や体の水分の蒸散を防ぐバリアとなり，その大部分がケラチノサイト（角化細胞）からなる。
	真皮	・血管，神経，毛根，汗腺が含まれる。 ・さまざまな線維細胞によって皮膚の強度・弾力性・柔軟性・うるおいを保つ働きがある。
	皮下組織	・大部分が皮下脂肪で，クッション・断熱・保温の働きをする。 ・血管から組織に栄養を届け，老廃物を運び出している。
爪	構造	・ケラチナミンという蛋白質でできている。 ・爪は爪母で生まれて，爪床の上を滑って前方に押し出される。爪床には毛細血管，神経があり栄養が与えられている。 ・爪は「縦」→「横」→「縦」の 3 層構造で, 厚みは約 0.3 ～ 0.8mm。
	役割	・手足ともに指先まで骨は達しておらず，神経が集中しており，爪が保護している。 ・爪によって, 指先に力を入れて物を摘まむなど細かい作業ができる。 ・足の爪は，安定して身体を支え，歩行時には爪先に力を入れる役割がある。

マネジメントのポイント

予防（表5）

・皮膚症状が出現する可能性が高いことを患者に共有し，予防的ケアの方法を教育する。

・タキサン系の**パクリタキセル**, **ドセタキセル**では，爪障害が約30%と高頻度に出現すると報告されている。爪・皮膚障害の予防には以下のように, **冷却法**が有効との報告がある。

・手の冷却による爪・皮膚障害の予防[3]：爪障害の出現は冷却群 11% vs 比較群 51%。皮膚障害の出現は冷却群 24% vs 比較群 53%。

・足の冷却による爪・皮膚障害の予防[4]：爪障害の出現は冷却群 0% vs 比較群 21%。皮膚障害の出現は冷却群 2% vs 比較群 6%。

・ドセタキセル点滴中に，手足先に−25～30℃に冷却した**フローズングローブ・ソックス**（**図4**）を装着し，末梢を収縮阻血させて抗がん剤流入を減らすことで, 爪障害や手足症候群の出現を予防させる方法がある。手の冷却法により，爪・皮膚障害の発現率（Grade1～2）の比較ではいずれも冷却による有意な発現の抑制がみられた。

・大切なことは患者がスキンケアを獲得し，継続を支援することである。“これならやっていける”と患者が思えるように個別に対応する。

表5　皮膚障害のケア

	予防的ケア	症状に対するケア
手足症候群	・手足，指，**爪・爪周囲まで**保湿を入念に行う（特に手洗い，入浴後）。 ・**熱いお湯**での炊事を避け，ゴム手袋をして直接刺激を避ける。また，**熱いお湯**での入浴，シャワーも避ける。 ・靴は締めつけの強いものや硬い素材を避ける。治療前には，足の角質，胼胝除去，フットケアを行う。 ・「しもやけのように掌がテカテカと発赤し光沢して張ってくる」，「指の節目や指紋がくっきりしだすと，乾燥，ひび割れてくる」，「手足の皮膚がめくれてくる」「手洗いのお湯やお風呂で手をつけると，より熱く痛い」	Grade1：自覚症状がなくても紅斑が出現すればステロイド外用が処方されることが多い。疼痛を伴えばGrade2になることを伝え，予防的ケアを強化する。 Grade2：疼痛を伴う。足裏は除圧や被覆材などを使用して疼痛緩和に努める。ステロイド外用はstrongest，very strongクラスのものを積極的に使用する（**表6**）。治療の休薬・減量を検討する。 Grade3：症状がGrade 1に改善するまで治療を休薬する。皮膚科に紹介して症状改善の処置を行う。感染の合併に注意。
ざ瘡様皮疹	・予防的な抗菌薬（ミノサイクリン）投与の有効性は確立していない。 ・保湿，洗顔や体を洗う際に強く擦らない。 ・顔面・頭皮などの日焼け・紫外線防御を行う。 ・「ニキビ様の発疹」，「熱感を伴って，一気に出現することがある」「皮疹は触ると潰れやすく出血する」「症状にはピークの時期（1～4週間目）がある」	・紅斑，丘疹が出現したらスキンケアを強化し，ステロイド外用を開始する（部位によってステロイドのランク分けをする）。 ・一気に皮疹が増加し，悪化する可能性があることを説明しておく。 ・Grade 2以上になれば抗菌薬を内服し，症状が改善するまで治療の休薬を検討する。容易に出血しやすくなる。また，二次感染に注意する。
爪囲炎	・爪は深爪をせず，**スクエアカット**にしておく。爪切りより**爪やすり**を使う。 ・爪にまで入念な保湿を行う。 ・「爪周囲の乾燥，さかむけ，発赤」「爪を周囲から痛み，肉芽ができる」	・外爪郭の乾燥，さかむけ症状から発赤，肉芽形成に悪化する過程を伝え，発赤を認めたらステロイド外用剤を使用して爪ケアを強化する。
色素沈着	・紫外線を避ける（帽子をかぶる，長袖を着る，日傘を使うなど）。顔は日焼け止めの使用を勧める。 ・皮膚の乾燥を避け，スキンケアでターンオーバーを助ける。 ・「日焼けとは違い，黒ずんだ皮膚の色になる」	・紫外線を回避する。 ・症状のある部位の刺激を避ける（強く擦らない，圧迫しない）。

図4　フローズングローブ・ソックス

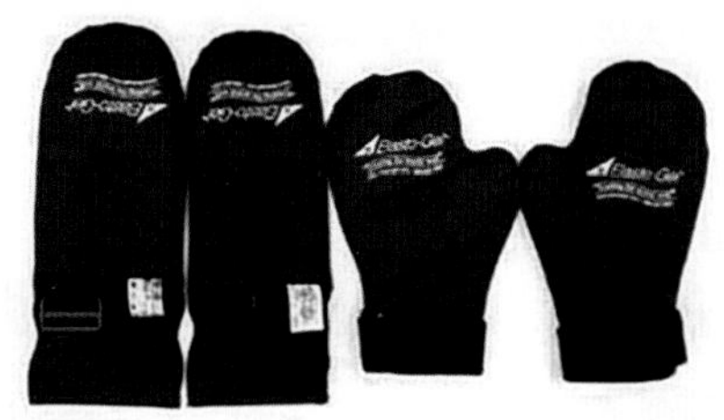

症状発生時のケア（表5）

・皮膚障害は正常な皮膚のターンオーバが影響された結果として起こる。これをスキンケアの3原則**「清潔・保湿・保護（刺激を避ける）」**で補い，外用薬や処置で改善を図る。

・皮膚障害で痛みを伴い，日常生活に支障をきたす状態になれば，がん治療の休薬・減量も検討される。そのため患者には，皮膚の状態を医療者に報告すること，皮膚科紹介をして対処する場合があることを説明しておく。休薬した場合は，皮膚障害がGrade 1まで改善してから再開する。

・手足症候群，ざ瘡様皮疹，爪囲炎などの対処には**ステロイド外用**が処方されることが多い。処方されるステロイドのクラスと塗布する部位，スキンケアと外用薬の使い方を丁寧に説明する（**表6**）。また，ステロイドは強い薬で後遺症が起こるなど偏見をもつ患者も多いため，患者が安心して効果的に薬剤を使えるように情報提供する。

・治療レジメンによっては，骨髄抑制を伴い二次感染しやすいこと，末梢神経障害や浮腫などの副作用も合併していて患者が症状に気がつかないこと，スキンケアが行いにくいこともある。家族などの支援を得られるか，ケアの方法を工夫できないかなど，患者と一緒に検討する。

やりがちミス

①大切なのは患者への声のかけ方

「スキンケアしていますか，（外用薬を）塗っていますか」と確認するだけでは不十分である。皮膚障害に対処してもすぐには改善せず，処置をしていても悪化する時期があることに理解を示し，「スキンケアや処置で困っていることはないですか？」と声をかける。

②外用薬の処方を次々していないか

何をどこに塗るのか，これまで処方された外用薬はどれくらい使えているか，患者に処方されている外用薬を持参してもらい残りや種類を確認することも大切である。

表6　ステロイド外用薬の種類と使い方

ステロイド薬の種類

ステロイドのクラス	使用する部位	薬剤名（一般名）
strongest（最も強力）	手足，頭	デルモベート®，ダイアコート®など
very strong（非常に強い）	体幹・四肢	マイザー®，アンテベート®，ネリゾナ®，トプシム®など
strong（強い）	顔，皮膚の柔らかい部位	リンデロン-V®，フルコート®，ベトネベート®など
mild（中等度）		ロコイド®，アルメタ®など

外用薬の製剤と違いと特徴（ステロイドの外用は医師の指示された回数で使用する）

	成分	特徴
軟膏	油成分	べたつくが，保湿力がある。刺激性が弱く，塗った部位で長持ちする。
クリーム	水と油の乳化剤	軟膏より刺激性はあるが，塗った部位で伸びはよい。水で流れやすいので，頻回に塗る必要がある。
ローション	水と油の乳化剤で水分量が多い	刺激性が強い。べたつきがなく皮膚への吸収は早い。短時間で蒸発するので，頻回に塗る必要がある。

外用薬の使い方

①患部は泡立てた石鹸で汚れを取り，流水で流す
②外用薬の塗る順番：（指示がなければ）保湿剤→ステロイドなどの外用薬［ランクの低い部位からランクの強い部位に塗っていく（顔→体幹→足など）］
③ステロイドを適量（1FTU）塗布する

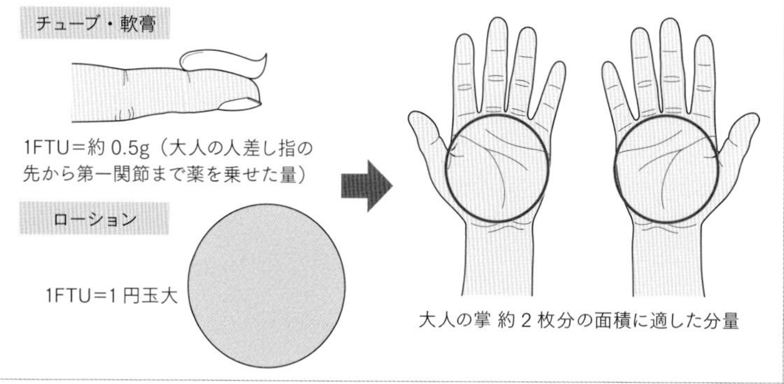

チューブ・軟膏
1FTU＝約 0.5g（大人の人差し指の先から第一関節まで薬を乗せた量）
ローション
1FTU＝1円玉大
大人の掌 約2枚分の面積に適した分量

外用回数：1日1回よりも，1日2回のほうが効果が2～4倍ほど高い[9]。

［ステロイド外用剤の上手な使い方｜くすりと健康の情報局，(daiichisankyo-hc.co.jp) 第一三共ヘルスケア（2023年4月閲覧）を参考に作成）］

おわりに

・患者にはスキンケアの習慣がない場合もあるため，スキンケアの3原則や，症状に合わせた処置を具体的に説明する。可能であれば一度実際に塗ってあげると，どのようにセルフケアすればよいか理解しやすくなる。

・皮膚障害は外観の変化を及ぼす副作用であり，その人らしさの喪失につながる。アピアランスケアの視点で，自尊感情の低下，日常生活への支障，セルフケアの大変さなどを把握し，個々の思いを受け止め理解する。また，皮膚障害のために外見を気にして人に会うことや外出を控え，行動範囲を狭めていないかなども気に留め，つらい気持ちに寄り添う必要がある。

文献

1) 有害事象共通用語規準v5.0日本語版 JCOG版.［https://jcog.jp/assets/CTCAEv5J_20220901_v25_1.pdf］（2023年10月閲覧）
2) 厚生労働省：重篤副作用疾患別対応マニュアル　手足症候群（令和元年9月改定）.［https://www.pmda.go.jp/files/000240132.pdf］（2023年10月閲覧）
3) Scotté F, et al: J Clin Oncol 2005; 23: 4424-9. PMID: 15994152
4) Scotté F, et al: Cancer 2008; 112: 1625-31. PMID: 18286527
5) 野澤桂子，ほか：臨床で活かす がん患者のアピアランスケア．南山堂，2017.
6) 常深祐一郎：ステロイド外用薬のウソとホント 第2版．鳥居薬品，2020.［https://www.torii.co.jp/health/oyakudati/pdf/oyakudati_20.pdf］（2023年10月閲覧）
7) 日本がんサポーティブケア学会：がん治療におけるアピアランスケアガイドライン 2021年版，第2版．金原出版，2021.
8) 祖父江正代：がん患者の皮膚障害　事例でわかるアセスメントとケアのポイント．サイオ出版，2015，p.47-9.
9) 大谷真理子，ほか：保湿剤の効果に及ぼす塗布量および塗布回数の検討．日皮会誌 2012；122：39-43.
10) 濱　敏弘：がん化学療法レジメン管理マニュアル第2版．医学書院，2016，p.42-7.

脱毛

基本の知識

定義

・殺細胞性抗がん剤の一部による，毛根へのダメージを原因とした一時的な頭髪や体毛の脱落。

CTCAE ver5.0 Grade 分類（表1）[1]

表1　CTCAE ver5.0 Grade 分類

	Grade 1	Grade2	Grade3	Grade4
脱毛症	遠くからではわからないが近くで見るとわかる50％未満の脱毛；脱毛を隠すために，かつらやヘアピースは必要ないが，通常と異なる髪形が必要となる	他人にも容易にわかる50％以上の脱毛；患者が脱毛を完全に隠したいと望めば，かつらやヘアピースが必要；社会心理的な影響を伴う	－	－

（文献1より転載，Grade 5のみ省略）

なぜ起こる？ メカニズム

・体毛は成長・成長休止・脱毛を繰り返す。抗がん剤により成長期の毛包細胞が障害を受け，脱毛が生じる。

・頭髪は80～90％が成長期にあるため，**殺細胞性抗がん剤**の影響を強く受ける（**表2**）。抗がん剤投与後1～3週間で脱毛する。

・一方，眉毛や睫毛，陰毛などの体毛の成長期は10～15％程度のため，抗がん剤の影響がわかるのは数カ月経過してからのことが多い。

・脱毛の程度は薬剤と投与量，投与頻度によって異なり，高度（頭髪がほぼすべて脱毛する），中等度（頭髪の量が減る・頭皮が見える），軽度（あまり影響がない）に分類される。

症状の予防や早期発見のためのポイント

特徴的な所見・症状

・がん医療の進歩により，治療を継続しながら社会生活を送るがん患者が増加している。抗がん剤治療に伴う脱毛は生命予後には直接影響を及ぼさないが，患者の自己認識や自己概念の変化をもたらし，患者の社会生活に影響を及ぼす[3]。

・抗がん剤治療の終了・中止により脱毛は改善するが，完全に生え揃わない場合もある。

表 2　脱毛を生じる抗がん剤（主に殺細胞性）[2)]

脱毛を生じやすい薬剤	ときに脱毛を生じる薬剤	脱毛を生じにくい薬剤
アドリアマイシン	ブレオマイシン	カルボプラチン
シクロホスファミド	ブスルファン	カペシタビン
ダウノルビシン	シタラビン	カルムスチン
ドセタキセル	フルオロウラシル	シスプラチン
ドキソルビシン	ゲフィチニブ	フルダラビン
エピルビシン	ゲムシタビン	メトトレキサート
エトポシド	メルファラン	マイトマイシン C
イダルビシン	チオテパ	ミトキサントロン
イホスファミド	ビンブラスチン	プロカルバジン
イリノテカン	ビンクリスチン	6- メルカプトプリン
パクリタキセル		ストレプトゾシン
ノギテカン		
ビンデシン		
ビノレルビン		

・がん患者が治療中も社会生活を続けていくために，脱毛をはじめとする外見へのケアに対する相談支援・情報提供体制の充実が求められている。

どんな人に起こりやすい？　リスク因子

・患者個々による個人差よりも，薬剤による差が大きい。

いつ起こる？　発症好発時期

・頭髪は治療開始から2～3週間後に抜け始め，1週間～10日ほど抜け続ける。脱毛前に頭皮にピリピリとする痛みを感じる場合もある（**図1**）。

・体毛は休止期の毛が多いため，治療開始後数カ月経過してから薄くなったことに気づく場合が多い。

どのくらい起こる？　発症率

・同じ薬剤でも投与量や投与間隔，個人によって脱毛の程度が異なる。

観察ポイント

・治療により脱毛すること自体をどのように捉えているか，脱毛することで患者の社会生活にどの程度影響があるのかを聴取する。

・就労に限らず，学業・趣味・生きがい・家族役割などへの影響を確認する。

図1　抗がん剤治療による脱毛，発毛時期と説明

治療が始まると悪心や倦怠感で買い物が億劫になるため，ウィッグや帽子は治療前に準備しておく。

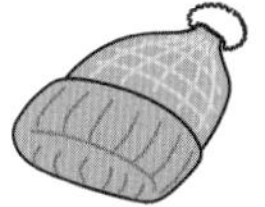

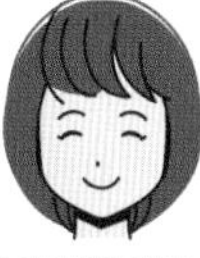

数カ月は柔らかい髪になる場合が多い。その後生え揃うには半年～1年かかる。

治療前 ＞ 治療中 ＞ 治療後

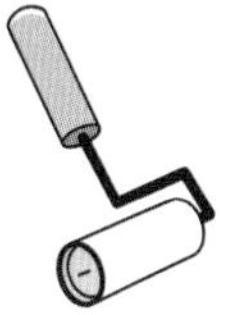

抗がん剤治療の2～3週間後に脱毛が始まり，治療の間は脱毛を繰り返す。
脱毛すると聞いていても，いざ抜けるとショックを受ける患者が多い。抜け毛掃除用品もあるとよい。

壮年期脱毛が重なり，十分に生え揃わない場合もある。

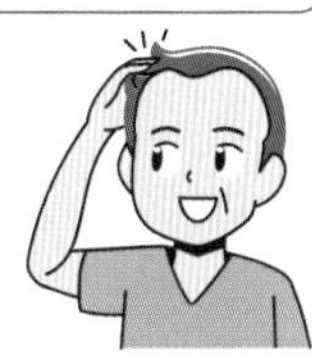

やりがちミス

「高齢男性だから脱毛についての説明はいらないだろう」「女性だから一番の心配事だろう」という思い込みはないだろうか。治療をしながら社会生活を送る患者が増加しており，年齢や男女の差はない。その患者の社会生活を踏まえて，患者自身どう感じているのかを確認しよう。また，いまだに「抗がん剤＝脱毛」という認識をもっている患者が多いことにも注意が必要である。

マネジメントのポイント

予防

- 頭部冷却装置が日本でも医療機器として承認され，周術期化学療法を行う乳がん患者に限定して行うことが弱く推奨されている（**図2**）。頭部冷却により脱毛の程度が減り，発毛までの期間が短縮されたとの報告があるが，導入している医療施設は少ない。
- 脱毛を予防する根拠のある薬物療法は現在のところない。

症状発生時のケア

- ロングヘアの場合は，脱毛したときの精神的衝撃緩和のためにカットしておくことを勧める。
- 剃髪は毛穴に残った短い毛が抜け，衣服や寝衣に付着して首周りの不快感が

図2　頭部冷却装置（Paxman Scalp Cooling システム）

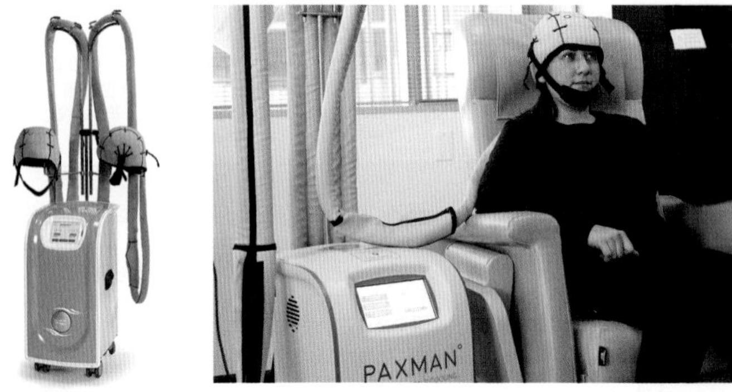

（提供：センチュリーメディカル株式会社）

出現したり，掃除がしにくくなるため勧めない。

・治療終了後の発毛のため，脱毛中もシャンプーや洗顔フォームなどで古い脂質・角質を洗浄する。皮膚にトラブルがなければ普段使用しているシャンプーでよいことを説明する。

・ウィッグを購入する場合，必ずしも元の髪型や髪色に合わせる必要はない。どの場面で使用するのかを想定し，患者自身が気にいるデザインで選ぶことを勧める（**表3，4**）。

表3　ウィッグの種類

	種類	価格	特徴
素材	人毛	高価	・手触りが自然 ・ヘアアイロンを使用することができる ・静電気に弱く，長く使うと枝毛ができる
	人工毛	比較的安価	・軽い ・形状記憶があり，ヘアスタイルをキープしやすい ・メーカーにより品質（色や艶）に差がある
	ミックス	幅が広い	・軽い ・お手入れがしやすい
表記	医療用	比較的高価	・居住地域や任意医療保険によっては購入補助がある ・メーカーによっては洗浄サービス・カットサービスなどがある ・デザインが限られる
	ファッション用	幅が広い	・デザイン，髪色の種類が豊富

表4　頭髪脱毛のカバー方法

フルウィッグ	フルウィッグ	・頭部全体を覆うため，締め付け感や蒸れがある。 ・中にアジャスターがあると，脱毛して頭部のサイズが変化した場合にも合わせやすい。
	帽子タイプ	・締め付け感が少なく，自宅でも使用しやすい。
部分ウィッグ	頭頂部カバー	・薄くなった分け目を隠すタイプ。
	帽子用	・頭頂部がメッシュ素材の，帽子と組み合わせるタイプ。
付け毛		・帽子と組み合わせる。 ・100円ショップなどで購入可能。
化粧品タイプ	頭皮用 ファンデーション	・薄毛になり頭皮が気になる場合に使用する。
	ふりかけタイプ スプレータイプ	・**金属を含む**ため，MRI検査を予定しているときは使用できない。

・帽子は柔らかい素材・ハリのある素材など，患者の好みのものを選択してよいが，伸縮性があるほうが脱毛した場合にも脱げにくい。ニット素材は脱毛した頭皮に着用するとチクチクする場合があるため避けたほうがよい。

治療終了 / 中止後

・発毛し始めはボリュームがないため，髪タイプに合ったシャンプーを選択する。

・発毛しても元の髪質に戻るまでには時間を要し，白髪やくせ毛が戻らない場合もある。また，壮年期脱毛をきたして十分に発毛しない場合がある。

・化学療法中止もしくは終了後に**ミノキシジル**を使用することで発毛までの期間が短縮されるとの報告[6]がある。

男性への対応

・抗がん剤治療をしながら働く患者も増えるなか，男性患者でも脱毛を始めとした外見ケアに対するニーズが高まっている[5]。

・男性用ウィッグは女性用と比較してデザインの幅が狭く，選択肢がまだ少ない。女性用を購入し，美容室でカットすることも可能である。

・眉毛の脱毛があると，無表情や怒った表情に見えることがある。**黒縁の眼鏡**であれば眉毛がない場合にも目立たない（**図3**）。

・男性へ眉毛の指導をする場合は，黒もしくは濃いグレーで，眉山を書かず目と水平に太く描くよう説明する。購入できる場所やおおよその金額を伝えておくと男性も購入しやすい。

図 3　眉毛の脱毛時の対応例

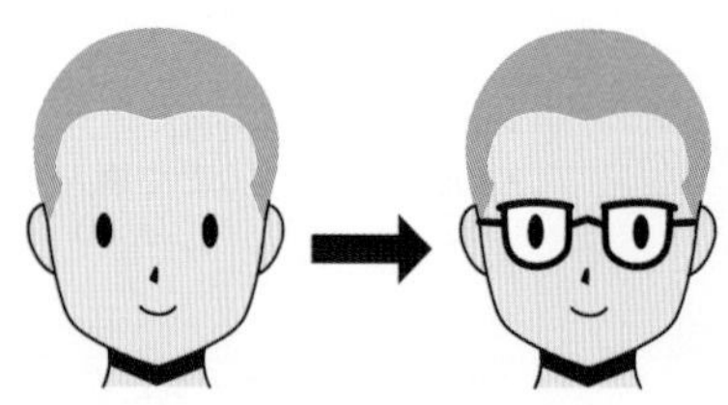

文献

1） 有害事象共通用語規準 v5.0日本語訳JCOG版.［https://jcog.jp/assets/CTCAEv5J_20220901_v25_1.pdf］（2023年10月閲覧）

2） 日本がんサポーティブケア学会：がん治療におけるアピアランスケアガイドライン2021年版 第2版. 金原出版，2021.

3） 厚生労働省健康局 がん・疾病対策課：「がんとの共生」分野に係るがん対策推進基本計画の見直しについて. 2022.

4） Rossi A, et al: Dermatol Pract Concept 2020; 10: e2020074. PMID: 32642317

5） 国立がん研究センターアピアランス支援センター：NO HOW TO［https://www.ncc.go.jp/jp/ncch/division/appearance/nohowto/NoHowToBook.pdf］（2023年10月閲覧）

6） Duvic M, et al: J Am Acad Dermatol 1996; 35: 74-8. PMID: 8682968

末梢神経障害

基本の知識

定義

・化学療法誘発性末梢神経障害（chemotherapy-induced peripheral neuropathy：CIPN）とは，化学療法による末梢の運動神経，感覚神経，自律神経の機能障害であり，その結果生じる末梢神経性の徴候や症状[1]を指す。

CTCAE ver5.0 Grade 分類（表1）

表1　CTCAE ver5.0 Grade 分類[1]

	Grade 1	Grade 2	Grade 3	Grade 4
末梢性運動ニューロパチー	症状がない；臨床所見または検査所見のみ	中等度の症状；身の回り以外の日常生活動作の制限	高度の症状；身の回りの日常生活動作の制限	生命を脅かす；緊急処置を要する
末梢性感覚ニューロパチー	症状がない	中等度の症状；身の回り以外の日常生活動作の制限	高度の症状；身の回りの日常生活動作の制限	生命を脅かす；緊急処置を要する

（文献1より転載，Grade 5のみ省略）

なぜ起こる？　メカニズム[2]

・機序は完全に明らかにされていないが，以下に病理組織学的分類を示す（**図1**）。

①軸索障害

・神経毒性物質により末梢神経の軸索が多数の部位で障害を受け，軸索変性が末端から細胞体に向かって逆行性に進行する。軸索の発芽によって遠位部に向かって再生し，回復が見込まれる。手袋－靴下型の感覚障害や遠位優位の筋萎縮を呈する。

・原因となる薬剤：**パクリタキセル，ビンクリスチン**

②神経細胞体障害

・脊髄後根神経節細胞の細胞死が発生し，軸索障害・髄鞘障害が二次的に起こる。軸索や髄鞘の再生がみられず，回復が悪い。

・原因となる薬剤：**オキサリプラチン，シスプラチン，カルボプラチン**

③髄鞘障害

・髄鞘が障害されるが，軸索は保たれているため，薬剤を中止すれば早期に回復する。

・原因となる薬剤：**インターフェロンα**

図1　薬剤性末梢神経障害の発症機序の模式図

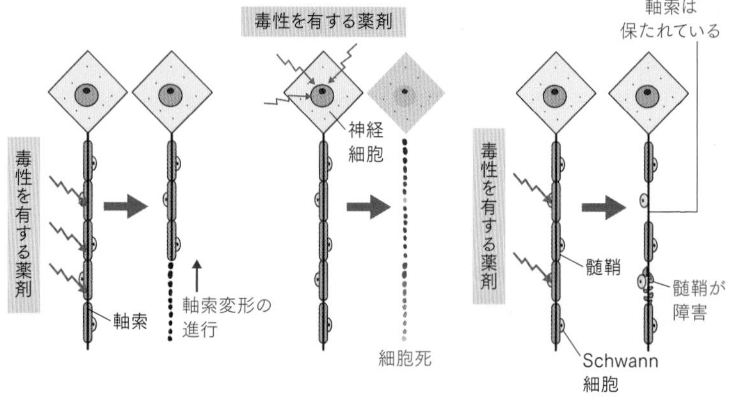

（文献2より改変して転載）

症状の予防や早期発見のためのポイント

特徴的な所見・症状

・**感覚神経障害**：手や足のしびれ感や痛みなどの感覚症状で発症することが多い。四肢の遠位部優位に障害される。自発的なしびれや疼痛，感覚鈍麻や感覚異常（触覚・温痛覚，振動覚），難聴や耳鳴りなどの聴覚神経障害，味覚障害がある。

・**運動神経障害**：四肢末端の筋萎縮・筋力低下，弛緩性麻痺がある。四肢の腱反射や低下，消失がみられる。

・**自律神経障害**：血圧や腸管運動，不随意筋の障害による便秘や腹痛，排尿障害，勃起不全，発汗障害，起立性低血圧などがある。

・末梢神経障害は用量依存性に出現する**蓄積毒性**である。症状の観察は通常，患者の主観的な訴えによって評価されるが，患者は感覚異常や感覚鈍麻，軽度の筋力低下などを末梢神経障害として捉えることが難しい。

［具体的な症状の例］
- 指先/足裏の感覚の違和感
- 物をよく落とす
- つまづくことが増えた
- PCのミスタッチが増えた
- 服のボタンがとめられない
- スリッパをうまくはけない
- 字が下手になった
- 砂利の上を歩いているような感覚がある
- 指先が冷たく温度を感じにくい
- 手足が燃えているようなジンジンした痛みがある
- よく転ぶようになった

どんな人に起こりやすい？　リスク因子

・基礎疾患に**糖尿病**や**慢性アルコール中毒**，**遺伝性神経疾患**などの末梢神経障害があると，発症のリスクが高まる。

・がんの神経浸潤，骨転移による神経症状との鑑別が必要である。

・原因薬剤を中止後も症状が残存する。以前使用した抗がん剤による末梢神経障害が残存している場合は，新たに末梢神経障害のリスクがある薬剤を投与することで，早期に重症化することがある。治療開始前の症状の評価が重要である。

いつ起こる？　発症好発時期

・1回投与量・総投与量が増えると出現頻度が増し，**用量依存性**に発症する。多剤併用により発症頻度が増す。

・**オキサリプラチン**の場合，用量依存性に出現する慢性末梢神経障害と，投与直後から出現する急性末梢神経障害がある。

・急性末梢神経障害は**冷感刺激**による知覚神経障害であり，冷たいものに接触した部分にしびれや疼痛を感じたり，冷風を吸い込んだり冷たい飲み物を嚥下したときに感じる咽頭・喉頭周囲の絞扼感や嚥下困難感がある。急性末梢神経障害は開始当初は2〜3日程度で回復することが多いが，投与を繰り返すことで回復までにかかる期間が延長する。

●どのくらい起こる？　発症率（表2）

表 2　CIPN 発症率が 10%以上と報告されている抗がん剤

殺細胞性抗がん剤	プラチナ製剤	オキサリプラチン	96.6%
	微小管阻害薬	アルブミン懸濁型パクリタキセル	60.8%
		パクリタキセル	43.8%
		エリブリン	28.0%
		ビンクリスチン	25.5%
		カバジタキセル	13.3%
	代謝拮抗薬	ペメトレキセド	5 ～ 20%
	アルキル化薬	トラベクテジン	5 ～ 20%未満
	アントラサイクリン系製剤	リポソーム化ドキソルビシン	5 ～ 30%未満
分子標的薬	ALK 阻害薬	ロルラチニブ	27.1%
		クリゾチニブ	11.7%
	細胞表面抗原に対する抗体薬	ブレンツキシマブ ベドチン	55.6%
		オビヌツズマブ	10%以上
	抗 VEGF 抗体薬	ベバシズマブ	15.8%
	抗 HER2 抗体薬＋殺細胞性抗がん剤	トラスツズマブ エムタンシン	13.8%
	プロテアソーム阻害薬	ボルテゾミブ	28.2%
		イキサゾミブ	11.1%
	そのほか	エンホルツマブ ベドチン	46.3%
免疫チェックポイント阻害薬	抗 PD-1 抗体薬	ニボルマブ	18.8%
そのほか	免疫調節薬	サリドマイド	37.8%

（各薬剤のインタビューフォームを参考に作成）

観察ポイント

・神経学的検査や電気生理学的検査などの評価法もあるが，臨床的にはほとんど使用されておらず，患者の主観的な体験の報告によって評価する。

・しかし末梢神経障害は多くの患者にとって初めて経験する症状であり，患者自身が評価することは難しい。**患者の主観的な表現だけでなく，クローズクエスチョンで客観的に評価する**ことも必要である。評価の際には，症状による障害が患者の生活にどの程度影響しているか，生活のなかでどのような困りごととなっているかを明らかにすることが重要である。

［クローズクエスチョンの例］
「指先や足裏の感覚が鈍いと感じることはありますか？」
「物を落とすことが増えていますか？」
「最近よくつまずくなどの変化はありませんか？」

・また，薬のヒートを扱う様子や歩行時の安定さなどから症状を観察することもできる。

・便秘・排尿障害などは複数の要因が重なっているため，抗がん剤による自律神経障害が原因であると根拠づけることが難しい。患者の症状の変化や治療歴，ほかの要因などを丁寧にアセスメントする。

やりがちミス

多くの副作用症状と同じように，末梢神経障害も「治療中だけの症状だから，つらくても我慢する」と誤った認識をして，症状を過少評価したり，医療者に報告をしない患者も少なくない。
治療開始前に，末梢神経障害は症状が高度になると回復しない可能性があること，治療後も一生その症状と付き合う必要があるため無理をしすぎないこと，症状についてありのままを医療者に報告してほしいことを伝えることが重要である。
薬剤によっては投与中止後も症状が進行する場合があるため，症状による生活への影響が高度になる前に報告するよう繰り返し説明しよう。

マネジメントのポイント

予防

・治療開始前に末梢神経障害が蓄積毒性であること，患者自身が体験する症状の強さで評価すること，医療者が観察して評価することが難しいことを説明し，患者が体験する症状と生活への影響をありのままに報告するように説明する。

・**オキサリプラチン**の急性症状に対しては，症状が出現する時期やきっかけなどを事前に説明し，痛みや二次的障害（冷たいものを急に触ったときに強いしびれが生じて物を落とし怪我をしてしまう，冷たいものを嚥下して咽頭の絞扼感が出現し誤嚥してしまう）を避ける。

・ガイドライン[6, 7]では，圧迫療法，鍼灸治療，ビタミン剤，漢方薬（牛車腎気丸）の予防投与は推奨されていない。

・**タキサン系抗がん剤**由来の末梢神経障害症状の予防として，抗がん剤投与時に手足を冷却することは効果があるが，現在医療機器として入手できる冷却具はないため，**手足の血流量が半減した状態を維持**できる冷却環境を個別に用意する必要がある[7]。

症状発生時のケア（表3）

・患者の訴えをよく聞き，症状だけでなく，症状によって障害されている生活動作を明らかにすることが重要である。

・症状が進行すると転倒しやすくなるため，転倒しにくい生活様式（安定した靴を履く，階段などは手すりを利用する，落ち着いてゆっくりと行動するなど）について指導する。

・手先の動かしづらさ，力の入りにくさなどの症状があるときは，症状に合わせて身の回りのものを見直すことを提案する（ボタンのない服に変更したり，包丁をキッチンばさみに変更するなど）。

・温度感覚が障害されていると熱いものに触れても熱を感じるまでに時間がかかり，熱傷になりやすく，調理や入浴など注意が必要である。また，こたつやカイロなどで低温熱傷を起こすことがあるため患者に注意を促す。

表3　Grade 別のケアと治療

Grade	治療前～1	2	3	4
観察	手足の感覚鈍麻や感覚異常，脱力などがあれば医療者へ知らせるよう指導する			
ケア		CIPNによる症状と生活上の困りごとを明らかにし，代替案を紹介する（衣類・調理器具・そのほか便利用具） 転倒・怪我・熱傷の予防について説明する		
治療		原因薬剤の投与量変更・治療法変更について話し合う CIPNに対する薬物療法について話し合う 運動療法・マッサージ・手浴/足浴など患者が心地よいと感じるケアを行う		

・患者は末梢神経障害が高度でも治療を継続したい，治療強度を落としたくないという気持ちから，積極的に症状を報告しないことがある。血液腫瘍や術後補助化学療法で根治を目的とする場合，緩和的化学療法で予後の延長や症状緩和を目的とする場合，など治療目的や予後の長さは患者ごとに異なる。患者自身が投与量変更や治療変更などのリスク・ベネフィットを理解して治療が継続できるように支援することが重要である。
・オキサリプラチンの休薬に関しては，CIPNの悪化が予測される時期に休薬し，原病が進行しそうな時期に再開するという**stop-and-go ストラテジー**が有効とされる。[8)]

薬物療法

・CIPNによるしびれや痛みに効果があるとされている薬物は**デュロキセチン**のみである。
・臨床では，そのほかの神経障害性疼痛治療薬が投与されることもあるが，CIPNに対する薬物療法は限界があるため，薬物療法の効果と副作用などを十分考慮する必要がある。

非薬物療法

・手袋や靴下で**保温**し，外部からの刺激を和らげることで症状が緩和されることがある。
・運動療法（手の掌握運動など）やマッサージ，手浴や足浴で末梢循環を促すといった処置は，患者が心地よいと感じる程度に実施してもよい。

文献

1）有害事象共通用語規準 v5.0 日本語訳 JCOG 版. [https://jcog.jp/assets/CTCAEv5J_20220901_v25_1.pdf]（2023年10月閲覧）
2）厚生労働省:重篤副作用疾患別対応マニュアル　末梢神経障害（平成21年5月）[https://www.info.pmda.go.jp/juutoku/file/jfm0905001.pdf]（2023年10月閲覧）
3）エルプラット添付文書 [https://www.info.pmda.go.jp/go/pack/4291410A1029_1_20/]
4）パクリタキセル添付文書 [https://www.info.pmda.go.jp/go/pack/4240406A1040_1_21/]
5）ベルケイド添付文書 [https://s3-ap-northeast-1.amazonaws.com/medley-medicine/prescriptionpdf/800155_4291412D1024_1_20.pdf]
6）Loprinzi CL, et al: J Clin Oncol 2020; 38: 3325-48. PMID: 32663120
7）日本がんサポーティブケア学会：がん薬物療法に伴う末梢神経障害マネジメントの手引き 2023年版. 金原出版，2023.
8）Tournigand C, et al: J Clin Oncol 2006; 24: 394-400. PMID: 16421419

味覚障害

基本の知識

定義

・味覚の消失，または味の感じ方の異常。

CTCAE ver5.0 Grade 分類（表1）

表1　CTCAE ver5.0 Grade 分類[1)]

	Grade 1	Grade2	Grade3	Grade4
味覚不全	食生活の変化を伴わない味覚変化	食生活の変化を伴う味覚変化（例：経口サプリメント）；不快な味；味の消失	－	－

（文献1より転載，Grade 5のみ省略）

なぜ起こる？　メカニズム[2)]

・味覚の生理的メカニズムは，口腔内に食物が入り，唾液と混ざり合った味物質が舌表面や咽頭・喉頭に分布している味蕾（味覚受容体）に到達すると味を感知する。味蕾は味細胞が50～100個集まってできた器官で，味細胞のターンオーバーは10～20日である。味物質が味細胞を刺激すると，味蕾の基底部にある味神経を連絡して，視床，大脳皮質に伝達され，味を認識する。

・味物質の運搬障害：唾液の分泌低下は，唾液による溶解作用，抗菌・殺菌作用，保護作用が低下し，味物質の味覚受容体への拡散を阻害する。

・味覚受容体への影響：味蕾の機能低下や異常は，舌苔，舌炎，放射線障害，薬剤の副作用，肝・腎障害などが関連している。薬剤の亜鉛に対するキレート作用と，それに続発する亜鉛欠乏による味細胞のターンオーバーへの影響が，原因として指摘されている。

・神経伝達異常：味蕾から中枢への味覚伝達の異常で，ウイルス感染，悪性腫瘍，頭頸部外科手術，脳梗塞などが関連している。

症状の予防や早期発見のためのポイント

特徴的な所見・症状[2)]

・味覚障害の自覚症状は以下のように分類される。

①**味覚減退**：「味が薄くなった，味を感じにくい」

②**味覚消失・無味症**：「まったく味がしない」

③**解離性味覚障害**：「甘味だけわからない」
④**異味症・錯味症**：「醤油を苦く感じる」
⑤**悪味症**：「何を食べても嫌な味になる」
⑥**味覚過敏**：「味が濃く感じる」
⑦**自発性異常味覚**：「口の中に何もないのに苦みや渋みを感じる」
⑧**片側性味覚障害**：一側のみの味覚障害

どんな人に起こりやすい？ リスク因子

・**頭頸部がん**の治療では放射線を併用することが多く，照射野によって唾液の減少や口腔粘膜の炎症などが発生するため，症状が悪化しやすい。
・**高齢者**では加齢の影響で，味蕾細胞の減少や唾液分泌量の減少が生じるため，症状が発生しやすい。

いつ起こる？ 発症好発時期

・原因薬剤を投与して**数日以内**に発症し，1週間程度で回復してくることが多い。薬剤投与を繰り返すと，次の投与までに症状が回復しないことがある。

どのくらい起こる？ 発症率

・がん薬物療法は多剤併用で行われることが多いが，使用される薬剤の大半が味覚障害の原因となりうる。特に**表2**の薬剤は，味覚障害の原因となりやすい。
・抗がん剤以外にも多数の内服薬が味覚障害の原因となりうるので留意する。

表2　味覚障害の原因となりやすい薬剤

アルキル化薬	シクロホスファミド
プラチナ製剤	シスプラチン，カルボプラチン，オキサリプラチン
微小管阻害薬	パクリタキセル，ドセタキセル，ビンクリスチン
代謝拮抗薬	フルオロウラシル，テガフール・ギメラシル・オテラシル，ゲムシタビン
抗がん剤性抗生物質	ドキソルビシン

（文献２を参考に作成）

観察ポイント

・口腔内の観察：唾液分泌量や口腔内乾燥の有無，口腔内の清掃状態，炎症や舌苔，カンジダ症の有無など
・味覚や嗜好の変化：治療開始前後の味覚変化，食事の嗜好，味付けの変化など
・食事量の変化：食事摂取量や体重の変化
・血液データ：血清アルブミン値，電解質，血清亜鉛値など（体内の亜鉛不足は血清亜鉛値に反映されないこともある）

やりがちミス

味覚障害は重度でも生命に影響を及ぼさないため，ほかの副作用と比べて軽視されやすい。
しかし毎日の食事は，単に栄養摂取の手段だけでなく，楽しみや生きがい，コミュニケーションの場でもあるため，味覚障害によって食事が苦痛な時間となることで，患者のQOLは著しく低下する。食事の時間が苦痛とならないよう，患者が食事についてどのように思っているか，患者にとっての食べることの意味づけを理解し，栄養摂取の面だけでなく，精神的・心理社会的・スピリチュアルな面からアセスメントし，マネジメントすることが重要である。

マネジメントのポイント

予防

・治療前に口腔内の状態をアセスメントする。清掃不良や唾液分泌量低下があれば，歯磨きや含嗽，口腔内のセルフモニタリングなどのセルフケアを指導する（**表3**）。

症状発生時のケア

・味覚障害が患者にもたらす体験をよく聴き，患者の困りごとを把握する。
・患者の症状にあった食事の工夫を行う（**表4**）。
・「**食べたいものを食べたいときに，食べられるだけ食べる**」よう患者に指導する。
・味覚障害が次の治療まで遷延するときには**亜鉛不足**を考慮し，亜鉛サプリメントや亜鉛の豊富な食物（牡蠣やあさり，レバー，ひじきやわかめ，玄米など）を紹介する。

表3　口腔内のセルフケア

歯磨き	歯磨きは**毛の柔らかい歯ブラシ**を用いて，食後や就寝前などに1日2～4回行うとよい。 入れ歯があるときは，毎食後口をすすぎ，少なくとも1日2回は柔らかいブラシ(スポンジブラシなど)で歯茎や舌へのブラッシングを行う。
含嗽	抗がん剤治療中はうがいを1日4～5回行えるとよい。食前に含嗽をすることで味覚を感じやすい。水が苦く感じるときはお茶やマウスウォッシュなどで含嗽してもよい。
口腔内のセルフモニタリング	口腔内の痛みや乾燥，舌の異常（色，付着物，表面の萎縮）などがないか鏡で確認し，異常があれば担当医に知らせる。
口腔内乾燥の予防	口腔内の乾燥があるときは，うがいをこまめに行う。市販の口腔保湿剤(ジェルタイプやスプレータイプ)を使用するのもよい。シュガーレスの飴やガムを食べたり，食事の際によく噛むことで，唾液の分泌を促す。

表4　食事の工夫[4)]

食感や温度による選択	
冷たいものを摂取，温かいものは冷まして摂取する	匂いに嫌悪感や不快感がある場合は，冷ましてから摂取することが効果的である。米も炊き立てより，少し冷まして小さめのおにぎりにしたものや，コンビニのおにぎりが好まれることも多い。入院中の食事も冷まして冷配膳することもある。サラダや酢の物，味付けご飯など，冷めてもおいしいものを選択する。
喉越しがよいものを選択する	主食では，お粥やお茶漬け，そうめんやうどんなどが好まれやすい。また，親子丼や牛丼などのどんぶりのほか，とろろご飯，卵かけごはん，シチューをかけたごはんなども食べやすい。副食では，豆腐や卵豆腐，ポタージュスープなどは喉越しがよく食べやすい。
味による選択	
適度な酸味があるものを選ぶ	すし酢を使った料理（ちらし寿司など）やポン酢，トマトケチャップを使ったものなどを好む患者も多い。また，ソースを使った食べ物では，焼きそばやお好み焼きが食べやすい。
甘味をおいしく感じる場合がある	甘味は比較的残存しやすく，それまで甘いものが好きではなかった男性患者でも，甘いものなら食べやすいという場合がある。菓子パンやプリン，あんこ，カステラなど，果物では桃やスイカ，ブドウなどが好まれやすい。
うま味を利用する	患者が好む食べ物は，うま味成分である**グルタミン酸**濃度が高い傾向にある。だしを使った料理としてだし巻き卵や茶碗蒸し，だし茶漬けのほか，野菜のうま味を多く含む野菜スープなども好まれやすい。同様に，野菜の煮びたしやすき焼きなら食べられるという意見もある。 だしの味も感じにくいときは，だしを濃くしてもむしろ苦みが増すため，野菜などのうま味や乳製品のコクなどの効果と相乗作用を活かすのもよい。
一般的に好まれやすい食品を勧める	味覚変化が生じたときに好まれやすい食品として**果物**や**イモ類**がある。果物は，適度な甘味や酸味に加えて水分の多さが摂取しやすい理由でもあり，桃やスイカ，柑橘類などが特に人気である。イモ類はふかし芋，天ぷら，ポテトサラダなどが好まれる傾向にある。
食行動における選択	
テンポやタイミングを大切にする	「味がしない」「食べ物本来の味がしない」と考えるといっそう食べられなくなることがある。そのため，時間をかけずに勢いで食べることも時に大切であったり，「食べることも薬」と割り切って食べると味覚障害を乗り越えやすい。また，治療後数日で改善する症状も多く，症状が改善されるまで食事以外のことに気持ちを向かせることも策の1つである。
古典的条件づけによる味覚嫌悪を防止する	悪心や味覚障害などの不快感があるときに無理をして食べ物を摂取し嫌悪感を感じると，その後もその食べ物に不快を感じてしまうことがある。そのため，不快症状があるときに，無理をしてもともと好物だった食べ物を摂取するのは控えることが望ましい。
匂いが気になる食品を避ける	魚の匂いが気になる患者が多い。また，肉類では特に牛肉の匂いが気になる患者もいる。調理法では，特に焼く匂いに対する嫌悪感が強い。調理法を変えるほか，治療中は特に匂いが気になる食品を避け，ほかの食品で必要な栄養を摂ることができることを伝える。

（文献4を参考に作成）

・栄養士と連携し，入院中に可能な食事内容・配膳の工夫，自宅で調理する際の工夫などを症状と患者の嗜好に合わせて紹介する。

・歯科と連携し，口腔内清掃状況の確認，舌の症状や唾液分泌低下などがないか相談する。

家族へのケア

・患者に味覚障害が生じると，家族は栄養状態を心配し，熱心に調理に取り組んだり，少しでも摂取できるように手に入りにくい食料を調達したりすることも多く，そのような状況で患者が摂取できないと落胆も大きい。また，家族が熱心に取り組むことで患者がプレッシャーに感じて，精神的なつらさを感じることも少なくない。家族が心配する気持ちを受け止めつつ，患者の真の苦痛について一緒に考え，患者も家族もストレスが少ない方法を提案することも必要である。

・また，患者が調理を担当している場合は，症状について説明し，味付けの手伝いをしてもらうよう説明する。

文献

1） 有害事象共通用語規準v5.0日本語訳JCOG版．[https://jcog.jp/assets/CTCAEv5J_20220901_v25_1.pdf]（2023年10月閲覧）
2） 厚生労働省：重症副作用疾患別対応マニュアル　薬物性味覚障害（令和4年2月改定）[https://www.pmda.go.jp/files/000245252.pdf]（2023年10月閲覧）
3） がん情報サービス：味覚やにおいの変化 もっと詳しく [https://ganjoho.jp/public/support/condition/taste_or_smell/ld01.html]（2023年10月閲覧）
4） 堤　理恵，ほか：化学療法に伴う味覚・嗅覚障害への対応．日静脈経腸栄会誌 2018；33：1019-24.

性機能障害

基本の知識

定義[1)]

・性ホルモン分泌や精子/卵子の生成といった性腺機能の障害，性交不能および性交に困難や不快を伴う状態。

CTCAE ver5.0 Grade 分類（表1）[2)]

・性機能障害に関する項目はほかに月経困難症，射精障害，腟乾燥など複数ある。

表1　CTCAE ver5.0 Grade 分類

	Grade 1	Grade2	Grade3	Grade4
性交困難	腟挿入時の軽度の不快感/疼痛; 腟潤滑剤/エストロゲンの使用により軽快する不快感	腟挿入時の中等度の不快感/疼痛; 腟潤滑剤/エストロゲンの使用により一部軽減する不快感または疼痛	腟挿入時の高度の不快感/疼痛; 腟潤滑剤/エストロゲンを使用しても軽減されない不快感または疼痛	−
勃起不全	勃起機能の低下（頻度/硬度）。ただし治療を要さない（例：薬物治療/機器，陰茎ポンプの使用）	勃起機能の低下（頻度/硬度）。勃起補助治療を要する（例：薬物治療/陰茎ポンプなどの機器）	勃起機能の低下（頻度/硬度）。ただし勃起補助治療が有効でない（例：薬物治療/陰茎ポンプなどの機器）; 陰茎プロステーシスの永久留置を要する（以前は不要）	−
無月経	−	あり	−	−
精子減少症	精子濃度0-1,500万/mL	−	−	−

（文献2より転載，Grade 5のみ省略）

なぜ起こる？ メカニズム

・主に細胞分裂が盛んな性腺細胞に抗がん剤が作用し，精子・卵子の産生および性ホルモン（テストステロン/エストロゲン）の分泌が減少するために起こる。

・女性の性機能障害の原因として，原始卵胞が卵胞に成熟する過程の顆粒膜細胞の障害や血管障害がある（**表2，図1**）。その結果，卵巣欠落症状（更年期症状）および一時的あるいは永続的な無月経に至る。

・卵巣欠落症状のなかでも，**腟の乾燥や萎縮，それに伴う性交痛**は性機能障害に直結する症状である。

表 2　女性の性機能障害の原因

顆粒膜細胞の障害	・原始卵胞が成熟して排卵に至る過程で，顆粒膜細胞が細胞死する。 ・顆粒膜細胞内に活性酸素が蓄積し，細胞死を誘発する。
血管障害	・毛細血管障害や組織の線維化により，卵巣への血流減少が起こり，卵巣機能が低下する。

図 1　卵胞の発育過程と抗がん剤による影響

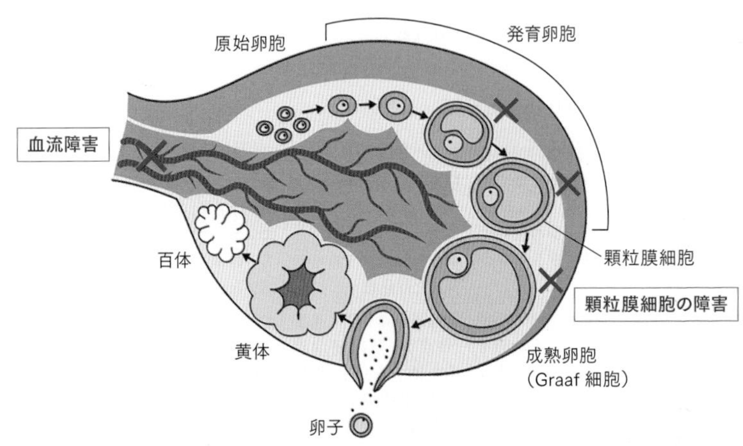

・男性の場合，抗がん剤が精巣を直接障害するためにテストステロンの分泌が減少し，性欲の低下や勃起障害が生じる。また，精子の形成過程が阻害される。しかし，血液-精巣関門があるため，抗がん剤による影響は女性と比較して少ない。

・精子が精原細胞に分化するまで2〜3カ月かかるため，**抗がん剤投与後2カ月までは精子数の減少は軽度に留まる**が，その後に精子減少症・無精子症の傾向がみられる[4)]。

症状の予防や早期発見のためのポイント

●どんな人に起こりやすい？　リスク因子

・**アルキル化薬**（シクロホスファミド，プロカルバジン，テモゾロミドなど），**プラチナ製剤**（シスプラチン，オキサリプラチン，カルボプラチンなど）は性腺毒性が強い。一般的に，単剤よりも多剤併用，また高用量・投与期間が長いほど，発症リスクは高くなる。

・乳がんや前立腺がんなどの**ホルモン療法**中の患者。性ホルモン（エストロゲン/アンドロゲン）の分泌や作用が妨げられる。
・支持療法や対症療法として，抗うつ薬や鎮痛薬，オピオイドを服用している患者。
・分子標的薬や免疫チェックポイント阻害薬による性腺への影響はいまだ明確ではない。
・がん薬物療法の有害事象がある患者。倦怠感や疲労，悪心・嘔吐などの身体的苦痛，不安や緊張，ストレスが高い状態にあると，性欲の低下や性交困難などを起こしやすい。

いつ，どのくらい起こる？ 発症好発時期と発症率

・発症率は，抗がん剤の種類・総投与量・併用療法により発症リスクが異なるが（**表3，4**），女性では卵巣予備機能を加味してリスクを評価する必要がある。
・女性は，抗がん剤投与とともに多くの場合**一時無月経**となる。原始卵胞が影響を受けていなければ，治療終了後に月経は再開するが，年齢が高くなるほど永久的に無月経になる可能性が高い。男性は**抗がん剤開始後2〜3カ月**から発症し，精祖細胞の障害が軽度であれば1〜3年で回復することが多い[5]。

観察ポイント

・性機能障害の症状は主観的情報に頼るところが大きいが，患者から話すことや症状を詳細に伝えることが難しい。患者が話しやすい環境を整え，医療者から症状について問いかけることが重要である。
・性機能障害は患者の苦痛の度合いやライフプラン（結婚や出産など），患者の重要性の認識によりケアニーズが異なる。これらを踏まえ，患者個々に適切な観察内容を検討する。
・患者の直接的な訴えに限らず，医師の診察時の問診やスケールによる評価からも情報が得られる［例：前立腺疾患に用いられるSexual Health Inventory for men（SHIM）[6] など］。
・抗がん剤の総投与量が増えるほど発症しやすく，治療後も継続することを鑑みて，治療前から治療中，治療後までの長期的・経時的な変化を観察する。

表 3　卵巣機能障害の発症リスク

発症率高度 (80%以上)	・造血幹細胞移植の前処置（シクロホスファミド＋ブスルファンまたはシクロホスファミド / 全身放射線照射）を受けている患者 ・CMF，CEF，CAF 6 コース（40 歳以上で乳がんの補助療法としてシクロホスファミド，メトトレキサート，フルオロウラシル，ドキソルビシン，エピルビシンの併用療法）
発症率中等度	・CMF，CEF，CAF 6 コース（30 ～ 39 歳で乳がんの術後補助療法としてシクロホスファミド，メトトレキサート，フルオロウラシル，ドキソルビシン，エピルビシンの併用療法） ・AC 4 コース（40 歳以上の乳がん補助療法としてドキソルビシン / シクロホスファミドが使われている）
発症率低度 (20%以下)	・ABVD ・CHOP 4 ～ 6 コース ・CVP ・急性骨髄性白血病の治療（アントラサイクリン / ドキソルビシン） ・急性リンパ性白血病の治療 ・CMF，CEF，CAF 6 コース（30 歳未満の乳がんの補助療法としてシクロホスファミド，メトトレキサート，フルオロウラシル，ドキソルビシン，エピルビシンの併用療法） ・AC 4 コース（40 歳未満の乳がん補助療法としてドキソルビシン / シクロホスファミドが使われている）
きわめて低度の発症率	・ビンクリスチン単剤 ・メトトレキサート単剤 ・フルオロウラシル単剤

（文献 3 を参考に作成）

表 4　精巣機能障害の発症リスク

High Risk （治療後，一般的に無精子症が遷延・持続する）	・アルキル化薬＋全身放射線療法 ・アルキル化薬＋骨盤放射線療法 ・シクロホスファミド総量＞ 7.5mg ・プロカルバジンを含むレジメン MOPP：＞ 3 コース，BEACOPP：＞ 6 コース
Intermediate Risk （治療後，無精子症が遷延することがある）	・シスプラチンを含むレジメン BEP：2 ～ 4 コース シスプラチン総量＞ 400mg/m^2 カルボプラチン総量＞ 2g/m^2
Low Risk （一時的な造精能障害）	・アルキル化薬以外の薬剤を含むレジメン ABVD，CHOP，COP，白血病に対する多剤併用療法 ・アントラサイクリン系＋シタラビン
Very Low No Risk （影響なし）	・ビンクリスチンを用いた多剤併用療法

（文献 4　p.55 を参考に作成）

やりがちミス

性機能障害は多様な影響要因があるため，がん化学療法を受けるすべての患者に何らかの性機能障害が起こりうる。しかし性機能障害は，患者だけではなく医療者にとっても触れにくい話題である。そのため，患者の明確な訴えがない限り，年齢などの背景や病状の重症度から患者にとって大きな問題ではないと判断しがちである。医療者が関心を向けない限りは見えにくい症状であることや，どのような背景にある患者も性の健康は等しく基本的な権利であることをよく認識しておくことが重要である。

マネジメントのポイント

予防（治療前）

- 予防する方法はないが，治療選択の段階から抗がん剤による性腺機能への影響やそれに伴う症状，予測される持続期間，避妊が必要な期間について，患者と家族（特にパートナー）が理解できるように支援する。
- 生殖年齢にある患者に性腺毒性が強い薬剤を用いることが予測される場合は，治療開始前に将来の妊娠・出産に対する意思をよく聞いたうえで**妊孕性温存治療**を検討する。また，妊孕性温存治療や挙児希望の有無にかかわらず，治療前から治療後まで，関連部門の多職種が連携して支援を継続する（**図2**）。
- 乳がんなど長期にわたる薬物療法が必須となる場合，治療前の卵巣予備能力や，治療後に妊娠が可能となる年齢も視野に入れながら，妊孕性温存治療の適応を決定する。
- 妊孕性温存治療は，女性では卵子凍結保存・胚凍結保存・卵巣組織凍結保存（**表5**），男性では精子凍結保存・精巣組織凍結などがある。がん治療開始までの猶予期間やパートナーの有無などから，患者に最も適した方法を選択する。

症状発生時のケア（表6）

- 女性は性行困難，男性は勃起不全のスケールのGradeによる。
- 表に示すケアは，あくまで**患者が希望する場合**に検討する。

そのほかの介入

患者に対するケア

①治療による性機能障害・セックスへの影響についてパートナーに話し，愛情表現の方法について話し合えるように助言する。

②化学療法中のセックスは可能であるが，抗がん剤投与後48時間以内のセックスはパートナーへの被ばく予防をし，骨髄抑制があるときは感染予防のためにコンドームを適切に用いることを指導する。また，性器は傷つけないようにし，

図 2　妊孕性に関する支援

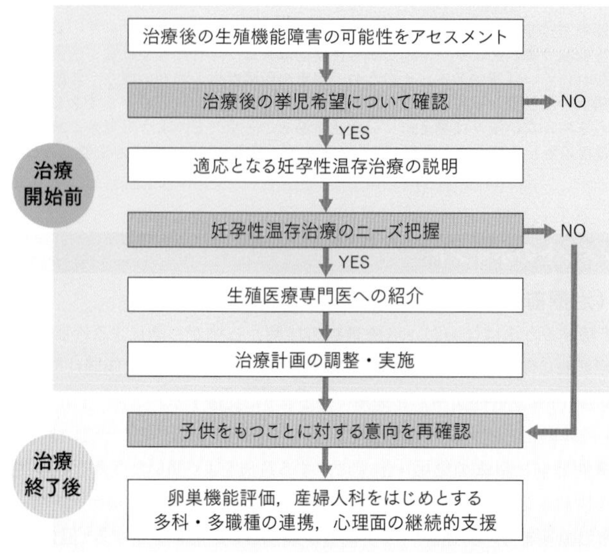

（渡邊知映：妊孕性を支える看護．女性性を支えるがん看護，日本がん看護学会 監，医学書院，2015，p.69 を改変して転載）

表 5　女性の妊孕性温存治療の特徴

	卵子凍結保存	胚凍結保存	卵巣組織凍結保存
治療可能年齢	思春期～	思春期～	0 歳～
パートナー	いなくても可	必要	いなくても可
期間	2 週間～	2 週間～	最大 1 週間
長所	・将来の婚姻関係に柔軟に対応できる	・確立された治療 ・良好な成績	・月経発来前でも可 ・迅速に開始できる
短所	・妊娠率が低い ・原疾患への影響不明 ・卵巣過剰症候群のリスクあり	・パートナーが変わると使えない ・原疾患への影響不明 ・卵巣過剰症候群のリスクあり	・卵巣内の微小残存病変のリスクあり ・排卵誘発は不要 ・技術が未確立

表6　Grade 別のケアと治療

Grade	0	1	2	3
女性		HRT（＊1）	HRT（＊1）	HRT（＊1）
女性	性ホルモン値評価	性ホルモン値評価		
女性	潤滑剤（＊2）	潤滑剤（＊2）	潤滑剤（＊2）	潤滑剤（＊2）
女性・男性	がんによる症状，化学療法による苦痛な副作用への対応（疼痛，嘔気，倦怠感など），アピアランスケア	がんによる症状，化学療法による苦痛な副作用への対応（疼痛，嘔気，倦怠感など），アピアランスケア	がんによる症状，化学療法による苦痛な副作用への対応（疼痛，嘔気，倦怠感など），アピアランスケア	がんによる症状，化学療法による苦痛な副作用への対応（疼痛，嘔気，倦怠感など），アピアランスケア
男性	性ホルモン値評価	性ホルモン値評価	PDE-5 阻害薬（バイアグラ®）	PDE-5 阻害薬（バイアグラ®）
男性			陰圧式勃起補助具（＊3）	
男性				ICI（＊4）
男性				陰茎プロステーシス埋め込み（＊5）

＊1　HRT：hormone replacement therapy，女性ホルモン補充療法。貼付剤や内服，注射がある。エストロゲン感受性があるがんや，血栓症などの既往により適応にならない場合がある。
＊2　処方不要で簡単に入手できる。水溶性で無添加なものが望ましい。
＊3　陰茎海綿体に血液を集め，勃起を起こさせる器具。
＊4　ICI：Intracavernous Injection，プロスタグランジンE1を陰茎海綿体に注射する。
＊5　腹部にリザーバーを埋め込み，海綿体に挿入したロッドに送水することで勃起が起きる。

（文献8～10を参考に作成）

清潔を保つよう指導する。

③自分のペースでマスターベーションを試みることで，性欲やオルガムスの改善につながることを説明する。

④パートナーとの愛情表現の方法は，ともに時間を過ごすことやスキンシップなどセックスに限らないこと，焦らずに互いが心地よいと思える方法を一緒に考えることが大切であることを伝える。

⑤性の悩みに関して有用な情報が得られるインターネット・サイトや，患者会を紹介する（**表7**）。

パートナーに対するケア

・上記②，④，⑤に加えて

⑥パートナーも，患者の性機能障害に対する不安やセックスに対する恐怖心を抱えていることを理解して関わる。

⑦患者は治療後のセックスに気持ちが向かなくなったり，治療前と同様にスムーズに行為が進まないことを説明し，患者を労わることができるように支援する。

⑧パートナーは，患者の気持ちの理解や関わり方に悩むことも多い。日常的な支援も患者の支えになることや，気持ちを言葉で表現することの大切さを伝える。

表 7　性機能障害に関する情報を提供しているインターネット・サイト

サイト		
認定 NPO 法人 キャンサーネットジャパン [https://www.cancernet.jp/]	・「がんと性」のページには国内外の多様な情報，イベント紹介，体験談などが掲載されている。	
日本性科学会 [https://sexology.jp/]	 	・臨床心理士とセックスセラピストの資格を持つアドバイザーによるカウンセリングがある。 ・膣ダイレーターの購入に関する情報を掲載している。
がん情報サービス [https://ganjoho.jp/public/index.html]	・性機能障害に関連するさまざまながんの治療についての知識を得ることができる。	
乳がん .jp［乳がん患者さんのライフサポート］幸せな性へのアドバイス [https://www.nyugan.jp/life-support/booklet/sex/]		・乳がん患者とパートナーを対象としているが，ほかのがん腫にも適応できる。 ・独身患者に向けたページもある。

文献

1）井部俊子，ほか：看護・医学辞典 第7版増補版．医学書院，2014．P.541．
2）有害事象共通用語規準 v5.日本語訳JCOG版．[https://jcog.jp/assets/CTCAEv5J_20220901_v25_1.pdf]（2023年10月閲覧）
3）Lee SJ, et al: J Clin Oncol 2006; 24: 2917-31. PMID: 16651642
4）日本がん・生殖医療学会 監，鈴木 直，ほか 編：新版がん・生殖医療 妊孕性温存の診療．医歯薬出版，2020．P.41-60．
5）日本がん看護学会教育・研究活動委員会コアカリキュラムワーキンググループ：がん看護コアカリキュラム日本語版．医学書院，2017．P.173．
6）木元康介，ほか：International Index of Erectile Function（IIEF）およびその短縮版であるIIEF5の新しい日本語訳の作成．日性機能会雑 2009；24：295-308．
7）渡邊知映：妊孕性を支える看護．女性性を支えるがん看護，日本がん看護学会 監，鈴木久美 編，医学書院，2015．P.67-75．
8）渡辺知映：外来治療中の患者のQOLを支える～治療に伴う症状へのケア～がん治療に伴う性機能障害．がん看護 2013；18：444-7．
9）日本性機能学会，ほか：ED診療ガイドライン第3版．リッチヒルメディカル，2018．
10）岡田　弘，ほか：男性がん患者の性機能障害とその援助．がん看護 2014；19：281-6．

ホットフラッシュ

基本の知識

定義

・強い体熱感やほてりといった一過性の不快な感覚[1)]であり，更年期に起きる血管運動神経症状。

CTCAE ver5.0 Grade 分類（表1）

表1　CTCAE ver5.0 Grade 分類[1)]

	Grade 1	Grade2	Grade3	Grade4
ほてり	軽度の症状；治療を要さない	中等度の症状；身の回り以外の日常生活動作の制限	高度の症状；身の回りの日常生活動作の制限	－

（文献1より転載，Grade 5のみ省略）

なぜ起こる？　メカニズム

・ホットフラッシュは，**性ホルモン（エストロゲン/アンドロゲン）の分泌量が減少することで生じる**。主たるメカニズムは，視床下部のネガティブ・フィードバックが働いても卵巣/精巣が反応できないことによって，自律神経失調をきたすためと考えられている[1)]。

・通常は，体温上昇時に皮膚血管が拡張し，体表面の血流が増加して熱を放散することで深部体温は下がる。自律神経失調によってこの体温調節が正常に機能せず，気温や体温に関係なく症状が起こる。

・女性ホルモンのエストロゲンは，閉経前では卵胞（顆粒膜細胞）から分泌される。閉経後は，卵巣からの分泌はなくなる。副腎皮質で産生し分泌されたアンドロゲンが脂肪組織のアロマターゼに作用し，エストロゲンに変換される（**図1**）が，著しく血中のホルモン量は低下する。

・アンドロゲンは男性ホルモンの総称で，テストステロンを主とするステロイドホルモンである。テストステロンは95%が精巣，5%が副腎から分泌される。精巣機能の低下によりテストステロンの分泌量が減少することで，男性にも更年期症状（ホットフラッシュ）が起こる。

図1　エストロゲンの産生

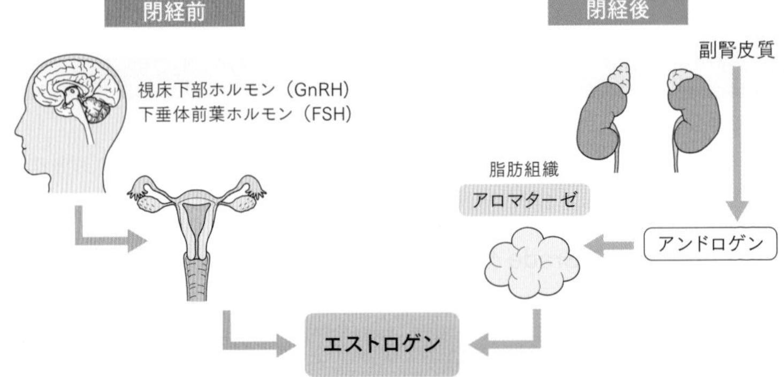

症状の予防や早期発見のためのポイント

●特徴的な所見・症状

- 昼夜問わず1日数回〜十数回，熱感・発汗・脈拍の増加・動悸が起こるが，血圧変動は伴わない。
- 症状は顔面から始まり，頭部・胸部，さらには全身に広がることもある。症状の持続時間はおよそ数十秒〜数分間で，長くても10分以内に治まる。
- 多くの場合，次第に低エストロゲンの状態に身体が適応し，症状が落ち着いていく。
- 血管運動神経症状だけでなく，疲労感や記憶障害，苛立ち，不眠，抑うつなど多岐にわたる更年期症状を伴い，これらによりさらにホットフラッシュを増強すると考えられている（**図2**）[2)]。

図2　ホットフラッシュとほかの更年期症状との関係

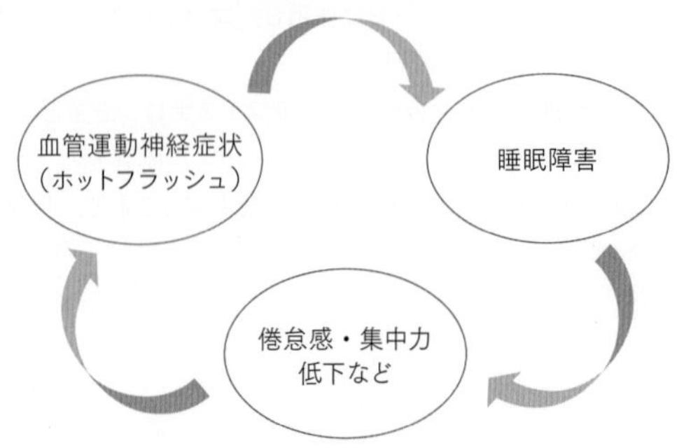

どんな人に起こりやすい？ リスク因子

・卵巣毒性のある抗がん剤：卵胞の顆粒膜細胞を障害し，エストロゲンの分泌量を低下させる（p.190「性機能障害」参照）。

・ホルモン受容体陽性乳がんの治療に用いられるホルモン剤（表2）：エストロゲン分泌および受容体機能を抑制する。エストロゲン産生のメカニズム（**図1**）により，閉経前と閉経後では使用するホルモン剤が異なり，閉経前のほうが症状は強い。

・前立腺がんの治療に用いられるホルモン剤（表3）：アンドロゲンの分泌および受容体機能を抑制する。

・運動不足，肥満，喫煙などの生活習慣

・ストレス，不安，患者の気質（真面目で几帳面）

どのくらい起こる？ 発症率（更年期症状全体）

・乳がんのホルモン療法では，軽度を含めると50％以上[3)]，前立腺がんのホルモン療法では80％以上の患者に発症する[4)]が，ある程度の期間が経てば軽減す

表 2　乳がん治療に用いられるホルモン剤の例

使用時期	薬品名	作用機序
閉経前	LH-RH アゴニスト（リュープロレリン，ゴセレリン）	下垂体の LH-RH 受容体に結合し，性腺刺激ホルモンの分泌を抑制することで，エストロゲン産生を抑制する。
閉経後	アロマターゼ阻害薬（アナストロゾール，レトロゾール，エキセメスタン）	アロマターゼを阻害することで，アンドロゲンからエストロゲンに変換されるのを抑制する。
閉経前後を問わない	抗エストロゲン薬（タモキシフェン，トレミフェン，フルベストラント）	エストロゲン受容体に結合し，エストロゲンの作用を抑制する。

表 3　前立腺がんに用いられるホルモン剤の例

薬品名	作用機序
LH-RH アゴニスト（リュープロレリン，ゴセレリン）	下垂体の LH-RH 受容体に結合し，性腺刺激ホルモンの分泌を抑制することで，アンドロゲンの産生を抑制する。
抗アンドロゲン薬（ビカルタミド，フルタミド）	アンドロゲン受容体に結合し，アンドロゲンの作用を抑制する。
卵胞ホルモン剤（エチニルエストラジオール）	エストロゲンの作用により，テストステロンの分泌を抑制する。

ることが多い。

・乳がんのホルモン療法では，アロマターゼ阻害薬よりも**タモキシフェン**で発生頻度が高い[3)]。

●観察ポイント

・ホットフラッシュは単独で起こることは少なく，そのほかの多様な更年期症状とともに現れることが多い。そのため，**更年期症状評価表（表4）**などのツールを用いて評価することも有用である。

表 4　日本人女性の更年期症状評価表

症状	症状の程度		
	強	弱	無
1.　顔や上半身がほてる（熱くなる）			
2.　汗をかきやすい			
3.　夜なかなか寝付かれない			
4.　夜眠っても目をさましやすい			
5.　興奮しやすく，イライラすることが多い			
6.　いつも不安感がある			
7.　ささいなことが気になる			
8.　くよくよし，ゆううつなことが多い			
9.　無気力で，疲れやすい			
10. 眼が疲れる			
11. ものごとが覚えにくかったり，物忘れが多い			
12. めまいがある			
13. 胸がどきどきする			
14. 胸がしめつけられる			
15. 頭が重かったり，頭痛がよくする			
16. 肩や首がこる			
17. 背中や腰が痛む			
18. 手足の節々（関節）の痛みがある			
19. 腰や手足が冷える			
20. 手足（指）がしびれる			
21. 最近音に敏感である			

（文献 5 より転載）

・女性の場合，治療開始前および治療中〜治療後の月経の状態と症状の変化を把握する。治療前にすでに閉経していた女性は，症状が起きにくい。

・ホットフラッシュは，バイタルサインの変動など客観的な指標と結びつかず，症状が起こる条件も一定しない。まずは患者の訴えをよく聞くことが重要である。

やりがちミス

ホットフラッシュは，更年期に経験される生理的な生体反応である。また，即座に健康状態を悪化させるものではないことから，薬物療法の有害事象のなかでは軽視されやすい。多くの患者は症状が次第に軽減するが，長期に及ぶこともあり，昼夜を問わず日常生活を阻害する症状であるが，医療者に苦痛を理解してもらえないと捉えている患者の声をしばしば耳にする。
ホットフラッシュをはじめとする更年期症状は，ストレスや不安によって増強することからも，まずは患者の戸惑いや苦痛を真摯に受け止めて対応する姿勢が非常に重要である。

マネジメントのポイント

予防

・治療前からの月経の状態や周期を把握する。規則正しい月経周期だった患者は，治療後に更年期症状が生じやすい可能性がある。患者にも，更年期症状について事前に説明し，症状の発症や変化をモニターするよう指導する。

症状発生時のケア（表5）

・介入の必要性は，患者の苦痛と日常生活への支障の度合いによる。症状が日常生活にどの程度の影響をきたしているかどうか，それはどのようなことかをアセスメントする。

・ストレスや緊張が高くなると症状が悪化しやすいため，適切なストレス緩和方法をみつけること，運動は健康維持においても重要であることを説明する。

・症状の緩和には**肥満を避ける**ことが重要である。生活習慣を患者とともに振り返り，その患者に応じて改善できそうな点を一緒に考える。

・ホルモン治療中の患者の場合，症状の程度に応じてホルモン剤の変更を検討する（例：閉経後乳がん患者の場合，タモキシフェンからアロマターゼ阻害薬への変更）。

・薬物療法としてホルモン補充療法があるが，禁忌・慎重投与すべき場合について把握しておく（**表6**）。

・また，**表7**のような漢方療法も有用である。

表 5　Grade 別のケアと治療

<table>
<tr><th>Grade</th><th>0～1</th><th>2</th><th>3</th><th>4</th></tr>
<tr><td>生活指導</td><td colspan="4">肥満を避けるための適切な運動と食事習慣</td></tr>
<tr><td rowspan="2">大豆イソフラボン摂取</td><td colspan="3">アグリコン（非配糖体）型換算で30mg/日以内（＊1）</td><td></td></tr>
<tr><td colspan="4">＊1　過剰摂取は子宮内膜を増殖させる。また，大豆イソフラボンサプリメントは，エストロゲンに類似した作用をもつため，乳がんホルモン治療中の服用は医師に相談する必要がある。</td></tr>
<tr><td rowspan="4">薬物療法</td><td></td><td colspan="3">ホルモン補充療法（＊2）</td></tr>
<tr><td></td><td colspan="3">漢方治療（表7参照）</td></tr>
<tr><td></td><td colspan="3">抗うつ薬・抗てんかん薬など（＊3）</td></tr>
<tr><td colspan="4">＊2　エストロゲン製剤であり，禁忌・慎重投与がある（表6参照）。
＊3　パロキセチン・ベンラファキシン（抗うつ薬），ガバペンチン（抗てんかん薬）などがあるが，ホットフラッシュに対する保険は適用外。パロキセチンはタモキシフェンの効果を弱める可能性があるため，同時に服用はできない。</td></tr>
<tr><td rowspan="2">心理・精神的介入</td><td></td><td colspan="3">心理療法・精神療法（＊4）</td></tr>
<tr><td colspan="4">＊4　主に気分障害（うつ病性障害や双極性障害）を伴う患者に適応される。</td></tr>
</table>

（文献 2，3，6 を参考に作成）

表 6　ホルモン補充療法の禁忌・慎重投与の例

禁忌	慎重投与（条件付きで投与可）
・重度の肝疾患 ・現在の乳がんとその既往 ・現在の子宮内膜がん ・原因不明の不正性器出血 ・急性血栓性静脈炎 ・心筋梗塞および冠動脈硬化 ・脳卒中の既往	・肥満 ・子宮内膜がん / 卵巣がんの既往 ・60 歳以上または閉経後 10 年以上 ・冠攣縮および微小血管狭心症の既往 ・胆嚢炎および胆石症の既往 ・片頭痛 ・コントロール不良な糖尿病 / 高血圧

（文献 6 より改変して転載）

表 7　更年期症状によく用いられる漢方薬と改善が期待できる症状

当帰芍薬散	体力低下，貧血，軽度の浮腫，主に下半身の冷え，頭痛，めまい，肩こり
加味逍遥散	体力低下，肩こり，疲労，さまざまに変化する精神神経症状
桂枝茯苓丸	顔面紅潮，のぼせ

（文献 6 より参考に作成）

文献

1） 有害事象共通用語規準 v5.日本語訳JCOG版．［https://jcog.jp/assets/CTCAEv5J_20220901_v25_1.pdf］（2023年10月閲覧）
2） 日本女性医学学会：女性医学ガイドブック 更年期医療編 2019年度版 第2版．金原出版，2019.
3） 日本乳がん学会：患者さんのための乳がん診療ガイドライン2023年版．金原出版，2023.
4） 日本泌尿器科学会：前立腺癌診療ガイドライン2016年版．メディカルレビュー社，2016.
5） 日本産科婦人科学会生殖・内分泌委員会：「日本人用更年期・老年期スコアの確立と HRT 副作用調査小委員会」報告 日本人女性の更年期症状評価表の作成．日産婦会誌 2001；53：883-8.
6） 日本産科婦人科学会，ほか：ホルモン補充療法ガイドライン2017.
7） 岡野浩哉：更年期症候群はどうして起こるの？いつまで治療するの？ 産科と婦人科2022；89：1053-68.

倦怠感

基本の知識

定義

・がんやがん治療に関係した，最近の活動とは不釣り合いな日常生活を妨げるような苦痛を伴う持続的主観的感覚を，がんに伴う倦怠感（cancer-related fatigue：CRF）とよぶ。身体的，感情的および認知的倦怠感または消耗感がある[1)]。

CTCAE ver5.0 Grade 分類（表1）

表1　CTCAE ver5.0 Grade 分類[2)]

	Grade 1	Grade2	Grade3	Grade4
倦怠感	だるさがある，または元気がない	身の回り以外の日常生活動作を制限するだるさがある，または元気がない状態	身の回りの日常生活動作を制限するだるさがある，または元気がない状態	－

（文献2より転載，Grade 5のみ省略）

なぜ起こる？　メカニズム

・倦怠感は腫瘍そのものが原因で生じるものと，がん薬物療法や放射線治療などの副作用が原因で引き起こされるものがあり，これらの原因が複雑同時に存在していることが多い。

・がん薬物療法誘発性貧血を除いて，CRFの原因となる機序は不明である。

症状の予防や早期発見のためのポイント

特徴的な所見・症状

・化学療法，放射線療法，または特定の生物学的反応修飾物質によるがん治療に最も一般的にみられる副作用である。一般的に治療完了後に改善するが，治療後数カ月または数年持続することもある。

・がん治療を受けている患者の14～96％，およびがん治療後の患者の19～82％で報告されている[3)]。積極的ながん治療を受けていない進行がん患者では一般的である。

・CRFのパターンは，治療の種類およびスケジュールによって異なる。例えば，周期的な化学療法レジメンで治療する患者は一般的に，治療後数日で倦怠感のピークを示し，続いて次の治療まで倦怠感の程度が低くなる。しかし，外照射療法を受ける患者は治療照射野が最大となる治療コースで疲労が徐々に増加すると報告がある[7)]。

どんな人に起こりやすい？ リスク因子

・倦怠感の原因は複雑同時に存在しており，がん薬物療法のみが原因で生じているわけではない。貧血や電解質バランスの異常，睡眠障害，疼痛，悪心，抑うつといった苦痛症状，甲状腺機能低下症，性腺機能不全，心筋症，副腎機能不全，肺機能障害，特定の薬物（オピオイド，抗うつ薬，制吐薬，抗ヒスタミン薬）や薬物相互作用によって二次的に生じる鎮静が同時に含まれる[4)]（**表2**）。

観察ポイント

・CRFを包括的に観察するために，**発症時間，持続時間，強さ，日内変動，随伴症状，増悪因子**について聴取する。この際，「だるい」という言葉だけでなく，さまざまな表現に意識を向け，患者とコミュニケーションをとることが重要である（**図1**）。

表2　倦怠感の原因検索で確認すべき項目

身体面	**がん薬物治療に関連すること**	・抗がん剤の種類 ・治療の経過 ・薬物療法によるほかの副作用の有無と程度（悪心，下痢，骨髄抑制，神経障害，肝機能障害，腎機能障害など） ・放射線治療の併用の有無 ・手術歴とその経過	
	全身状況に関すること	・疾病の進行度 ・疼痛 ・貧血 ・電解質異常 ・感染症 ・腎疾患	・呼吸器疾患 ・脱水 ・甲状腺機能異常 ・心血管系疾患 ・栄養障害（食事量，体重減少） ・オピオイド，向精神薬の使用
社会面		・日常生活への影響 ・家族構成 ・仕事内容 ・家庭や職場での役割	・運動や活動パターンの変化 ・筋力，体力の減退 ・家族からのサポートの有無と程度
精神面		・睡眠障害の有無 ・抑うつ ・薬物療法への意欲	・病状の捉え方 ・大切にしている価値観

図1　倦怠感の表現

身体的
・身体がだるくてしんどい
・身体が重く，動くのがしんどい
・外出するのがしんどい
・イライラすることが多くなった
・休んでも疲れがとれない
・いつもの仕事や家事ができなくなった

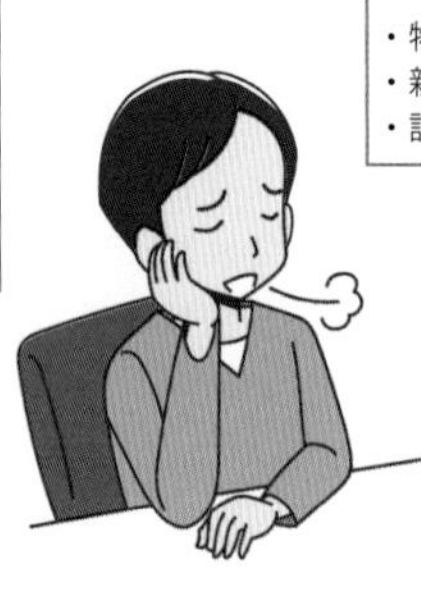

認知的
・物事に集中できない
・新聞や本が読めなくなった
・記憶力が悪くなった

感情的
・やる気が起きない
・気持ちが落ち込む
・気持ちが疲れている

倦怠感のスクリーニング・評価

・CRFを測定するツールであるcancer fatigue scale（CFS, **表3**）は，体験の状況を比較し，理解し，看護介入し，介入効果をみるときに有効である。

・12歳以上であれば「倦怠感がないものを0とし，想像する最悪を10とすれば，この1週間の倦怠感は0～10のどのくらいの強さですか」というように，numerical rating scale（NRS）を用いて尋ねる方法がある[1]。

やりがちミス

主観的症状であるため，患者の訴えがない限り対処の必要な症状であると捉えにくい。また，患者は倦怠感を仕方がないものと捉えて訴えない場合や，医療者も治療や病状の進行に伴う当たり前の症状として過小評価する場合がある。そのため看護師には，倦怠感に対する積極的なアセスメントが求められる。

マネジメントのポイント

倦怠感を緩和させるためのケア

・まずは原因となりうる病態に対して，可能な範囲で治療を試みることが重要である[1]。

・薬物療法として，コルチコステロイドである**デキサメタゾン**投与がCRFを改善すると報告されているが，ステロイドの副作用（せん妄，不眠，うつ病，消化性潰瘍，感染症，高血糖，筋力低下，口腔内カンジダ，ニューモシスチス肺炎，骨粗鬆症）のリスクを考慮し，使用の際には十分に検討する必要がある。

表3 cancer fatigue scale（CFS）[5)]

	いいえ	すこし	まあまあ	かなり	とても
1. 疲れやすいですか？					
2. 横になっていたいとかんじますか？					
3. ぐったりと感じますか？					
4. 不注意になったと感じますか？					
5. 活気はありますか？					
6. 身体がだるいと感じますか？					
7. 言い間違いが増えたように感じますか？					
8. 物事に興味をもてますか？					
9. うんざりと感じますか？					
10. 忘れやすくなったと感じますか？					
11. 物事に集中することはありますか？					
12. おっくうに感じますか？					
13. 考える早さは落ちたと感じますか？					
14. がんばろうと思うことはできますか？					
15. 身の置き所のないようなだるさは感じますか？					

身体的倦怠感＝（項目1＋項目2＋項目3＋項目6＋項目9＋項目12＋項目15）−7
精神的倦怠感＝20−（項目5＋項目8＋項目11＋項目14）
認知的倦怠感＝（項目4＋項目7＋項目10＋項目13）−4
総合的倦怠感＝身体的倦怠感＋精神的倦怠感＋認知的倦怠感

（文献5：国立がん研究センター研究所支所精神腫瘍学研究部：Cancer Fatigue Scaleマニュアルより引用）

・倦怠感の悪化により日常生活が妨げられることで，悪循環が生じる（**図2**）。

・非薬物療法としては，予測的な情報提供，適切な運動，エネルギーの保存と活動のマネジメント，睡眠に対するケア，リラクゼーションや気分転換，栄養と水分の補給などの有効性が認められている（**表4**）。

図2 倦怠感の悪循環

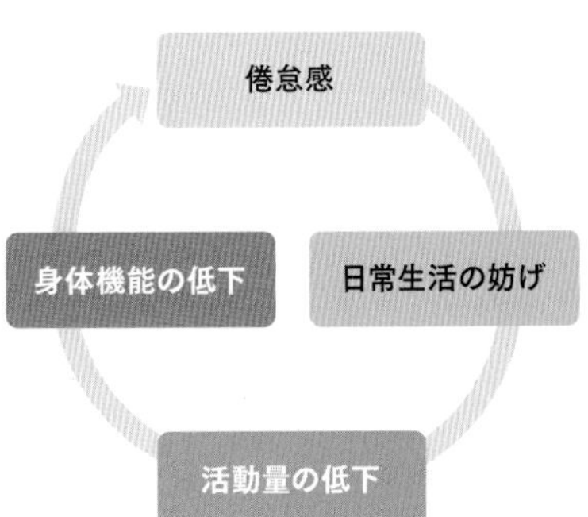

表 4　倦怠感の緩和に有効な非薬物療法

予測的な情報提供	・患者は倦怠感を病状の悪化と直接結びつけて考えやすい。 ・時間の経過とともに徐々に緩和する可能性をあらかじめ伝える。 ・悪心・嘔吐や下痢，発熱などにより倦怠感が悪化される可能性があること，症状の治療により緩和されることも伝える。
適切な運動	・PS が良好な治療期の患者のみ有効性がおおむね示されている。しかし，終末期の患者も PS や身体症状に合わせて，適切に活動量を維持し，軽い運動を続けることによって骨格筋の衰弱を軽減し，倦怠感を緩和できる可能性がある。 ・運動の具体的な方法について一定の見解はない。
エネルギーの保存と活動のマネジメント	・エネルギーの保存とは，日常の活動を負担の少ない方法に変更したり, 他者に委ねたりすることで, 力を溜めていくことである。 ・活動のマネジメントとは，エネルギーを配分することである。 ・病状が進行すると，患者は体の衰えや思うように活動できない状態をより強く体験し，自己コントロール感が低下しやすい。患者が活動をマネジメントできれば，自己コントロール感の回復や QOL 向上につながる。
睡眠に対するケア	・良質な睡眠は体力を回復し，疲労感を軽減させる。しかし，化学療法中は輸液による夜間の排尿回数の増加や，ステロイド使用による睡眠不足により，倦怠感が増強する。 ・清潔ケアとして，洗面，口腔ケア，入浴，足浴など爽快感を得られるケアを可能な範囲で眠前に提供する。 ・アロマテラピーによる芳香浴やヒーリング音楽など，好みのものがあれば使用してもらう。 ・眠前にはガーゼ交換やドレーン管理などの処置を避ける。
リラクゼーションや気分転換	・リラクゼーションや気分転換の効果として，自律神経のバランスを整えたり，ストレス緩和や精神的安定が見込まれる。
栄養と水分の補給	・食事の工夫や，適度に水分補給できているかを見直す。 ・食欲低下時は栄養補助食品を取り入れ，量より質を重視する。 ・好きなものを少量ずつ摂取するように提供法を工夫する。 ・栄養士・栄養サポートチーム（NST）の支援を調整する。 ・こまめに水分補給を勧める。

文献

1）National Comprehensive Cancer Network：NCCN Guidelines®.
2）有害事象共通用語規準 v5.0日本語訳 JCOG版[https://jcog.jp/assets/CTCAEv5J_20220901_v25_1.pdf]（2023年10月閲覧）
3）Prue G, et al: Eur J Cancer 2006; 42: 846-63. PMID: 16460928
4）Eaton LHほか編，鈴木志津枝ほか監訳：がん看護PPEリソース．医学書院，2013.
5）国立がん研究センター研究所支所精神腫瘍学研究部：Cancer Fatigue Scaleマニュアル［https://www.ncc.go.jp/jp/epoc/division/psycho_oncology/kashiwa/020/030/CDS_CFS_info.pdf］（2023年10月閲覧）
6）佐々木常雄 監：がん薬物療法看護ベスト・プラクティス．照林社，2020．P.373-7.
7）神戸医療産業都市推進機構：がん情報サイト[https://cancerinfo.tri-kobe.org/about_us]（2023年10月閲覧）

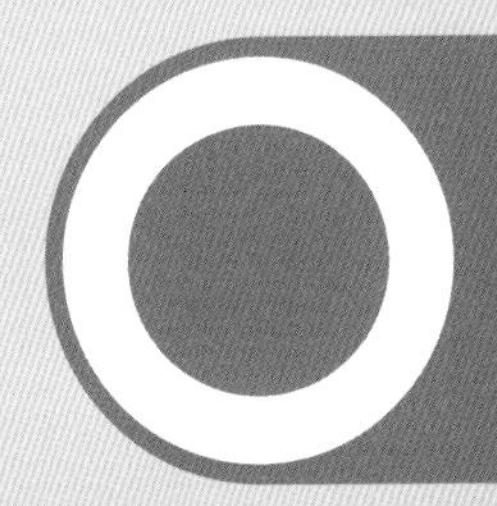

付録

本書に登場するがん治療薬の一般名・商品名対応表

危険度

低 ↓ 高

- ：非壊死起因性抗がん剤
- ：炎症性抗がん剤
- ：壊死起因性抗がん剤

殺細胞性抗がん剤

一般名	主な商品名	分類
アクチノマイシンD	コスメゲン®	抗生物質；そのほか
アクラルビシン	アクラシノン®	トポイソメラーゼ阻害薬
アザシチジン	ビダーザ®	代謝拮抗薬；ピリミジン拮抗薬
アムルビシン	カルセド®	抗生物質；アントラサイクリン系
アルブミン懸濁型パクリタキセル	アブラキサン®	微小管阻害薬；タキサン系
イダルビシン	イダマイシン®	抗生物質；アントラサイクリン系
イホスファミド	イホマイド®	アルキル化薬
イリノテカン	トポテシン®，カンプト®	トポイソメラーゼ阻害薬
エストラムスチン	エストラサイト®	アルキル化薬
エトポシド	ラステッド®，ベプシド®	トポイソメラーゼ阻害薬
エピルビシン	エピルビシン	抗生物質；アントラサイクリン系
エリブリン	ハラヴェン®	微小管阻害薬；そのほか
オキサリプラチン	エルプラット®	プラチナ製剤
カバジタキセル	ジェブタナ®	微小管阻害薬；タキサン系
カペシタビン	ゼローダ®	代謝拮抗薬；ピリミジン拮抗薬
カルボプラチン	パラプラチン®	プラチナ製剤
カルムスチン	ギリアデル®	アルキル化薬
ゲムシタビン	ジェムザール®	代謝拮抗薬；ピリミジン拮抗薬
シクロホスファミド	エンドキサン®	アルキル化薬
シスプラチン	ランダ®	プラチナ製剤
シタラビン	キロサイド®	代謝拮抗薬；ピリミジン拮抗薬
ストレプトゾシン	ザノサー®	アルキル化薬
ダウノルビシン	ダウノマイシン®	抗生物質；アントラサイクリン系
ダカルバジン	ダカルバジン	アルキル化薬

一般名	主な商品名	分類
テガフール・ギメラシル・オテラシル	ティーエスワン®	代謝拮抗薬；ピリミジン拮抗薬
テモゾロミド	テモダール®	アルキル化薬
トラベクテジン	ヨンデリス®	アルキル化薬
トリフルリジン・チピラシル	ロンサーフ®	代謝拮抗薬；チミジン系
ドキソルビシン	アドリアシン®	抗生物質；アントラサイクリン系
ドセタキセル	タキソテール®	微小管阻害薬；タキサン系
ナノリポソーム型イリノテカン	オニバイド®	トポイソメラーゼ阻害薬
ニムスチン	ニドラン®	アルキル化薬
ネララビン	アラノンジー®	代謝拮抗薬；プリン拮抗薬
ノギテカン	ハイカムチン®	トポイソメラーゼ阻害薬
パクリタキセル	タキソール®	微小管阻害薬；タキサン系
ビノレルビン	ロゼウス®, ナベルビン®	微小管阻害薬；ビンカアルカロイド系
ピラルビシン	ピノルビン®	抗生物質；アントラサイクリン系
ビンクリスチン	オンコビン®	微小管阻害薬；ビンカアルカロイド系
ビンデシン	フィルデシン®	微小管阻害薬；ビンカアルカロイド系
ビンブラスチン	エクザール®	微小管阻害薬；ビンカアルカロイド系
ブスルファン	ブスルフェクス®	アルキル化薬
プララトレキサート	ジフォルタ®	代謝拮抗薬；葉酸拮抗薬
フルオロウラシル	5-FU	代謝拮抗薬；ピリミジン拮抗薬
フルダラビン	フルダラ®	代謝拮抗薬；プリン拮抗薬
ブレオマイシン	ブレオ®	抗生物質；そのほか
プロカルバジン	プロカルバジン	アルキル化薬
ペプロマイシン	ペプレオ®	抗生物質
ペメトレキセド	アリムタ®	代謝拮抗薬；葉酸拮抗薬
ベンダムスチン	トレアキシン®	アルキル化薬
マイトマイシンC	マイトマイシン®	抗生物質；そのほか
ミトキサントロン	ノバントロン®	トポイソメラーゼ阻害薬
メトトレキサート	メソトレキセート®	代謝拮抗薬；葉酸拮抗薬
メルカプトプリン	ロイケリン®	代謝拮抗薬；プリン拮抗薬
メルファラン	アルケラン®	アルキル化薬
ラニムスチン	サイメリン®	アルキル化薬
リポソーム化ドキソルビシン	ドキシル®	抗生物質；アントラサイクリン系

分子標的薬

一般名	主な商品名	分類
アキシチニブ	インライタ®	マルチキナーゼ阻害薬
アファチニブ	ジオトリフ®	EGFR チロシンキナーゼ阻害薬
アフリベルセプト	ザルトラップ®	抗 VEGF 抗体薬
アベマシクリブ	ベージニオ®	CDK 阻害薬
アレクチニブ	アレセンサ®	ALK 阻害薬
アレムツズマブ	マブキャンパス®	細胞表面抗原に対する抗体薬
イキサゾミブ	ニンラーロ®	プロテアソーム阻害薬
イサツキシマブ	サークリサ®	細胞表面抗原に対する抗体薬
イノツズマブ オゾガマイシン	ベスポンサ®	細胞表面抗原に対する抗体薬＋殺細胞性抗がん剤
イブルチニブ	イムブルビカ®	BTK 阻害薬
イマチニブ	グリベック®	BCR/ABL 阻害薬
エヌトレクチニブ	ロズリートレク®	NTRK 阻害薬
エベロリムス	アフィニトール®	mTOR 阻害薬
エルロチニブ	タルセバ®	EGFR チロシンキナーゼ阻害薬
エロツズマブ	エムプリシティ®	細胞表面抗原に対する抗体薬
エンコラフェニブ	ビラフトビ®	BRAF 阻害薬
エンホルツマブ ベドチン	パドセブ®	細胞表面抗原に対する抗体薬＋殺細胞性抗がん剤
オシメルチニブ	タグリッソ®	EGFR チロシンキナーゼ阻害薬
オビヌツズマブ	ガザイバ®	細胞表面抗原に対する抗体薬
オラパリブ	リムパーザ®	PARP 阻害薬
カボザンチニブ	カボメティクス®	マルチキナーゼ阻害薬
カルフィルゾミブ	カイプロリス®	プロテアソーム阻害薬
キザルチニブ	ヴァンフリタ®	FLT3 阻害薬
ギルテリチニブ	ゾスパタ®	FLT3 阻害薬
クリゾチニブ	ザーコリ®	ALK 阻害薬
ゲフィチニブ	イレッサ®	EGFR チロシンキナーゼ阻害薬
ゲムツズマブ オゾガマイシン	マイロターグ®	細胞表面抗原に対する抗体薬＋殺細胞性抗がん剤
スニチニブ	スーテント®	マルチキナーゼ阻害薬
セツキシマブ	アービタックス®	抗 EGFR 抗体薬

	一般名	主な商品名	分類
	セリチニブ	ジカディア®	ALK 阻害薬
	ソトラシブ	ルマケラス®	KRAS 阻害薬
	ソラフェニブ	ネクサバール®	マルチキナーゼ阻害薬
	ダコミチニブ	ビジンプロ®	EGFR チロシンキナーゼ阻害薬
	ダサチニブ	スプリセル®	BCR/ABL 阻害薬
	ダブラフェニブ	タフィンラー®	BRAF 阻害薬
	ダラツムマブ	ダラザレックス®, ダラキューロ®	細胞表面抗原に対する抗体薬
	テムシロリムス	トーリセル®	mTOR 阻害薬
	トラスツズマブ	ハーセプチン®	抗 HER2 抗体薬
	トラスツズマブ エムタンシン	カドサイラ®	抗 HER2 抗体薬＋ 殺細胞性抗がん剤
	トラスツズマブ デルクステカン	エンハーツ®	抗 HER2 抗体薬＋ 殺細胞性抗がん剤
	ニラパリブ	ゼジューラ®	PARP 阻害薬
	ニロチニブ	タシグナ®	BCR/ABL 阻害薬
	ネシツムマブ	ポートラーザ®	抗 EGFR 抗体薬
	パゾパニブ	ヴォトリエント®	マルチキナーゼ阻害薬
	パノビノスタット	ファリーダック®	HDAC 阻害薬
	パニツムマブ	ベクティビックス®	抗 EGFR 抗体薬
	パルボシクリブ	イブランス®	CDK 阻害薬
	ビニメチニブ	メクトビ®	MEK 阻害薬
	ブリグチニブ	アルンブリグ®	ALK 阻害薬
	ブリナツモマブ	ビーリンサイト®	細胞表面抗原に対する抗体薬
	ブレンツキシマブ ベドチン	アドセトリス®	細胞表面抗原に対する抗体薬＋ 殺細胞性抗がん剤
	ベバシズマブ	アバスチン®	抗 VEGF 抗体薬
	ベムラフェニブ	ゼルボラフ®	BRAF 阻害薬
	ペルツズマブ	パージェタ®	抗 HER2 抗体薬
	ポラツズマブ ベドチン	ポライビー®	細胞表面抗原に対する抗体薬＋ 殺細胞性抗がん剤
	ボスチニブ	ボシュリフ®	BCR/ABL 阻害薬
	ポナチニブ	アイクルシグ®	BCR/ABL 阻害薬
	ボルテゾミブ	ベルケイド®	プロテアソーム阻害薬
	モガムリズマブ	ポテリジオ®	細胞表面抗原に対する抗体薬

	一般名	主な商品名	分類
	ラパチニブ	タイケルブ®	HER2 チロシンキナーゼ阻害薬
	ラムシルマブ	サイラムザ®	抗 VEGF 抗体薬
	ラロトレクチニブ	ヴァイトラックビ®	NTRK 阻害薬
	リツキシマブ	リツキサン®	細胞表面抗原に対する抗体薬
	レゴラフェニブ	スチバーガ®	マルチキナーゼ阻害薬
	レンバチニブ	レンビマ®	マルチキナーゼ阻害薬
	ロルラチニブ	ローブレナ®	ALK 阻害薬

免疫チェックポイント阻害薬

	一般名	主な商品名	分類
	アベルマブ	バベンチオ®	抗 PD-L1 抗体薬
	アテゾリズマブ	テセントリク®	抗 PD-L1 抗体薬
	イピリムマブ	ヤーボイ®	抗 CTLA-4 抗体薬
	セミプリマブ	リブタヨ®	抗 PD-L1 抗体薬
	トレメリムマブ	イジュド®	抗 CTLA-4 抗体薬
	ニボルマブ	オプジーボ®	抗 PD-1 抗体薬
	デュルバルマブ	イミフィンジ®	抗 PD-L1 抗体薬
	ペムブロリズマブ	キイトルーダ®	抗 PD-1 抗体薬

ホルモン療法薬

一般名	主な商品名	分類
アナストロゾール	アリミデックス®	アロマターゼ阻害薬
アビラテロン	ザイティガ®	CYP17 阻害薬
エキセメスタン	アロマシン®	アロマターゼ阻害薬
エンザルタミド	イクスタンジ®	抗アンドロゲン薬
クロルマジノン	プロスタール®	抗アンドロゲン薬
ゴセレリン	ゾラデックス®	GnRH アナログ；アゴニスト
タモキシフェン	ノルバデックス®	抗エストロゲン薬
デガレリクス	ゴナックス®	GnRH アナログ；アンタゴニスト
トレミフェン	フェアストン®	抗エストロゲン薬
ビカルタミド	カソデックス®	抗アンドロゲン薬
フルタミド	オダイン®	抗アンドロゲン薬
フルベストラント	フェソロデックス®	抗エストロゲン薬
リュープロレリン	リュープリン®	GnRH アナログ；アゴニスト
レトロゾール	フェマーラ®	アロマターゼ阻害薬

そのほか

一般名	主な商品名	分類
サリドマイド	サレド®	免疫調節薬
タミバロテン	アムノレイク®	分化誘導薬
トレチノイン	ベサノイド®	分化誘導薬
ポマリドミド	ポマリスト®	免疫調節薬
レナリドミド	レブラミド®	免疫調節薬
三酸化二ヒ素	トリセノックス®	分化誘導薬

文献

1) Pérez Fidalgo JA, et al: Ann Oncol. 2012; 23: vii167-73. PMID: 22997449
2) NHS East Midlands. Guidelines for Management of Extravasation(Last updated: 2022, Review date: 2023)
3) 日本がん看護学会/日本臨床腫瘍学会/日本臨床腫瘍薬学会：がん薬物療法に伴う血管外漏出に関する合同ガイドライン 2023年版. 金原出版，2022.

藤井良平

がん腫別主要レジメンリスト

以下に紹介するレジメン投与例は一施設（関西医科大学附属病院）の例です。治療開始時には，必ず医師の指導のもと，最新の情報に沿って，個々の患者さんに適した安全な治療を実施してください。略語一覧（p.240）もあわせてご活用ください。

危険度 低→高
：非壊死起因性抗がん剤
：炎症性抗がん剤
：壊死起因性抗がん剤

頭頸部がん

適応	レジメン	一般名	1コースの治療期間	何コースまで	主な副作用
局所進行の頭頸部がん，術後再発ハイリスク例の術後治療	weekly CDDP+RT療法	シスプラチン	7日	6〜7コース	CDDP：悪心・嘔吐，吃逆，腎障害，骨髄抑制，末梢神経障害，聴器障害など RT：放射線皮膚炎，口腔粘膜炎，疼痛（口腔粘膜炎，咽頭痛），悪心，脱毛など
局所進行の頭頸部扁平上皮がん	セツキシマブ+RT療法	セツキシマブ	7日	8コース	セツキシマブ：インフュージョンリアクション，皮膚症状，低Mg血症，間質性肺炎など RT：放射線皮膚炎，口腔粘膜炎，疼痛（口腔粘膜炎，咽頭痛），悪心，脱毛など
局所進行の頭頸部扁平上皮がんの導入化学療法*1，再発または転移を有する頭頸部がん*2	PCE（PTX+CBDCA+セツキシマブ）followed by セツキシマブ	パクリタキセル，カルボプラチン，セツキシマブ	28日*1 21日*2	2コース*1 6コース*2	過敏症症状，脱毛，関節痛・筋肉痛，末梢神経障害，悪心・嘔吐，骨髄抑制，インフュージョンリアクション，皮膚症状，低Mg血症，間質性肺炎など
局所進行の頭頸部がんの導入化学療法	DCF（DTX+CDDP+5-FU）	ドセタキセル，シスプラチン，フルオロウラシル	21日	3コース	過敏症症状，脱毛，浮腫，悪心・嘔吐，吃逆，腎障害，骨髄抑制，末梢神経障害，聴器障害，手足症候群，5-FU脳症，流涙，口腔粘膜炎など
再発または転移を有する頭頸部がん	ニボルマブ	ニボルマブ	14日または28日	PDまで	間質性肺炎，大腸炎，1型糖尿病，甲状腺機能障害，副腎皮質機能低下症など
	ペムブロリズマブ	ペムブロリズマブ	21日または42日	PDまで	間質性肺炎，大腸炎，1型糖尿病，甲状腺機能障害，副腎皮質機能低下症など
	PTX+セツキシマブ	パクリタキセル，セツキシマブ	7日	PDまで	骨髄抑制，過敏症症状，脱毛，関節痛・筋肉痛，末梢神経障害，インフュージョンリアクション，皮膚症状，低Mg血症，間質性肺炎など

適応	レジメン	一般名	1コースの治療期間	何コースまで	主な副作用
再発または転移を有する頭頸部がん	CDDP or CBDCA＋5-FU＋セツキシマブ followed by セツキシマブ	シスプラチン or カルボプラチン，フルオロウラシル，セツキシマブ	21日	6コース	悪心・嘔吐，吃逆，腎障害，骨髄抑制，末梢神経障害，聴器障害，手足症候群，5-FU脳症，流涙，口腔粘膜炎，インフュージョンリアクション，皮膚症状，低Mg血症，間質性肺炎など
	CDDP or CBDCA＋5-FU＋ペムブロリズマブ followed by ペムブロリズマブ	シスプラチン or カルボプラチン，フルオロウラシル，ペムブロリズマブ	21日	6コース	悪心・嘔吐，吃逆，腎障害，骨髄抑制，末梢神経障害，聴器障害，手足症候群，5-FU脳症，流涙，口腔粘膜炎，間質性肺炎，大腸炎，1型糖尿病，甲状腺機能障害，副腎皮質機能低下症など
HER2陽性の根治切除不能な進行・再発の唾液腺がん	DTX±トラスツズマブ	ドセタキセル，トラスツズマブ	21日	PDまで	過敏症症状，骨髄抑制，脱毛，浮腫，末梢神経障害，インフュージョンリアクション，心障害など

肺がん

適応	レジメン	一般名	1コースの治療期間	何コースまで	主な副作用
限局型小細胞肺がんの術後補助，進展型小細胞肺がん	CDDP+CPT-11	シスプラチン，イリノテカン	28日	4コース	悪心・嘔吐，吃逆，腎障害，骨髄抑制，末梢神経障害，聴器障害，下痢，脱毛など
進展型小細胞肺がん	CDDP or CBDCA+VP-16+デュルバルマブ followed by デュルバルマブ	シスプラチン or カルボプラチン，エトポシド，デュルバルマブ	21日	4コース	悪心・嘔吐，吃逆，腎障害，骨髄抑制，末梢神経障害，聴器障害，間質性肺炎，大腸炎，1型糖尿病，甲状腺機能障害，副腎皮質機能低下症など
	CBDCA+VP-16+アテゾリズマブ followed by アテゾリズマブ	カルボプラチン，エトポシド，アテゾリズマブ	21日	4コース	悪心・嘔吐，骨髄抑制，間質性肺炎，大腸炎，1型糖尿病，甲状腺機能障害，副腎皮質機能低下症など
再発の小細胞肺がん	AMR	アムルビシン	21日	PDまで	骨髄抑制，心筋障害など
	NGT	ノギテカン	21日	PDまで	骨髄抑制，脱毛，口腔粘膜炎など
	PEI（CDDP+VP-16+CPT-11）	シスプラチン，エトポシド，イリノテカン	14日	5コース	悪心・嘔吐，吃逆，腎障害，骨髄抑制，末梢神経障害，聴器障害，下痢，脱毛など
非小細胞肺がんにおける術前補助療法	CBDCA+PTX+ニボルマブ	カルボプラチン，パクリタキセル，ニボルマブ	21日	3コース	悪心・嘔吐，骨髄抑制，過敏症症状，脱毛，関節痛・筋肉痛，末梢神経障害，間質性肺炎，大腸炎，1型糖尿病，甲状腺機能障害，副腎皮質機能低下症など

適応	レジメン	一般名	1コースの治療期間	何コースまで	主な副作用
非小細胞肺がん(非扁平上皮がん)における術前補助療法	CDDP or CBDCA+PEM+ニボルマブ	シスプラチン or カルボプラチン，ペメトレキセド，ニボルマブ	21日	3コース	悪心・嘔吐，吃逆，腎障害，骨髄抑制，末梢神経障害，聴器障害，発疹，間質性肺炎，大腸炎，1型糖尿病，甲状腺機能障害，副腎皮質機能低下症など
非小細胞肺がんにおける術後補助療法，切除不能な進行・再発の非小細胞肺がん	CDDP+VNR	シスプラチン，ビノレルビン	21日	4コース	悪心・嘔吐，吃逆，腎障害，骨髄抑制，末梢神経障害，聴器障害，イレウス，便秘など
PD-L1陽性の非小細胞肺がんにおける術後補助療法*1，切除不能な進行・再発の非小細胞肺がん*2	アテゾリズマブ	アテゾリズマブ	21日	1年間*1 PDまで*2	間質性肺炎，大腸炎，1型糖尿病，甲状腺機能障害，副腎皮質機能低下症など
*EGFR*遺伝子変異陽性の非小細胞肺癌における術後補助療法*1，切除不能な進行・再発の非小細胞肺がん*2	オシメルチニブ	オシメルチニブ	連日	3年間*1 PDまで*2	間質性肺炎，皮膚障害，下痢，QT延長など
切除不能な局所進行の非小細胞肺がん	weekly CBDCA+weekly PTX+RT療法	カルボプラチン，パクリタキセル	42日	1コース	悪心・嘔吐，骨髄抑制，過敏症症状，脱毛，関節痛・筋肉痛，末梢神経障害など RT：放射線皮膚炎，口腔粘膜炎，疼痛(口腔粘膜炎，咽頭痛)，悪心，脱毛など
切除不能な局所進行の非小細胞肺がんにおける根治的化学放射線療法後の維持療法	デュルバルマブ	デュルバルマブ	14日	1年間	間質性肺炎，大腸炎，1型糖尿病，甲状腺機能障害，副腎皮質機能低下症など
切除不能な進行・再発の非小細胞肺がん(非扁平上皮がん)	CDDP or CBDCA+PEM±BEV followed by PEM±BEV	シスプラチン or カルボプラチン，ペメトレキセド，ベバシズマブ	21日	4コース	悪心・嘔吐，吃逆，腎障害，骨髄抑制，末梢神経障害，聴器障害，発疹，間質性肺炎，高血圧，出血，血栓塞栓症，創傷治癒遅延，消化管穿孔，尿蛋白，喀血など
	CDDP or CBDCA+PEM+ペムブロリズマブ followed by PEM+ペムブロリズマブ	シスプラチン or カルボプラチン，ペメトレキセド，ペムブロリズマブ	21日	4コース	悪心・嘔吐，吃逆，腎障害，骨髄抑制，末梢神経障害，聴器障害，発疹，間質性肺炎，大腸炎，1型糖尿病，甲状腺機能障害，副腎皮質機能低下症など

適応	レジメン	一般名	1コースの治療期間	何コースまで	主な副作用
切除不能な進行・再発の非小細胞肺がん（非扁平上皮がん）	CDDP or CBDCA+PEM+アテゾリズマブ followed by PEM+アテゾリズマブ	シスプラチン or カルボプラチン，ペメトレキセド，アテゾリズマブ	21日	4コース	悪心・嘔吐，吃逆，腎障害，骨髄抑制，末梢神経障害，聴器障害，発疹，間質性肺炎，大腸炎，1型糖尿病，甲状腺機能障害，副腎皮質機能低下症など
	CBDCA+nab-PTX+アテゾリズマブ followed by アテゾリズマブ	カルボプラチン，アルブミン懸濁型パクリタキセル，アテゾリズマブ	21日	4コース	悪心・嘔吐，骨髄抑制，末梢神経障害，脱毛，眼障害，間質性肺炎，大腸炎，1型糖尿病，甲状腺機能障害，副腎皮質機能低下症など
	CDDP or CBDCA+PEM+ニボルマブ+イピリムマブ followed by ニボルマブ+イピリムマブ	シスプラチン or カルボプラチン，ペメトレキセド，ニボルマブ，イピリムマブ	21日	2コース	悪心・嘔吐，吃逆，腎障害，骨髄抑制，末梢神経障害，聴器障害，発疹，間質性肺炎，大腸炎，1型糖尿病，甲状腺機能障害，副腎皮質機能低下症など
	CBDCA+PTX+アテゾリズマブ+ BEV followed by アテゾリズマブ+BEV	カルボプラチン，パクリタキセル，アテゾリズマブ，ベバシズマブ	21日	4コース	悪心・嘔吐，骨髄抑制，過敏症症状，脱毛，関節痛・筋肉痛，末梢神経障害，高血圧，出血，血栓塞栓症，創傷治癒遅延，消化管穿孔，尿蛋白，喀血，間質性肺炎，大腸炎，1型糖尿病，甲状腺機能障害，副腎皮質機能低下症など
切除不能な進行・再発の非小細胞肺がん（扁平上皮がん）	CBDCA+nab-PTX+ペムブロリズマブ followed by ペムブロリズマブ	カルボプラチン，アルブミン懸濁型パクリタキセル，ペムブロリズマブ	21日	4コース	悪心・嘔吐，骨髄抑制，末梢神経障害，脱毛，眼障害，間質性肺炎，大腸炎，1型糖尿病，甲状腺機能障害，副腎皮質機能低下症など
	CBDCA+PTX+ペムブロリズマブ followed by ペムブロリズマブ	カルボプラチン，パクリタキセル，ペムブロリズマブ	21日	4コース	悪心・嘔吐，骨髄抑制，過敏症症状，脱毛，関節痛・筋肉痛，末梢神経障害，間質性肺炎，大腸炎，1型糖尿病，甲状腺機能障害，副腎皮質機能低下症など
	CBDCA+PTX+ニボルマブ+イピリムマブ followed by ニボルマブ+イピリムマブ	カルボプラチン，パクリタキセル，ニボルマブ，イピリムマブ	21日	2コース	悪心・嘔吐，骨髄抑制，過敏症症状，脱毛，関節痛・筋肉痛，末梢神経障害，間質性肺炎，大腸炎，1型糖尿病，甲状腺機能障害，副腎皮質機能低下症など
	CDDP+GEM+ネシツムマブ followed by ネシツムマブ	シスプラチン，ゲムシタビン，ネシツムマブ	21日	4コース	悪心・嘔吐，吃逆，腎障害，骨髄抑制，末梢神経障害，聴器障害，血管痛，発熱，間質性肺炎，皮膚障害，血栓塞栓症，低Mg血症など

適応	レジメン	一般名	1コースの治療期間	何コースまで	主な副作用
切除不能な進行・再発の非小細胞肺がん	CDDP+DTX	シスプラチン, ドセタキセル	21日	4コース	悪心・嘔吐, 吃逆, 腎障害, 骨髄抑制, 末梢神経障害, 聴器障害, 過敏症症状, 脱毛, 浮腫など
	CDDP/CBDCA+GEM	シスプラチン or カルボプラチン, ゲムシタビン	21日	4コース	悪心・嘔吐, 吃逆, 腎障害, 骨髄抑制, 末梢神経障害, 聴器障害, 血管痛, 発熱, 間質性肺炎など
	CBDCA+S-1	カルボプラチン, テガフール・ギメラシル・オテラシル	21日	4コース	悪心・嘔吐, 骨髄抑制, 流涙, 口腔粘膜炎, 下痢など
	CBDCA+nab-PTX	カルボプラチン, アルブミン懸濁型パクリタキセル	21日	4コース	悪心・嘔吐, 骨髄抑制, 末梢神経障害, 脱毛, 眼障害など
	CBDCA+PTX±BEV followed by BEV	カルボプラチン, パクリタキセル, ベバシズマブ	21日	4コース	悪心・嘔吐, 骨髄抑制, 過敏症症状, 脱毛, 関節痛・筋肉痛, 末梢神経障害, 高血圧, 出血, 血栓塞栓症, 創傷治癒遅延, 消化管穿孔, 尿蛋白, 喀血など
	DTX±RAM	ドセタキセル, ラムシルマブ	21日	PDまで	過敏症症状, 骨髄抑制, 脱毛, 浮腫, 末梢神経障害, インフュージョンリアクション, 高血圧, 出血, 血栓塞栓症, 創傷治癒遅延, 尿蛋白など
	ニボルマブ	ニボルマブ	14日または28日	PDまで	間質性肺炎, 大腸炎, 1型糖尿病, 甲状腺機能障害, 副腎皮質機能低下症など
	ペムブロリズマブ	ペムブロリズマブ	21日または42日	PDまで	間質性肺炎, 大腸炎, 1型糖尿病, 甲状腺機能障害, 副腎皮質機能低下症など
	ニボルマブ+イピリムマブ	ニボルマブ, イピリムマブ	42日	PDまで	間質性肺炎, 大腸炎, 1型糖尿病, 甲状腺機能障害, 副腎皮質機能低下症など
*EGFR*遺伝子変異陽性の切除不能な進行・再発の非小細胞肺がん	ゲフィチニブ	ゲフィチニブ	連日	PDまで	間質性肺炎, 皮膚障害, 下痢など
	アファチニブ	アファチニブ	連日	PDまで	間質性肺炎, 皮膚障害, 下痢など
	ダコミチニブ	ダコミチニブ	連日	PDまで	間質性肺炎, 皮膚障害, 下痢など
	EGFR-TKI（エルロチニブ or ゲフィチニブ）+RAM	エルロチニブ or ゲフィチニブ, ラムシルマブ	14日	PDまで	間質性肺炎, 皮膚障害, 下痢, インフュージョンリアクション, 高血圧, 出血, 血栓塞栓症, 創傷治癒遅延, 尿蛋白など

適応	レジメン	一般名	1コースの治療期間	何コースまで	主な副作用
*EGFR*遺伝子変異陽性の切除不能な再発・進行性で，がん化学療法未治療の非小細胞肺がん，切除不能な再発・進行性で，がん化学療法施行後に増悪した非小細胞肺がん	エルロチニブ＋BEV	エルロチニブ，ベバシズマブ	21日	PDまで	間質性肺炎，皮膚障害，下痢，高血圧，出血，血栓塞栓症，創傷治癒遅延，消化管穿孔，尿蛋白，喀血など
*ALK*融合遺伝子陽性，*ROS1*融合遺伝子陽性の切除不能な進行・再発の非小細胞肺がん	クリゾチニブ	クリゾチニブ	連日	PDまで	間質性肺炎，QT延長，悪心・嘔吐，視覚障害など
*ALK*融合遺伝子陽性の切除不能な進行・再発の非小細胞肺がん	アレクチニブ	アレクチニブ	連日	PDまで	便秘，間質性肺炎など
	ブリグチニブ	ブリグチニブ	連日	PDまで	間質性肺炎，高血圧，下痢，クレアチンキナーゼ上昇など
	セリチニブ	セリチニブ	連日	PDまで	間質性肺炎，QT延長，悪心・嘔吐，下痢など
ALKチロシンキナーゼ阻害薬に抵抗性または不耐容の*ALK*融合遺伝子陽性の切除不能な進行・再発の非小細胞肺がん	ロルラチニブ	ロルラチニブ	連日	PDまで	間質性肺炎，中枢神経系障害，脂質代謝異常，QT延長，末梢性ニューロパチー，浮腫など
*BRAF*遺伝子変異を有する切除不能な進行・再発の非小細胞肺がん	ダブラフェニブ＋トラメチニブ	ダブラフェニブ，トラメチニブ	連日	PDまで	悪心・嘔吐，心障害，発熱，眼障害，皮膚障害，間質性肺炎など
*NTRK*融合遺伝子陽性の進行・再発の固形がん，*ROS1*融合遺伝子陽性の切除不能な進行・再発の非小細胞肺がん	エヌトレクチニブ	エヌトレクチニブ	連日	PDまで	間質性肺炎，心障害，QT延長，認知障害，運動失調，味覚障害など
*NTRK*融合遺伝子陽性の進行・再発の固形がん	ラロトレクチニブ	ラロトレクチニブ	連日	PDまで	中枢神経系障害，肝機能障害など
*MET*遺伝子エクソン14スキッピング変異陽性の切除不能な進行・再発の非小細胞肺がん	テポチニブ	テポチニブ	連日	PDまで	間質性肺炎，体液貯留など
	カプマチニブ	カプマチニブ	連日	PDまで	間質性肺炎，体液貯留，光線過敏症など

適応	レジメン	一般名	1コースの治療期間	何コースまで	主な副作用
*RET*融合遺伝子陽性の切除不能な進行・再発の非小細胞肺がん	セルペルカチニブ	セルペルカチニブ	連日	PDまで	間質性肺炎，口内乾燥，高血圧，肝機能障害，QT延長など
がん化学療法後に増悪したKRAS G12C変異陽性の切除不能な進行・再発の非小細胞肺がん	ソトラシブ	ソトラシブ	連日	PDまで	間質性肺炎，QT延長，悪心・嘔吐，下痢など

乳がん

適応	レジメン	一般名	1コースの治療期間	何コースまで	主な副作用
術前・術後化学療法	AC（DXR+CPA）	ドキソルビシン，シクロホスファミド	21日	4コース	骨髄抑制，心障害，出血性膀胱炎，口腔粘膜炎，脱毛，悪心・嘔吐など
	dose-dense AC（DXR+CPA）	ドキソルビシン，シクロホスファミド	14日	4コース	骨髄抑制，心障害，出血性膀胱炎，口腔粘膜炎，脱毛，悪心・嘔吐など
	dose-dense PTX	パクリタキセル	14日	4コース	骨髄抑制，過敏症症状，脱毛，関節痛・筋肉痛，末梢神経障害など
	dose-dense EC（EPI+CPA）	エピルビシン，シクロホスファミド	14日	4コース	心障害，出血性膀胱炎，骨髄抑制，脱毛，悪心・嘔吐など
	PTX+CBDCA+ペムブロリズマブ（術前①） AC（DXR+CPA）+ペムブロリズマブ（術前②） ペムブロリズマブ（術後③）	パクリタキセル，カルボプラチン，ペムブロリズマブ，ドキソルビシン，シクロホスファミド	21日	術前に①4コース後，②4コース，術後に③9コース	①悪心・嘔吐，骨髄抑制，過敏症症状，脱毛，関節痛・筋肉痛，末梢神経障害など ②骨髄抑制，心障害，出血性膀胱炎，口腔粘膜炎，脱毛，悪心・嘔吐など ①②③間質性肺炎，大腸炎，1型糖尿病，甲状腺機能障害，副腎皮質機能低下症など
術後化学療法	TC（DTX+CPA）	ドセタキセル，シクロホスファミド	21日	4コース	過敏症症状，骨髄抑制，脱毛，浮腫，末梢神経障害，出血性膀胱炎，口腔粘膜炎，悪心・嘔吐など
HER2陽性の術前化学療法	DTX+CBDCA+トラスツズマブ±ペルツズマブ	ドセタキセル，カルボプラチン，トラスツズマブ，ペルツズマブ	21日	6コース	悪心・嘔吐，骨髄抑制，過敏症症状，脱毛，浮腫，末梢神経障害，インフュージョンリアクション，心障害など

適応	レジメン	一般名	1コースの治療期間	何コースまで	主な副作用
ホルモン受容体陽性かつHER2陰性で再発高リスクの乳がんにおける術後薬物療法	アベマシクリブ*1+内分泌療法*2	アベマシクリブ	連日*1 各々の用法参照*2	最長2年間*1 5〜10年間*2	アベマシクリブ：骨髄抑制，悪心・嘔吐，脱毛，下痢など 内分泌療法：ホットフラッシュ（ほてり，のぼせなど），脱毛，血栓，関節痛など
	S-1	テガフール・ギメラシル・オテラシル	21日	1年間	悪心・嘔吐，骨髄抑制，流涙，口腔粘膜炎，下痢など
*BRCA*遺伝子変異陽性かつHER2陰性で再発高リスクの乳がんにおける術後化学療法*1，手術不能または再発乳がん*2	オラパリブ	オラパリブ	連日	1年間*1 PDまで*2	悪心・嘔吐，疲労・無力症など
術前・術後化学療法*1，転移・再発乳がん*2	weekly PTX	**パクリタキセル**	7日	12コース*1 PDまで*2	骨髄抑制，過敏症症状，脱毛，関節痛・筋肉痛，末梢神経障害など
	DTX	**ドセタキセル**	21日	4コース*1 PDまで*2	過敏症症状，骨髄抑制，脱毛，浮腫，末梢神経障害など
手術不能または再発乳がん	PTX+BEV	**パクリタキセル**，**ベバシズマブ**	28日	PDまで	骨髄抑制，過敏症症状，脱毛，関節痛・筋肉痛，末梢神経障害，高血圧，出血，血栓塞栓症，創傷治癒遅延，消化管穿孔，尿蛋白，喀血など
	GEM	**ゲムシタビン**	21日	PDまで	血管痛，発熱，間質性肺炎など
	エベロリムス+エキセメスタン	エベロリムス，エキセメスタン	連日	PDまで	口腔粘膜炎，間質性肺炎，ホットフラッシュ（ほてり，のぼせなど），脱毛，血栓，関節痛など
HER2陽性の手術不能または再発乳がん	DTX+トラスツズマブ+ペルツズマブ	**ドセタキセル**，**トラスツズマブ**，**ペルツズマブ**	21日	PDまで	過敏症症状，骨髄抑制，脱毛，浮腫，末梢神経障害，インフュージョンリアクション，心障害など
	weekly PTX+トラスツズマブ+ペルツズマブ	**パクリタキセル**，**トラスツズマブ**，**ペルツズマブ**	21日	PDまで	骨髄抑制，過敏症症状，脱毛，関節痛・筋肉痛，末梢神経障害，インフュージョンリアクション，心障害など
	VNR+トラスツズマブ+ペルツズマブ	**ビノレルビン**，**トラスツズマブ**，**ペルツズマブ**	21日	PDまで	骨髄抑制，イレウス，便秘，インフュージョンリアクション，心障害など
	HAL+トラスツズマブ+ペルツズマブ	**エリブリン**，**トラスツズマブ**，**ペルツズマブ**	21日	PDまで	骨髄抑制，末梢神経障害，脱毛，インフュージョンリアクション，心障害など
	トラスツズマブ エムタンシン	**トラスツズマブ エムタンシン**	21日	PDまで	骨髄抑制，インフュージョンリアクション，心障害など

適応	レジメン	一般名	1コースの治療期間	何コースまで	主な副作用
HER2陽性の手術不能または再発乳がん	トラスツズマブ デルクステカン	トラスツズマブ デルクステカン	21日	PDまで	骨髄抑制，悪心・嘔吐，間質性肺炎，脱毛，下痢，インフュージョンリアクション，心障害など
	ラパチニブ+カペシタビン	ラパチニブ，カペシタビン	21日	PDまで	間質性肺炎，皮膚障害，手足症候群，下痢，口腔粘膜炎など
	ラパチニブ+AI	ラパチニブ，アロマターゼ阻害薬	連日	PDまで	ラパチニブ：間質性肺炎，皮膚障害など AI：ホットフラッシュ（ほてり，のぼせなど），脱毛，血栓，関節痛など
PD-L1陽性のホルモン受容体陰性かつHER2陰性の手術不能または再発乳がん	nab-PTX+アテゾリズマブ	アルブミン懸濁型パクリタキセル，アテゾリズマブ	28日	PDまで	骨髄抑制，末梢神経障害，脱毛，眼障害，間質性肺炎，大腸炎，1型糖尿病，甲状腺機能障害，副腎皮質機能低下症など
	GEM+CBDCA+ペムブロリズマブ	ゲムシタビン，カルボプラチン，ペムブロリズマブ	21日	PDまで	悪心・嘔吐，骨髄抑制，血管痛，発熱，間質性肺炎，大腸炎，1型糖尿病，甲状腺機能障害，副腎皮質機能低下症など
	PTX+ペムブロリズマブ	パクリタキセル，ペムブロリズマブ	PTXは28日 ペムブロリズマブは21日	PDまで	骨髄抑制，過敏症症状，脱毛，関節痛・筋肉痛，末梢神経障害，間質性肺炎，大腸炎，1型糖尿病，甲状腺機能障害，副腎皮質機能低下症など
	nab-PTX+ペムブロリズマブ	アルブミン懸濁型パクリタキセル，ペムブロリズマブ	nab-PTXは28日 ペムブロリズマブは21日	PDまで	骨髄抑制，末梢神経障害，脱毛，眼障害，間質性肺炎，大腸炎，1型糖尿病，甲状腺機能障害，副腎皮質機能低下症など
ホルモン受容体陽性かつHER2陰性の手術不能または再発乳がん	パルボシクリブ+レトロゾール	パルボシクリブ，レトロゾール	28日	PDまで	骨髄抑制，ホットフラッシュ（ほてり，のぼせなど），脱毛，血栓，関節痛など
	パルボシクリブ+フルベストラント	パルボシクリブ，フルベストラント	28日	PDまで	骨髄抑制，脱毛，注射部位反応（硬結，疼痛，出血，血腫など），ほてりなど
	アベマシクリブ+非ステロイド性AI	アベマシクリブ，非ステロイド性アロマターゼ阻害薬	連日	PDまで	骨髄抑制，悪心・嘔吐，下痢，肝機能障害，ホットフラッシュ（ほてり，のぼせなど），脱毛，血栓，関節痛など
	アベマシクリブ+フルベストラント	アベマシクリブ，フルベストラント	28日	PDまで	骨髄抑制，脱毛，悪心・嘔吐，下痢，肝機能障害，注射部位反応（硬結，疼痛，出血，血腫など），ほてりなど

適応	レジメン	一般名	1コースの治療期間	何コースまで	主な副作用
転移・再発乳がん	EC（EPI+CPA）	エピルビシン，シクロホスファミド	21日	PDまで	心障害，出血性膀胱炎，骨髄抑制，脱毛，悪心・嘔吐など
	nab-PTX	アルブミン懸濁型パクリタキセル	21日	PDまで	骨髄抑制，末梢神経障害，脱毛，眼障害など

食道がん

適応	レジメン	一般名	1コースの治療期間	何コースまで	主な副作用
局所進行食道がん	FP（5-FU+CDDP）＋RT療法	フルオロウラシル，シスプラチン	28日	2コース	悪心・嘔吐，吃逆，腎障害，骨髄抑制，末梢神経障害，聴器障害，手足症候群，5-FU脳症，流涙，口腔粘膜炎など RT：放射線皮膚炎，口腔粘膜炎，疼痛（口腔粘膜炎，咽頭痛），悪心，脱毛など
術前[*1]・術後[*2]化学療法，転移・再発[*3]食道がん	FP（5-FU+CDDP）	フルオロウラシル，シスプラチン	21日[*1] 28日[*2,3]	2コース[*1,2] 4-6コース[*3]	悪心・嘔吐，吃逆，腎障害，骨髄抑制，末梢神経障害，聴器障害，手足症候群，5-FU脳症，流涙，口腔粘膜炎など
術前化学療法[*1]，導入化学療法[*2]，切除不能な進行・再発の食道がん[*3]	DCF（DTX+CDDP+5-FU）	ドセタキセル，シスプラチン，フルオロウラシル	21日[*1,2] 28日[*3]	3コース[*1,2] PDまで（CDDPは6コース）[*3]	過敏症症状，脱毛，浮腫，悪心・嘔吐，吃逆，腎障害，骨髄抑制，末梢神経障害，聴器障害，手足症候群，5-FU脳症，流涙，口腔粘膜炎など
転移・再発の食道扁平上皮がん	FOLFOX（5-FU+l-LV+L-OHP）	フルオロウラシル，レボホリナート，オキサリプラチン	14日	PDまで	過敏症症状，悪心・嘔吐，骨髄抑制，末梢神経障害，手足症候群，5-FU脳症，流涙，口腔粘膜炎など
切除不能な進行・再発の食道がん	FP（5-FU+CDDP）＋ニボルマブ	フルオロウラシル，シスプラチン，ニボルマブ	28日	PDまで	悪心・嘔吐，吃逆，腎障害，骨髄抑制，末梢神経障害，聴器障害，手足症候群，5-FU脳症，流涙，口腔粘膜炎，間質性肺炎，大腸炎，1型糖尿病，甲状腺機能障害，副腎皮質機能低下症など
	FP（5-FU+CDDP）+ペムブロリズマブ followed by 5-FU+ペムブロリズマブ	フルオロウラシル，シスプラチン，ペムブロリズマブ	21日	6コース	悪心・嘔吐，吃逆，腎障害，骨髄抑制，末梢神経障害，聴器障害，手足症候群，5-FU脳症，流涙，口腔粘膜炎，間質性肺炎，大腸炎，1型糖尿病，甲状腺機能障害，副腎皮質機能低下症など

適応	レジメン	一般名	1コースの治療期間	何コースまで	主な副作用
切除不能な進行・再発の食道がん	ニボルマブ+イピリムマブ	**ニボルマブ**, **イピリムマブ**	42日	PDまで	間質性肺炎, 大腸炎, 1型糖尿病, 甲状腺機能障害, 副腎皮質機能低下症など
術後補助療法*1, がん化学療法後に増悪した根治切除不能な進行・再発の食道がん*2	ニボルマブ	**ニボルマブ**	14日または28日	1年間*1 PDまで*2	間質性肺炎, 大腸炎, 1型糖尿病, 甲状腺機能障害, 副腎皮質機能低下症など
がん化学療法後に増悪したPD-L1陽性の根治切除不能な進行・再発の食道扁平上皮がん	ペムブロリズマブ	**ペムブロリズマブ**	21日または42日	PDまで	間質性肺炎, 大腸炎, 1型糖尿病, 甲状腺機能障害, 副腎皮質機能低下症など

胃がん

適応	レジメン	一般名	1コースの治療期間	何コースまで	主な副作用
術後補助療法*1, 切除不能な進行・再発の胃がん*2	SOX (S-1+L-OHP)	テガフール・ギメラシル・オテラシル, **オキサリプラチン**	21日	8コース*1 PDまで*2	流涙, 口腔粘膜炎, 下痢, 過敏症症状, 悪心・嘔吐, 骨髄抑制, 末梢神経障害など
	S-1+DTX followed by S-1*1	テガフール・ギメラシル・オテラシル, **ドセタキセル**	21日	1年(DTXは2～7コース目)*1 PDまで*2	悪心・嘔吐, 流涙, 口腔粘膜炎, 下痢, 過敏症症状, 骨髄抑制, 脱毛, 浮腫, 末梢神経障害など
切除不能な進行・再発の胃がん	FOLFOX (5-FU+l-LV+L-OHP)	**フルオロウラシル**, レボホリナート, **オキサリプラチン**	14日	PDまで	過敏症症状, 悪心・嘔吐, 骨髄抑制, 末梢神経障害, 手足症候群, 5-FU脳症, 流涙, 口腔粘膜炎など
	ニボルマブ+SOX*1 or XELOX*2 or FOLFOX*3	**ニボルマブ**, テガフール・ギメラシル・オテラシル, **オキサリプラチン** or カペシタビン, **オキサリプラチン** or **フルオロウラシル**, レボホリナート, **オキサリプラチン**	21日*1,2 14日*3	PDまで	流涙, 口腔粘膜炎, 下痢, 過敏症症状, 悪心・嘔吐, 骨髄抑制, 末梢神経障害, 手足症候群, 5-FU脳症, 間質性肺炎, 大腸炎, 1型糖尿病, 甲状腺機能障害, 副腎皮質機能低下症など
	weekly PTX+RAM	**パクリタキセル**, **ラムシルマブ**	28日	PDまで	骨髄抑制, 過敏症症状, 脱毛, 関節痛・筋肉痛, 末梢神経障害, インフュージョンリアクション, 高血圧, 出血, 血栓塞栓症, 創傷治癒遅延, 尿蛋白など

適応	レジメン	一般名	1コースの治療期間	何コースまで	主な副作用
切除不能な進行・再発の胃がん	weekly nab-PTX+RAM	**アルブミン懸濁型パクリタキセル**, **ラムシルマブ**	28日	PDまで	骨髄抑制, 末梢神経障害, 脱毛, 眼障害, インフュージョンリアクション, 高血圧, 出血, 血栓塞栓症, 創傷治癒遅延, 尿蛋白など
	Tri-weekly nab-PTX	**アルブミン懸濁型パクリタキセル**	21日	PDまで	骨髄抑制, 末梢神経障害, 脱毛, 眼障害など
	ニボルマブ	**ニボルマブ**	14日または28日	PDまで	間質性肺炎, 大腸炎, 1型糖尿病, 甲状腺機能障害, 副腎皮質機能低下症など
	S-1+CDDP	テガフール・ギメラシル・オテラシル, **シスプラチン**	35日	PDまで(CDDPは6コース)	流涙, 口腔粘膜炎, 下痢, 悪心・嘔吐, 吃逆, 腎障害, 骨髄抑制, 末梢神経障害, 聴器障害など
	TAS-102 (FTD/TPI)	トリフルリジン・チピラシル	28日	PDまで	悪心・嘔吐, 骨髄抑制, 下痢, 間質性肺炎など
HER2陽性の切除不能な進行・再発の胃がん	XP(カペシタビン+CDDP)+トラスツズマブ	カペシタビン, **シスプラチン**, **トラスツズマブ**	21日	PDまで(CDDPは6コース)	手足症候群, 下痢, 口腔粘膜炎, 悪心・嘔吐, 吃逆, 腎障害, 骨髄抑制, 末梢神経障害, 聴器障害, インフュージョンリアクション, 心障害など
	トラスツズマブ+SOX[*1] or XELOX[*2] or FOLFOX[*3]	**トラスツズマブ**, テガフール・ギメラシル・オテラシル, **オキサリプラチン** or カペシタビン, **オキサリプラチン** or **フルオロウラシル**, レボホリナート, **オキサリプラチン**	21日[*1,2] 14日[*3]	PDまで	流涙, 口腔粘膜炎, 下痢, 過敏症症状, 悪心・嘔吐, 骨髄抑制, 末梢神経障害, 手足症候群, 5-FU脳症, インフュージョンリアクション, 心障害など
	トラスツズマブ デルクステカン	**トラスツズマブ デルクステカン**	21日	PDまで	骨髄抑制, 悪心・嘔吐, 間質性肺炎, 脱毛, 下痢, インフュージョンリアクション, 心障害など

大腸がん

適応	レジメン	一般名	1コースの治療期間	何コースまで	主な副作用
術後補助療法	mFOLFOX6（5-FU+l-LV+L-OHP）	フルオロウラシル，レボホリナート，オキサリプラチン	14日	6カ月	過敏症症状，悪心・嘔吐，骨髄抑制，末梢神経障害，手足症候群，5-FU脳症，流涙，口腔粘膜炎など
	XELOX（カペシタビン+L-OHP）	カペシタビン，オキサリプラチン	21日	8コース	過敏症症状，悪心・嘔吐，口腔粘膜炎，下痢，骨髄抑制，末梢神経障害，手足症候群など
切除不能な進行・再発の結腸・直腸がん	BEV+SOX*1 or XELOX*2 or FOLFOX*3	ベバシズマブ，テガフール・ギメラシル・オテラシル，オキサリプラチン or カペシタビン，オキサリプラチン or フルオロウラシル，レボホリナート，オキサリプラチン	21日*1,2 14日*3	PDまで	流涙，口腔粘膜炎，下痢，過敏症症状，悪心・嘔吐，骨髄抑制，末梢神経障害，手足症候群，5-FU脳症，高血圧，出血，血栓塞栓症，創傷治癒遅延，消化管穿孔，尿蛋白，喀血など
	FOLFIRI（5-FU+l-LV+CPT-11）±BEV	フルオロウラシル，レボホリナート，イリノテカン，ベバシズマブ	14日	PDまで	悪心・嘔吐，骨髄抑制，下痢，脱毛，手足症候群，5-FU脳症，流涙，口腔粘膜炎，高血圧，出血，血栓塞栓症，創傷治癒遅延，消化管穿孔，尿蛋白，喀血など
	IRIS（S-1+CPT-11）±BEV	テガフール・ギメラシル・オテラシル，イリノテカン，ベバシズマブ	28日	PDまで	悪心・嘔吐，骨髄抑制，流涙，口腔粘膜炎，下痢，脱毛，高血圧，出血，血栓塞栓症，創傷治癒遅延，消化管穿孔，尿蛋白，喀血など
	FOLFOXIRI（5-FU+l-LV+L-OHP+CPT-11）±BEV	フルオロウラシル，レボホリナート，オキサリプラチン，イリノテカン，ベバシズマブ	14日	12コース	過敏症症状，悪心・嘔吐，骨髄抑制，末梢神経障害，手足症候群，5-FU脳症，流涙，口腔粘膜炎，下痢，脱毛，高血圧，出血，血栓塞栓症，創傷治癒遅延，消化管穿孔，尿蛋白，喀血など
	レゴラフェニブ	レゴラフェニブ	28日	PDまで	手足症候群，下痢，高血圧，皮膚障害，肝機能障害など
	CAPIRI（カペシタビン+CPT-11）+BEV	カペシタビン，イリノテカン，ベバシズマブ	21日	PDまで	悪心・嘔吐，口腔粘膜炎，骨髄抑制，末梢神経障害，手足症候群，下痢，脱毛，高血圧，出血，血栓塞栓症，創傷治癒遅延，消化管穿孔，尿蛋白，喀血など

適応	レジメン	一般名	1コースの治療期間	何コースまで	主な副作用用
切除不能な進行・再発の結腸・直腸がん	TAS-102 (FTD/TPI) ±BEV	トリフルリジン・チピラシル, **ベバシズマブ**	28日	PDまで	悪心・嘔吐, 骨髄抑制, 下痢, 間質性肺炎, 高血圧, 出血, 血栓塞栓症, 創傷治癒遅延, 消化管穿孔, 尿蛋白, 喀血など
	FOLFIRI (5-FU+l-LV+CPT-11) +RAM	**フルオロウラシル**, レボホリナート, **イリノテカン**, **ラムシルマブ**	14日	PDまで	悪心・嘔吐, 骨髄抑制, 下痢, 脱毛, 手足症候群, 5-FU脳症, 流涙, 口腔粘膜炎, インフュージョンリアクション, 高血圧, 出血, 血栓塞栓症, 創傷治癒遅延, 尿蛋白など
	FOLFIRI (5-FU+l-LV+CPT-11) +アフリベルセプト	**フルオロウラシル**, レボホリナート, **イリノテカン**, **アフリベルセプト**	14日	PDまで	悪心・嘔吐, 骨髄抑制, 下痢, 脱毛, 手足症候群, 5-FU脳症, 流涙, 口腔粘膜炎, インフュージョンリアクション, 高血圧, 出血, 血栓塞栓症, 尿蛋白など
*BRAF*遺伝子変異陽性の切除不能な進行・再発の結腸・直腸がん	BEACON（エンコラフェニブ+ビニメチニブ+セツキシマブ）	エンコラフェニブ, ビニメチニブ, **セツキシマブ**	7日	PDまで	皮膚悪性腫瘍, 手足症候群, 眼障害, 心障害, 横紋筋融解症, 高血圧, 出血, インフュージョンリアクション, 皮膚障害, 低Mg血症など
*RAS*遺伝子野生型の切除不能な進行・再発の結腸・直腸がん	セツキシマブ+mFOLFOX6 or FOLFIRI	**セツキシマブ**, **フルオロウラシル**, レボホリナート, **オキサリプラチン** or **フルオロウラシル**, レボホリナート, **イリノテカン**	14日	PDまで	過敏症症状, 悪心・嘔吐, 骨髄抑制, 末梢神経障害, 手足症候群, 5-FU脳症, 流涙, 口腔粘膜炎, 下痢, 脱毛, インフュージョンリアクション, 皮膚障害, 低Mg血症など
	セツキシマブ	**セツキシマブ**	7日	PDまで	インフュージョンリアクション, 皮膚障害, 低Mg血症など
*KRAS*遺伝子野生型の切除不能な進行・再発の結腸・直腸がん	パニツムマブ±mFOLFOX6 or FOLFIRI	**パニツムマブ**, **フルオロウラシル**, レボホリナート, **オキサリプラチン** or **フルオロウラシル**, レボホリナート, **イリノテカン**	14日	PDまで	過敏症症状, 悪心・嘔吐, 骨髄抑制, 末梢神経障害, 手足症候群, 5-FU脳症, 流涙, 口腔粘膜炎, 下痢, 脱毛, 皮膚障害, 低Mg血症など
HER2陽性の切除不能な進行・再発の結腸・直腸がん	トラスツズマブ+ペルツズマブ	**トラスツズマブ**, **ペルツズマブ**	21日	PDまで	インフュージョンリアクション, 心障害など

適応	レジメン	一般名	1コースの治療期間	何コースまで	主な副作用
高頻度マイクロサテライト不安定性を有する切除不能な進行・再発の結腸・直腸がん	ニボルマブ	ニボルマブ	14日または28日	PDまで	間質性肺炎，大腸炎，1型糖尿病，甲状腺機能障害，副腎皮質機能低下症など
	ニボルマブ+イピリムマブ followed by ニボルマブ	ニボルマブ，イピリムマブ	21日	4コース	間質性肺炎，大腸炎，1型糖尿病，甲状腺機能障害，副腎皮質機能低下症など

肝細胞がん

適応	レジメン	一般名	1コースの治療期間	何コースまで	主な副作用
切除不能な肝細胞がん	ソラフェニブ	ソラフェニブ	連日	PDまで	手足症候群，脱毛，下痢，高血圧，皮膚障害，肝機能障害，間質性肺炎など
	レンバチニブ	レンバチニブ	連日	PDまで	手足症候群，下痢，高血圧，出血，創傷治癒遅延，尿蛋白，甲状腺機能低下症など
	レゴラフェニブ	レゴラフェニブ	28日	PDまで	手足症候群，下痢，高血圧，皮膚障害，肝機能障害など
	カボザンチニブ	カボザンチニブ	連日	PDまで	手足症候群，下痢，高血圧，肝機能障害，出血，創傷治癒遅延，尿蛋白，甲状腺機能低下症など
	RAM	ラムシルマブ	14日	PDまで	インフュージョンリアクション，高血圧，出血，血栓塞栓症，創傷治癒遅延，尿蛋白など
	アテゾリズマブ+BEV	アテゾリズマブ，ベバシズマブ	21日	PDまで	高血圧，出血，血栓塞栓症，創傷治癒遅延，消化管穿孔，尿蛋白，喀血，間質性肺炎，大腸炎，1型糖尿病，甲状腺機能障害，副腎皮質機能低下症など
	デュルバルマブ+トレメリムマブ followed by デュルバルマブ	デュルバルマブ，トレメリムマブ	28日	1コース	間質性肺炎，大腸炎，1型糖尿病，甲状腺機能障害，副腎皮質機能低下症など

胆道がん

適応	レジメン	一般名	1コースの治療期間	何コースまで	主な副作用
切除不能な胆道がん	GC（GEM+CDDP）	**ゲムシタビン**，**シスプラチン**	21日	PDまで	血管痛，発熱，間質性肺炎，悪心・嘔吐，吃逆，腎障害，骨髄抑制，末梢神経障害，聴器障害など
	GCD（GEM+CDDP+デュルバルマブ）followed by デュルバルマブ	**ゲムシタビン**，**シスプラチン**，**デュルバルマブ**	21日	最大8コース	血管痛，発熱，悪心・嘔吐，吃逆，腎障害，骨髄抑制，末梢神経障害，聴器障害，間質性肺炎，大腸炎，1型糖尿病，甲状腺機能障害，副腎皮質機能低下症など
切除不能または再発胆道がん	GS（GEM+S-1）	**ゲムシタビン**，テガフール・ギメラシル・オテラシル	21日	PDまで	血管痛，発熱，間質性肺炎，悪心・嘔吐，骨髄抑制，流涙，口腔粘膜炎，下痢など
	GCS（GEM+CDDP+S-1）	**ゲムシタビン**，**シスプラチン**，テガフール・ギメラシル・オテラシル	14日	PDまで	血管痛，発熱，間質性肺炎，悪心・嘔吐，吃逆，腎障害，骨髄抑制，末梢神経障害，聴器障害，流涙，口腔粘膜炎，下痢など

膵がん

適応	レジメン	一般名	1コースの治療期間	何コースまで	主な副作用
術前化学療法	GS（GEM+S-1）	**ゲムシタビン**，テガフール・ギメラシル・オテラシル	21日	2コース	血管痛，発熱，間質性肺炎，悪心・嘔吐，骨髄抑制，流涙，口腔粘膜炎，下痢など
術後補助療法*1，切除不能な進行膵がん*2	GEM	**ゲムシタビン**	28日	6コース*1 PDまで*2	血管痛，発熱，間質性肺炎など
	S-1	テガフール・ギメラシル・オテラシル	42日	4コース*1 PDまで*2	悪心・嘔吐，骨髄抑制，流涙，口腔粘膜炎，下痢など
切除不能な膵がん	FOLFIRINOX（L-OHP+CPT-11+5-FU+l-LV）	**オキサリプラチン**，**イリノテカン**，**フルオロウラシル**，レボホリナート	14日	PDまで	過敏症症状，悪心・嘔吐，骨髄抑制，末梢神経障害，手足症候群，5-FU脳症，流涙，口腔粘膜炎，下痢，脱毛，皮膚障害，低Mg血症など
	GEM+nab-PTX	**ゲムシタビン**，**アルブミン懸濁型パクリタキセル**	28日	PDまで	血管痛，発熱，間質性肺炎，骨髄抑制，末梢神経障害，脱毛，眼障害など

適応	レジメン	一般名	1コースの治療期間	何コースまで	主な副作用
切除不能な膵がん	nal-IRI+5-FU+l-LV	**ナノリポソーム型イリノテカン**, **フルオロウラシル**, レボホリナート	14日	PDまで	悪心・嘔吐, 骨髄抑制, 下痢, 脱毛, 手足症候群, 5-FU脳症, 流涙, 口腔粘膜炎など
*BRCA*遺伝子変異陽性の切除不能な膵がん	オラパリブ	オラパリブ	連日	PDまで	悪心・嘔吐, 疲労・無力症など

腎細胞がん

適応	レジメン	一般名	1コースの治療期間	何コースまで	主な副作用
術後補助化学療法	ペムブロリズマブ	**ペムブロリズマブ**	21日または42日	1年間	間質性肺炎, 大腸炎, 1型糖尿病, 甲状腺機能障害, 副腎皮質機能低下症など
切除不能または転移性の腎細胞がん	スニチニブ	スニチニブ	42日	PDまで	高血圧, 皮膚障害, 心障害, 骨髄抑制, 甲状腺機能障害など
	パゾパニブ	パゾパニブ	連日	PDまで	手足症候群, 高血圧, 心障害, 肝機能障害, 甲状腺機能障害, 血栓塞栓症, 色素脱失など
	アキシチニブ	アキシチニブ	連日	PDまで	手足症候群, 下痢, 高血圧, 尿蛋白, 甲状腺機能障害, 血栓塞栓症など
	ソラフェニブ	ソラフェニブ	連日	PDまで	手足症候群, 脱毛, 下痢, 高血圧, 皮膚障害, 肝機能障害, 間質性肺炎など
	エベロリムス	エベロリムス	連日	PDまで	口腔粘膜炎, 間質性肺炎, 高血糖, 肝機能障害など
	ニボルマブ	**ニボルマブ**	14日または28日	PDまで	間質性肺炎, 大腸炎, 1型糖尿病, 甲状腺機能障害, 副腎皮質機能低下症など
	ニボルマブ+イピリムマブ followed by ニボルマブ	**ニボルマブ**+**イピリムマブ**	21日	4コース	間質性肺炎, 大腸炎, 1型糖尿病, 甲状腺機能障害, 副腎皮質機能低下症など
	ニボルマブ+カボザンチニブ	**ニボルマブ**+カボザンチニブ	14日または28日	PDまで	手足症候群, 下痢, 高血圧, 肝機能障害, 出血, 血栓塞栓症, 創傷治癒遅延, 尿蛋白, 間質性肺炎, 大腸炎, 1型糖尿病, 甲状腺機能障害, 副腎皮質機能低下症など
	テムシロリムス	**テムシロリムス**	7日	PDまで	インフュージョンリアクション, 高血糖, 皮膚障害, 間質性肺炎など

適応	レジメン	一般名	1コースの治療期間	何コースまで	主な副作用
切除不能または転移性の腎細胞がん	アベルマブ+アキシチニブ	**アベルマブ**, アキシチニブ	14日	PDまで	手足症候群, 下痢, 高血圧, 尿蛋白, 血栓塞栓症, 間質性肺炎, 大腸炎, 1型糖尿病, 甲状腺機能障害, 副腎皮質機能低下症など
	ペムブロリズマブ+アキシチニブ	**ペムブロリズマブ**, アキシチニブ	21日または42日	PDまで	手足症候群, 下痢, 高血圧, 尿蛋白, 血栓塞栓症, 間質性肺炎, 大腸炎, 1型糖尿病, 甲状腺機能障害, 副腎皮質機能低下症など
	ペムブロリズマブ+レンバチニブ	**ペムブロリズマブ**+レンバチニブ	21日または42日	PDまで	手足症候群, 下痢, 高血圧, 出血, 創傷治癒遅延, 尿蛋白, 間質性肺炎, 大腸炎, 1型糖尿病, 甲状腺機能障害, 副腎皮質機能低下症など

尿路上皮がん

適応	レジメン	一般名	1コースの治療期間	何コースまで	主な副作用
術後補助療法	ニボルマブ	**ニボルマブ**	14日または28日	1年間	間質性肺炎, 大腸炎, 1型糖尿病, 甲状腺機能障害, 副腎皮質機能低下症など
術後補助療法*1, 切除不能の尿路上皮がん*2	GC (GEM+CDDP)	**ゲムシタビン**, **シスプラチン**	28日	4コース*1 6コース*2	血管痛, 発熱, 間質性肺炎, 悪心・嘔吐, 吃逆, 腎障害, 骨髄抑制, 末梢神経障害, 聴器障害など
切除不能の尿路上皮がん	ペムブロリズマブ	**ペムブロリズマブ**	21日または42日	PDまで	間質性肺炎, 大腸炎, 1型糖尿病, 甲状腺機能障害, 副腎皮質機能低下症など
	アベルマブ	**アベルマブ**	14日	PDまで	間質性肺炎, 大腸炎, 1型糖尿病, 甲状腺機能障害, 副腎皮質機能低下症など
	エンホルツマブ ベドチン	**エンホルツマブ ベドチン**	28日	PDまで	インフュージョンリアクション, 悪心・嘔吐, 下痢, 末梢神経障害, 脱毛, 疲労, 皮膚障害, 高血糖, 眼障害など

前立腺がん

適応	レジメン	一般名	1コースの治療期間	何コースまで	主な副作用
去勢抵抗性前立腺がん	アビラテロン＋PSL	アビラテロン，プレドニゾロン	連日	PDまで	浮腫，低K血症，高血圧，骨粗鬆症，胃部不快感，高血糖など
遠隔転移を有しない去勢抵抗性前立腺がん	ダロルタミド	ダロルタミド	連日	PDまで	心障害，間質性肺炎など
遠隔転移を有しない去勢抵抗性前立腺がん，遠隔転移を有する前立腺がん	アパルタミド	アパルタミド	連日	PDまで	皮膚障害，心障害，間質性肺炎，痙攣発作など
遠隔転移を有する前立腺がん	DTX＋ダロルタミド	ドセタキセル，ダロルタミド followed by ダロルタミド	21日	6コース	過敏症症状，骨髄抑制，脱毛，浮腫，末梢神経障害，皮膚障害，心障害，間質性肺炎，痙攣発作など
転移性・去勢抵抗性前立腺がん	DP（DTX＋PSL）	ドセタキセル，プレドニゾロン	21日	PDまで	過敏症症状，骨髄抑制，脱毛，浮腫，末梢神経障害，不眠，骨粗鬆症，胃部不快感，高血糖など
	カバジタキセル＋PSL	カバジタキセル，プレドニゾロン	21日	PDまで	過敏症症状，骨髄抑制，下痢，末梢神経障害，間質性肺炎，不眠，骨粗鬆症，胃部不快感，高血糖など
去勢抵抗性前立腺がん，遠隔転移を有する前立腺がん	エンザルタミド	エンザルタミド	連日	PDまで	悪心・嘔吐，疲労，ほてり，痙攣発作など
*BRCA*遺伝子変異陽性の転移を有する去勢抵抗性前立腺がん	オラパリブ	オラパリブ	連日	PDまで	悪心・嘔吐，疲労・無力症など

子宮頸がん

適応	レジメン	一般名	1コースの治療期間	何コースまで	主な副作用
進行または再発の子宮頸がん	TP（PTX＋CDDP）±BEV	パクリタキセル，シスプラチン，ベバシズマブ	21日	6コース	過敏症症状，脱毛，関節痛・筋肉痛，悪心・嘔吐，吃逆，腎障害，骨髄抑制，末梢神経障害，聴器障害，高血圧，出血，血栓塞栓症，創傷治癒遅延，消化管穿孔，尿蛋白，喀血など
	TC（PTX＋CBDCA）±BEV	パクリタキセル，カルボプラチン，ベバシズマブ	21日	6コース	悪心・嘔吐，骨髄抑制，過敏症症状，脱毛，関節痛・筋肉痛，末梢神経障害，高血圧，出血，血栓塞栓症，創傷治癒遅延，消化管穿孔，尿蛋白，喀血など

適応	レジメン	一般名	1コースの治療期間	何コースまで	主な副作用
進行または再発の子宮頸がん	TP（PTX+CDDP）+ペムブロリズマブ±BEV followed by ペムブロリズマブ±BEV	**パクリタキセル**, **シスプラチン**, **ペムブロリズマブ**, **ベバシズマブ**	21日	6コース	過敏症症状, 脱毛, 関節痛・筋肉痛, 悪心・嘔吐, 吃逆, 腎障害, 骨髄抑制, 末梢神経障害, 聴器障害, 高血圧, 出血, 血栓塞栓症, 創傷治癒遅延, 消化管穿孔, 尿蛋白, 喀血, 間質性肺炎, 大腸炎, 1型糖尿病, 甲状腺機能障害, 副腎皮質機能低下症など
	TC（PTX+CBDCA）+ペムブロリズマブ±BEV followed by ペムブロリズマブ±BEV	**パクリタキセル**, **カルボプラチン**, **ペムブロリズマブ**, **ベバシズマブ**	21日	6コース	悪心・嘔吐, 骨髄抑制, 過敏症症状, 脱毛, 関節痛・筋肉痛, 末梢神経障害, 高血圧, 出血, 血栓塞栓症, 創傷治癒遅延, 消化管穿孔, 尿蛋白, 喀血, 間質性肺炎, 大腸炎, 1型糖尿病, 甲状腺機能障害, 副腎皮質機能低下症など
	セミプリマブ	**セミプリマブ**	21日	PDまで	間質性肺炎, 大腸炎, 1型糖尿病, 甲状腺機能障害, 副腎皮質機能低下症など

子宮体がん

適応	レジメン	一般名	1コースの治療期間	何コースまで	主な副作用
術後補助療法, 進行・再発の子宮体がん	AP（DXR+CDDP）	**ドキソルビシン**, **シスプラチン**	21日	6コース	心障害, 脱毛, 悪心・嘔吐, 吃逆, 腎障害, 骨髄抑制, 末梢神経障害, 聴器障害など
	TC（PTX+CBDCA）	**パクリタキセル**, **カルボプラチン**	21日または28日	6コース	悪心・嘔吐, 骨髄抑制, 過敏症症状, 脱毛, 関節痛・筋肉痛, 末梢神経障害など
切除不能な進行・再発の子宮体がん	ペムブロリズマブ+レンバチニブ	**ペムブロリズマブ**, レンバチニブ	21日または42日	PDまで	手足症候群, 下痢, 高血圧, 出血, 創傷治癒遅延, 尿蛋白, 間質性肺炎, 大腸炎, 1型糖尿病, 甲状腺機能障害, 副腎皮質機能低下症など

卵巣がん

適応	レジメン	一般名	1コースの治療期間	何コースまで	主な副作用
卵巣がん	TC（PTX+CBDCA）	パクリタキセル，カルボプラチン	21日または28日	6コース	悪心・嘔吐，骨髄抑制，過敏症症状，脱毛，関節痛・筋肉痛，末梢神経障害など
	dose-dense TC（PTX+CBDCA）	パクリタキセル，カルボプラチン	21日	6～9コース	悪心・嘔吐，骨髄抑制，過敏症症状，脱毛，関節痛・筋肉痛，末梢神経障害など
	DC（DTX+CBDCA）	ドセタキセル，カルボプラチン	21日または28日	6コース	悪心・嘔吐，骨髄抑制，過敏症症状，脱毛，浮腫，末梢神経障害など
Stage III以上の術後卵巣がん	PTX+CBDCA+BEV followed by BEV	パクリタキセル，カルボプラチン，ベバシズマブ	21日	6コース	悪心・嘔吐，骨髄抑制，過敏症症状，脱毛，関節痛・筋肉痛，末梢神経障害，高血圧，出血，血栓塞栓症，創傷治癒遅延，消化管穿孔，尿蛋白，喀血など
再発卵巣がん	GEM+CBDCA+BEV followed by BEV	ゲムシタビン，カルボプラチン，ベバシズマブ	21日	6コース	悪心・嘔吐，骨髄抑制，血管痛，発熱，高血圧，出血，血栓塞栓症，創傷治癒遅延，消化管穿孔，尿蛋白，喀血など
	weekly CPT-11	イリノテカン	28日	PDまで	悪心・嘔吐，骨髄抑制，下痢，脱毛など
	PLD	リポソーム化ドキソルビシン	28日	PDまで	骨髄抑制，手足症候群，口腔粘膜炎，心障害など
	GEM	ゲムシタビン	28日	PDまで	血管痛，発熱，間質性肺炎など
	NGT	ノギテカン	21日	PDまで	骨髄抑制，脱毛，口腔粘膜炎など
*BRCA*遺伝子変異陽性の卵巣がん*1，再発卵巣がん*2における維持療法	オラパリブ	オラパリブ	連日	2年間*1 PDまで*2	悪心・嘔吐，疲労・無力症など
相同組換え修復欠損を有する卵巣がんにおける維持療法	オラパリブ*1 +BEV*2	オラパリブ，ベバシズマブ	21日	最長24カ月*1 最長15カ月*2	悪心・嘔吐，疲労・無力症，高血圧，出血，血栓塞栓症，創傷治癒遅延，消化管穿孔，尿蛋白，喀血など

皮膚がん

適応	レジメン	一般名	1コースの治療期間	何コースまで	主な副作用
術後補助療法[*1]，切除不能な悪性黒色腫[*2]	ニボルマブ	**ニボルマブ**	14日または28日	1年間[*1] PDまで[*2]	間質性肺炎，大腸炎，1型糖尿病，甲状腺機能障害，副腎皮質機能低下症など
	ペムブロリズマブ	**ペムブロリズマブ**	21日または42日	1年間[*1] PDまで[*2]	間質性肺炎，大腸炎，1型糖尿病，甲状腺機能障害，副腎皮質機能低下症など
*BRAF*遺伝子変異陽性の術後補助療法[*1]，切除不能な悪性黒色腫[*2]	ダブラフェニブ+トラメチニブ	ダブラフェニブ，トラメチニブ	連日	1年間[*1] PDまで[*2]	悪心・嘔吐，心障害，発熱，眼障害，皮膚障害，間質性肺炎など
切除不能な悪性黒色腫	ニボルマブ+イピリムマブ	**ニボルマブ**，**イピリムマブ**	21日	4コース	間質性肺炎，大腸炎，1型糖尿病，甲状腺機能障害，副腎皮質機能低下症など
	DTIC	**ダカルバジン**	21日または28日	PDまで	悪心・嘔吐，血管痛など
*BRAF*遺伝子変異陽性の切除不能な悪性黒色腫	エンコラフェニブ+ビニメチニブ	エンコラフェニブ，ビニメチニブ	連日	PDまで	皮膚悪性腫瘍，手足症候群，眼障害，心障害，横紋筋融解症，高血圧，出血など

造血器腫瘍

適応	レジメン	一般名	1コースの治療期間	何コースまで	主な副作用
骨髄異形成症候群	アザシチジン	**アザシチジン**	28日	PDまで	骨髄抑制，間質性肺炎，腎障害など
5番染色体長腕部欠失を伴う骨髄異形成症候群	レナリドミド	レナリドミド	28日	PDまで	骨髄抑制，皮膚障害，血栓塞栓症，腫瘍崩壊症候群，めまい，眠気など
CD30陽性の末梢性T細胞リンパ腫	CHP（CPA+DXR+PSL）+ブレンツキシマブ ベドチン	**シクロホスファミド**，**ドキソルビシン**，プレドニゾロン，**ブレンツキシマブ ベドチン**	21日	8コース	心障害，脱毛，骨髄抑制，出血性膀胱炎，口腔粘膜炎，悪心・嘔吐，腫瘍崩壊症候群，不眠，胃部不快感，高血糖，インフュージョンリアクション，末梢神経障害など
限局期[*1]および進行期[*2]びまん性大細胞型B細胞リンパ腫	CHOP（CPA+DXR+VCR+PSL）±リツキシマブ	**シクロホスファミド**，**ドキソルビシン**，**ビンクリスチン**，プレドニゾロン，**リツキシマブ**	21日	3コース[*1] 6～8コース[*2]（リツキシマブは最大8コース）	心障害，脱毛，骨髄抑制，出血性膀胱炎，口腔粘膜炎，悪心・嘔吐，末梢神経障害，イレウス，聴器障害，腫瘍崩壊症候群，不眠，胃部不快感，高血糖，インフュージョンリアクションなど

適応	レジメン	一般名	1コースの治療期間	何コースまで	主な副作用
びまん性大細胞型B細胞リンパ腫	ベンダムスチン＋リツキシマブ＋ポラツズマブ ベドチン	ベンダムスチン，リツキシマブ，ポラツズマブ ベドチン	21日	6コース	インフュージョンリアクション，腫瘍崩壊症候群，悪心・嘔吐，骨髄抑制，末梢神経障害，進行性多巣性白質脳症など
低悪性度B細胞性ホジキンリンパ腫，マントル細胞リンパ腫	ベンダムスチン＋リツキシマブ	ベンダムスチン，リツキシマブ	28日	6コースあるいはPDまで	インフュージョンリアクション，腫瘍崩壊症候群，悪心・嘔吐，骨髄抑制など
	ベンダムスチン	ベンダムスチン	21日	6コース	悪心・嘔吐，骨髄抑制など
マントル細胞リンパ腫	ベンダムスチン＋リツキシマブ＋イブルチニブ followed by イブルチニブ	ベンダムスチン，リツキシマブ，イブルチニブ	28日	6コース	インフュージョンリアクション，腫瘍崩壊症候群，悪心・嘔吐，骨髄抑制，下痢，皮膚症状など
CD20陽性の濾胞性リンパ腫	オビヌツズマブ＋ベンダムスチン	オビヌツズマブ，ベンダムスチン	28日	6コース	インフュージョンリアクション，悪心・嘔吐，骨髄抑制など
	CHOP（CPA＋DXR＋VCR＋PSL）＋オビヌツズマブ followed by オビヌツズマブ	シクロホスファミド，ドキソルビシン，ビンクリスチン，プレドニゾロン，オビヌツズマブ	21日	6コース	心障害，脱毛，骨髄抑制，出血性膀胱炎，口腔粘膜炎，末梢神経障害，イレウス，悪心・嘔吐，聴器障害，腫瘍崩壊症候群，不眠，胃部不快感，高血糖，インフュージョンリアクションなど
中・高悪性度非ホジキンリンパ腫	ESHAP（VP-16＋PSL＋Ara-C＋CDDP）±リツキシマブ	エトポシド，プレドニゾロン，シタラビン，シスプラチン，リツキシマブ	21日または28日	6〜8コースあるいはPDまで（リツキシマブは最大8コース）	悪心・嘔吐，吃逆，腎障害，骨髄抑制，末梢神経障害，聴器障害，脱毛，結膜・角膜炎，中枢神経系障害，シタラビン症候群（発熱，筋肉痛，骨痛など），口腔粘膜炎，腫瘍崩壊症候群，不眠，胃部不快感，高血糖，インフュージョンリアクションなど
	DA-EPOCH（VP-16＋VCR＋DXR＋CPA＋PSL）±リツキシマブ	エトポシド，ビンクリスチン，ドキソルビシン，シクロホスファミド，プレドニゾロン，リツキシマブ	21日	PDまで（リツキシマブは最大8コース）	心障害，脱毛，骨髄抑制，出血性膀胱炎，口腔粘膜炎，末梢神経障害，イレウス，悪心・嘔吐，聴器障害，腫瘍崩壊症候群，不眠，胃部不快感，高血糖，インフュージョンリアクションなど
	ICE（IFM＋CBDCA＋VP-16）±リツキシマブ	イホスファミド，カルボプラチン，エトポシド，リツキシマブ	21日	3〜4コースあるいはPDまで（リツキシマブは最大8コース）	悪心・嘔吐，骨髄抑制，出血性膀胱炎，腫瘍崩壊症候群，インフュージョンリアクションなど

適応	レジメン	一般名	1コースの治療期間	何コースまで	主な副作用用
中・高悪性度非ホジキンリンパ腫	GDP（GEM+DEX+CDDP）+リツキシマブ	**ゲムシタビン**，デキサメタゾン，**シスプラチン**，**リツキシマブ**	21日	6コース	血管痛，発熱，間質性肺炎，悪心・嘔吐，吃逆，腎障害，骨髄抑制，末梢神経障害，聴器障害，インフュージョンリアクション，腫瘍崩壊症候群，不眠，胃部不快感，高血糖など
再発または難治性の濾胞性リンパ腫および辺縁帯リンパ腫	リツキシマブ+レナリドミド	**リツキシマブ**，レナリドミド	28日	12コース	インフュージョンリアクション，骨髄抑制，皮膚障害，血栓塞栓症，腫瘍崩壊症候群，めまい，眠気など
再発または難治性の末梢性T細胞リンパ腫	プララトレキサート	**プララトレキサート**	49日	PDまで	骨髄抑制，口腔粘膜炎，悪心・嘔吐，浮腫，皮膚障害，腫瘍崩壊症候群，間質性肺炎など
	ロミデプシン	**ロミデプシン**	28日	PDまで	悪心・嘔吐，骨髄抑制，下痢，心障害，腫瘍崩壊症候群など
早期[*1]および進行期[*2]ホジキンリンパ	ABVD（DXR+BLM+VLB+DTIC）	**ドキソルビシン**，**ブレオマイシン**，**ビンブラスチン**，**ダカルバジン**	28日	4コース[*1] 6〜8コース[*2]	心障害，脱毛，骨髄抑制，口腔粘膜炎，肺線維症，皮膚障害，末梢神経障害，悪心・嘔吐，血管痛など
再発または難治性のCD30陽性のホジキンリンパ腫および末梢性T細胞リンパ腫	ブレンツキシマブ ベドチン	**ブレンツキシマブ ベドチン**	21日	PDまで	インフュージョンリアクション，骨髄抑制，末梢神経障害など
再発または難治性の古典的ホジキンリンパ腫	ニボルマブ	**ニボルマブ**	14日または28日	PDまで	間質性肺炎，大腸炎，1型糖尿病，甲状腺機能障害，副腎皮質機能低下症など
	ペムブロリズマブ	**ペムブロリズマブ**	21日または42日	PDまで	間質性肺炎，大腸炎，1型糖尿病，甲状腺機能障害，副腎皮質機能低下症など
多発性骨髄腫	BLd（ボルテゾミブ+レナリドミド+DEX）	**ボルテゾミブ**，レナリドミド，デキサメタゾン	21日	PDまで	末梢神経障害，低血圧，発熱，肺障害，心障害，骨髄抑制，皮膚障害，血栓塞栓症，腫瘍崩壊症候群，めまい，眠気，不眠，骨粗鬆症，胃部不快感，高血糖など
	VDC（ボルテゾミブ+CPA+DEX）	**ボルテゾミブ**，**シクロホスファミド**，デキサメタゾン	21日	PDまで	末梢神経障害，低血圧，発熱，肺障害，心障害，腫瘍崩壊症候群，骨髄抑制，出血性膀胱炎，不眠，骨粗鬆症，胃部不快感，高血糖など
	DMPB（ダラツムマブ+ボルテゾミブ+L-PAM+PSL）	**ダラツムマブ**，**ボルテゾミブ**，**メルファラン**，プレドニゾロン followed by **ダラツムマブ**	42日	9コース	インフュージョンリアクション，下痢，末梢神経障害，低血圧，発熱，肺障害，心障害，腫瘍崩壊症候群，口腔粘膜炎，悪心・嘔吐，肝機能障害，不眠，骨粗鬆症，胃部不快感，高血糖など

適応	レジメン	一般名	1コースの治療期間	何コースまで	主な副作用
再発または難治性の多発性骨髄腫	KRd(カルフィルゾミブ+レナリドミド+DEX)	**カルフィルゾミブ**，レナリドミド，デキサメタゾン	28日	PDまで	インフュージョンリアクション，心障害，高血圧，下痢，骨髄抑制，皮膚障害，血栓塞栓症，腫瘍崩壊症候群，めまい，眠気，不眠，骨粗鬆症，胃部不快感，高血糖など
	IRd(イキサゾミブ+レナリドミド+DEX)	イキサゾミブ，レナリドミド，デキサメタゾン	28日	PDまで	末梢神経障害，下痢，骨髄抑制，皮膚障害，血栓塞栓症，腫瘍崩壊症候群，めまい，眠気，不眠，骨粗鬆症，胃部不快感，高血糖など
	DBd(ダラツムマブ+ボルテゾミブ+DEX)	**ダラツムマブ**，**ボルテゾミブ**，デキサメタゾン followed by **ダラツムマブ**	21日	8コース	インフュージョンリアクション，下痢，末梢神経障害，低血圧，発熱，肺障害，心障害，腫瘍崩壊症候群，不眠，骨粗鬆症，胃部不快感，高血糖など
	DCd(ダラツムマブ+カルフィルゾミブ+DEX)	**ダラツムマブ**，**カルフィルゾミブ**，デキサメタゾン	28日	PDまで	インフュージョンリアクション，心障害，高血圧，下痢，腫瘍崩壊症候群，不眠，骨粗鬆症，胃部不快感，高血糖など
	DLd(ダラツムマブ+レナリドミド+DEX)	**ダラツムマブ**，レナリドミド，デキサメタゾン	28日	PDまで	インフュージョンリアクション，下痢，骨髄抑制，皮膚障害，血栓塞栓症，腫瘍崩壊症候群，めまい，眠気，不眠，骨粗鬆症，胃部不快感，高血糖など
	ELd(エロツズマブ+レナリドミド+DEX)	**エロツズマブ**，レナリドミド，デキサメタゾン	28日	PDまで	インフュージョンリアクション，眼障害，下痢，骨髄抑制，皮膚障害，血栓塞栓症，腫瘍崩壊症候群，めまい，眠気，不眠，骨粗鬆症，胃部不快感，高血糖など
	IPd(イサツキシマブ+ポマリドミド+DEX)	**イサツキシマブ**，ポマリドミド，デキサメタゾン	28日	PDまで	インフュージョンリアクション，下痢，骨髄抑制，皮膚障害，血栓塞栓症，腫瘍崩壊症候群，間質性肺炎，疲労・無力症，めまい，眠気，不眠，骨粗鬆症，胃部不快感，高血糖など
	PBd(ポマリドミド+ボルテゾミブ+DEX)	ポマリドミド，**ボルテゾミブ**，デキサメタゾン	21日	PDまで	末梢神経障害，低血圧，発熱，肺障害，心障害，骨髄抑制，皮膚障害，血栓塞栓症，腫瘍崩壊症候群，間質性肺炎，疲労・無力症，めまい，眠気，不眠，骨粗鬆症，胃部不快感，高血糖など
慢性骨髄性白血病，フィラデルフィア染色体陽性急性リンパ性白血病	イマチニブ	イマチニブ	連日	PDまで	悪心・嘔吐，浮腫，皮膚障害，筋肉痛，筋痙攣，下痢，めまい，眠気など

適応	レジメン	一般名	1コースの治療期間	何コースまで	主な副作用
慢性骨髄性白血病，再発または難治性のフィラデルフィア染色体陽性急性リンパ性白血病	ダサチニブ	ダサチニブ	連日	PDまで	浮腫，皮膚障害，筋肉痛，筋痙攣，肺障害など
	ポナチニブ	ポナチニブ	連日	PDまで	悪心・嘔吐，心血管疾患，高血圧，浮腫，皮膚障害，筋肉痛，骨髄抑制，膵炎，眼障害，間質性肺炎など
慢性骨髄性白血病	ニロチニブ	ニロチニブ	連日	PDまで	浮腫，皮膚障害，筋肉痛，筋痙攣，膵炎，心障害，めまい，眠気など
	ボスチニブ	ボスチニブ	連日	PDまで	悪心・嘔吐，下痢，浮腫，皮膚障害，骨髄抑制，膵炎，心障害，めまい，眼障害，間質性肺炎など
	アシミニブ	アシミニブ	連日	PDまで	悪心・嘔吐，頭痛，皮膚障害，骨髄抑制，膵炎，心障害，めまいなど

文献

1）各医薬品インタビューフォーム（2023年5月時点）

2）Pérez Fidalgo JA, et al: Ann Oncol 2012; 23: vii167-73. PMID: 22997449

3）NHS East Midlands. Guidelines for Management of Extravasation(Last updated: 2022, Review date: 2023)

4）日本がん看護学会，ほか：がん薬物療法に伴う血管外漏出に関する合同ガイドライン 2023年版. 金原出版，2022.

◉ レジメンに登場する略語一覧

（本レジメンに登場する略語表記を太字にしています）

略語	一般名
5-FU	フルオロウラシル
AMR	アムルビシン
BEV, BV	ベバシズマブ
BLM	ブレオマイシン
CBDCA	カルボプラチン
CDDP	シスプラチン
CPA, CY	シクロホスファミド
CPT-11, IRT	イリノテカン
DEX	デキサメタゾン
DTIC	ダカルバジン
DTX, DOC	ドセタキセル
DXR, ADM, ADR, DOX	ドキソルビシン
EPI	エピルビシン
FTD/TPI	トリフルリジン・チピラシル
GEM	ゲムシタビン
HAL	エリブリン

略語	一般名
IFM	イホスファミド
l-LV	レボホリナート
L-OHP	オキサリプラチン
L-PAM	メルファラン
nab-PTX	アルブミン懸濁型パクリタキセル
nal-IRI	ナノリポソーム型イリノテカン
NGT	ノギテカン
PEM	ペメトレキセド
PLD	リポソーム化ドキソルビシン
PSL	プレドニゾロン
PTX, PAC	パクリタキセル
RAM	ラムシルマブ
S-1, TS-1	テガフール・ギメラシル・オテラシル
VCR	ビンクリスチン
VLB, VBL	ビンブラスチン
VNR	ビノレルビン
VP-16, ETP	エトポシド

索引

赤字は抗がん剤（薬剤名）です。

あ

亜鉛……147，184
アキシチニブ……59
アクチノマイシンD……48
悪味症……183
アクロレイン……40
アゴニスト……74
アザシチジン……41
アズレンスルホン酸ナトリウム含有含嗽液……149
アセトアミノフェン……131，148
アテゾリズマブ……71，88，154
アドレナリン製剤……132
アナストロゾール……74，197
アナフィラキシー……126，128，131
——の判別方法……129
アビラテロン……74
アファチニブ……55，145
アフタ性口内炎……144
アフリベルセプト……57
アプレピタント……139
アベマシクリブ……66，154
アベルマブ……71，154
アムルビシン……48
アルキル化薬……38，39，119，183，188
アルブミン……114
アルブミン懸濁型パクリタキセル……44
アレクチニブ……62
アレムツズマブ……68
アレルギー……126
アロプリノール……124
アロマターゼ阻害薬……74，76，197
アンタゴニスト……74
アントラサイクリン系……48，49，99，100，101
アンドロゲン……196

い

息切れ……102，106，108，128
イキサゾミブ……64
イサツキシマブ……68
意識障害……128
イダルビシン……48
イノツズマブ オゾガマイシン……68
イピリムマブ……71，154
イブルチニブ……100
イホスファミド……39，40，121，122，123
イマチニブ……60，88
異味症……183
イリノテカン……49，50，153，154
医療ソーシャルワーカー……33
胃苓湯……157
陰圧式勃起補助具……193
陰茎プロステーシス埋め込み……193
インターフェロンα……175
インフュージョンリアクション
……55，56，58，61，65，69，126，129

う・え

ウィッグ……173，174
ウルソデオキシコール酸……115，153
運動神経障害……176
栄養介入……142，148
易感染……80
エキセメスタン……74，197
壊死起因性抗がん剤……21，45，49
エストロゲン……196
エチニルエストラジオール……197
エトポシド……49，126
エヌトレクチニブ……63
エピルビシン……48
エベロリムス……61，107，120，145，149
エリスロポエチン……87
エルロチニブ……55，154
エロツズマブ……68
エンコラフェニブ……62
エンザルタミド……74
炎症性抗がん剤……21

お

黄疸……114
嘔吐……114，133
悪寒……129
オキサリプラチン……46，126，129，175
オシメルチニブ……55，154
悪心……60，62，64，66，68，120，133
——の主観的評価方法……140
オピオイド……148，153，189，203
オビヌツズマブ……68
オラパリブ……67
オランザピン……139
オンコロジックエマージェンシー……27
温度感覚障害……180

か

咳嗽……81
解離性味覚障害……183
化学療法……88
——オリエンテーション……140
——誘発性末梢神経障害……175
核酸アナログ……114
過敏症症状……45，126
カペシタビン……41，44，154

カボザンチニブ……59, 100
加味逍遥散……200
顆粒膜細胞の障害……188, 197
カルフィルゾミブ……64
カルボプラチン……46, 126, 129, 175
がん遺伝子検査……4
がん遺伝子パネル検査……4
肝炎ウイルスの再活性化……114
感覚神経障害……176
感覚鈍麻……176
肝機能障害……17, 44, 59, 60, 62, 64, 111
眼結膜の蒼白……88
がんゲノムプロファイリング検査……4
間質性腎炎……120
間質性肺炎……17, 44, 49, 55, 61, 62, 64, 65, 66, 68, 105, 129
── マーカー……106
患者教育……30
患者申出療養……4
眼障害……63
乾性咳……106, 108
咳嗽……102
関節痛……45
感染症……61, 69
感染予防……84
がん治療関連心機能障害……97
冠動脈疾患……97
肝毒性……112
陥入爪……159, 162
肝庇護薬……115
γ-GTP……114
がん薬物療法誘発性貧血……202
肝予備能評価……114

き

奇異性下痢……155
キザルチニブ……63, 100
偽増悪……7
気道上皮傷害……106
急性骨髄性白血病……125
急性心不全症状……100
急性腎機能障害……119
急性腎障害……118
急性腎不全……120
急性前骨髄球性白血病……78
── 分化症候群……78
急性リンパ性白血病……125
胸水……78
胸痛……102
局所麻酔薬含有含嗽薬……149
虚血性心疾患……97
起立性低血圧……176
ギルテリチニブ……63
筋肉痛……45
筋力低下……176

く

クライオセラピー……147
グラニセトロン（第1世代）……139
クリゾチニブ……62
グルコース・インスリン療法……124
クレアチニン増加……118
クロルマジノン……74

け

経口抗がん剤治療……32
桂枝茯苓丸……200
傾眠……77
血圧低下……78, 128
血液腫瘍……81
血管外漏出……20, 21, 45, 49
血管刺激痛……22
血管障害……188
血管新生……57
── 阻害薬……123, 146
血管内皮増殖因子……57
血小板異常……95
血小板減少……92
血小板輸血……95
血栓塞栓症……58, 60
血栓性微小血管症……95, 120
血中クレアチニン値……123
血尿……121, 122
結膜炎……44
ゲフィチニブ……55, 106, 107, 154
ゲムシタビン……41, 44, 87, 106
ゲムツズマブオゾガマイシン……68
下痢……50, 55, 64, 66, 77, 150, 155
── の随伴症状……152
倦怠感……16, 31, 68, 102, 114, 202, 203

こ

コアリング……23
抗C型肝炎ウイルス薬……93
抗CTLA-4抗体薬……71, 113, 154
抗EGFR抗体薬……55, 146, 150, 161
抗HER2抗体薬……56, 99
抗PD-1抗体薬……71, 113, 154
抗PD-L1抗体薬……71, 113, 154
抗VEGF抗体薬……57, 100, 102
抗アンドロゲン薬……74, 76
抗うつ薬……189, 203
抗エストロゲン薬……74, 76, 197
高カリウム血症……119, 121
抗菌薬……93, 95
口腔内
── 乾燥の予防……184
── ケア……142, 148, 184
── に用いる薬剤……149
── の観察……146, 183

　── の冷却…… 147
口腔粘膜炎…… 61, 144
高血圧…… 58, 60, 97, 98, 100, 120
抗結核薬…… 93
抗血栓薬…… 93
高血糖…… 61, 109
抗コリン薬…… 153, 157
高脂血症…… 62
甲状腺機能障害…… 59
抗精神病薬…… 93, 95
抗生物質…… 38, 48, 183
抗体依存性細胞障害…… 68, 69
抗体薬…… 53
好中球数減少…… 80
抗てんかん薬…… 93
喉頭浮腫…… 128
高度肝障害…… 115
口内炎…… 66
高尿酸血症…… 119, 121
更年期症状…… 195
　── 評価表…… 198
高濃度酸素分圧…… 106
抗ヒスタミン薬…… 131, 203
抗不安薬…… 140
抗リウマチ薬…… 93
高リン血症…… 119, 121
呼吸困難…… 78, 102, 106, 128
　安静時の ── …… 88
固形がん…… 125
個人防護具…… 23, 25
ゴセレリン…… 197
骨髄浸潤…… 89
骨髄の腫瘍化…… 95
骨髄抑制…… 59, 60, 61, 64, 65, 66, 68, 69, 80, 87, 92
　── のメカニズム…… 81
個別化医療…… 4
コリン作動性…… 150
コルチコステロイド…… 131
五苓散…… 157

さ

催奇形性…… 77, 78
サイトカイン放出症候群…… 69
催吐性リスク…… 135
　── 別の制吐薬療法…… 139
細胞周期…… 36
　── 特異的…… 38
　── 非特異的…… 38
細胞表面抗原…… 68
錯味症…… 183
左室駆出率…… 97, 103
左室収縮機能障害…… 98
ざ瘡様皮疹…… 159, 160
殺細胞性抗がん剤…… 2, 36, 38, 56, 80, 88, 89, 106, 107, 112, 136, 144, 150, 161, 162, 169
サリドマイド…… 77
酸化マグネシウム…… 153
三酸化二ヒ素…… 78
酸素投与…… 102, 108

し

紫外線防御…… 165
視覚障害…… 62
弛緩性麻痺…… 176
色素沈着…… 59, 159
軸索障害…… 175, 176
シクロホスファミド 39, 40, 121, 122, 123
刺激性下剤…… 157
脂質異常…… 61
止瀉薬…… 157
シスプラチン…… 46, 47, 120, 123, 175
自然出血…… 93
シタラビン…… 41, 44
　── 症候群…… 44
失神…… 88, 128
刺入部の疼痛…… 22
自発性異常味覚…… 183
紫斑…… 93
しびれ…… 22, 176
灼熱感…… 22
宿便性下痢…… 155
手掌・足底発赤知覚不全症候群…… 160
手段的日常生活動作…… 16
腫脹…… 22
出血…… 58
　── 傾向…… 92
　── 性膀胱炎…… 40, 122
腫瘍崩壊症候群…… 69, 119, 121, 122, 124
　── の分類…… 122
循環器専門医との連携…… 103
循環機能障害…… 97
消化管穿孔…… 58
小細胞肺がん…… 81
上皮成長因子受容体…… 55
小分子薬…… 53
静脈炎…… 22
ショートハイドレーション法…… 123
食事摂取量…… 183
食事の工夫…… 185
食欲不振…… 114, 120
女性ホルモン補充療法…… 193
自律神経障害…… 176, 195
心機能障害…… 17
腎機能障害…… 44, 47, 78, 118, 119, 120, 121, 122
心筋炎…… 97, 98, 101
心筋細胞…… 56
　── のアポトーシス…… 99
心筋障害…… 49, 99
心筋保護剤…… 103

神経細胞…………………………………………… 63
　── 体障害………………………… 175，176
心血管障害…………………………………… 100
心障害…………………………………… 59，65
腎生検…………………………………………… 123
振戦……………………………………………… 77
腎臓障害……………………………………… 118
心電図モニター …………………………… 102
浸透圧性下剤……………………………… 157
心毒性…………………………………………… 56
心不全…………………………97，98，100
腎不全…………………………………………… 119
心房細動……………………………………… 100
蕁麻疹…………………………………………… 128
心理的支援…104，110，116，142，148，200

す

髄鞘障害………………………………… 175，176
水分摂取量…………………………… 120，122
睡眠のケア…………………………………… 206
睡眠薬…………………………………………… 140
スキントラブル …………………………… 116
頭痛……………………………………………… 88
ステロイド外用薬 ………………………… 165
　── の種類……………………………… 167
ステロイド含嗽薬 ………………………… 149
ステロイドパルス療法 ………………… 108
スニチニブ…………………………… 59，120
すりガラス陰影 …………………………… 106

せ

性機能障害…………………………………… 187
性交困難……………………………………… 187
性交痛…………………………………………… 187
精子減少症…………………………………… 187
精神障害………………………………………… 62
成人中悪性度非ホジキンリンパ腫 ………… 125
精巣機能障害……………………………… 190
整腸剤…………………………………………… 157
制吐薬…………………… 137，138，155，203
制吐療法………………………………… 138，139
性ホルモンの分泌量減少 ……………… 195
生理食塩水…………………………………… 149
セツキシマブ………………………… 55，126
赤血球数の低下……………………………… 87
赤血球造血刺激因子製剤………………… 90
赤血球輸血…………………………………… 90
セミプリマブ…………………………………71
セリチニブ…………………………………… 62
セルフマネジメント …………………… 27，29
セロトニン受容体拮抗薬 … 138，139，151，155
全身観察……………………………………… 14，15
せん妄…………………………………………… 124
前立腺がん…………………………………… 197

そ

爪囲炎………………………………… 159，160
臓器内出血……………………………………… 93
造血細胞産生能不全………………………… 80
創傷治癒遅延…………………………………… 58
早発性下痢………………………………… 50，150
総ビリルビン T-Bil ……………………… 114
そう痒感………………………………… 114，128
組織損傷分類……………………………………21
ソトラシブ……………………………………… 64
ソラフェニブ ………………… 59，100，120

た

体液貯留………………………………………… 60
大建中湯……………………………………… 157
代謝拮抗薬………………………38，41，183
体重増加………………………………… 78，120
大豆イソフラボン ………………………… 200
大腸炎…………………………………………… 155
大量補液法…………………………………… 123
大量メルファラン投与 ………………… 147
大量輸液……………………………………… 122
ダウノルビシン ……………………………… 48
ダカルバジン…………………………………… 39
タキサン系… 44，45，93，126，155，161，180
ダコミチニブ…………………………………… 55
ダサチニブ……………………………… 60，88
脱毛…………………………………………66，169
ダブラフェニブ ……………………………… 62
タミバロテン ………………………………… 78
タモキシフェン ………………… 74，197，198
ダラツムマブ…………………………………… 68
痰…………………………………………………81
炭酸水素ナトリウム ……………………… 153
蛋白尿………………………………… 58，118，120

ち

知覚神経障害……………………………… 177
蓄積毒性……………………………………13，176
腟の乾燥・萎縮…………………………… 187
遅発性下痢……………………………………… 50
中心静脈投与…………………………………21
中枢神経系障害…………………………… 62，63
チュブリン ……………………………………… 45
聴覚神経障害……………………………… 176
腸管運動……………………………………… 151
腸管感染……………………………………… 150
聴器・内耳障害……………………………… 47
腸蠕動抑制剤……………………………… 157
チロシンキナーゼ阻害薬 ……………… 100
鎮咳薬…………………………………………… 153

つ・て

付け毛……173
ツボ押し……158
手足症候群……44, 59, 159, 161
低カルシウム血症……119, 121
低酸素血症……105, 109
低反応レベル光療法……147
低反応レベルレーザー療法……147
低マグネシウム血症……55, 120
テガフール・ギメラシル・オテラシル……41, 154
デキサメタゾン……139, 204
デクスラゾキサン……49
鉄剤……153
鉄分摂取……90
テムシロリムス……61, 107
テモゾロミド……39
デュルバルマブ……71, 154
デュロキセチン……181
点状出血……93

と

当帰芍薬散……200
動悸……88, 102, 196
頭頸部がん……183
糖尿病……17
頭皮用ファンデーション……173
頭部冷却装置……172
投与管理……20
投与経路……20
ドキソルビシン……48, 99
　── 換算……100
ドセタキセル……44, 164
ドパミン受容体拮抗薬……138
トポイソメラーゼ阻害薬……38, 49
トラスツズマブ……56, 101, 129
トラスツズマブ エムタンシン……56
トラスツズマブ デルクステカン……56
トレチノイン……78
トレミフェン……74, 197
トレメリムマブ……71, 154

な・に

ナノリポソーム型イリノテカン……49
日常生活動作……16
ニボルマブ……71, 88, 154
乳がん……81, 172, 197
ニューロキニン1受容体拮抗薬……138, 139
ニューロキニン3受容体拮抗薬……151, 155
尿量減少……120
尿路感染症状……81
ニラパリブ……67
ニロチニブ……60
認知機能障害……17
妊孕性温存治療……191, 192

ね・の

ネシツムマブ……55
熱感……196
捻髪音……106
粘膜障害性……150
粘膜の出血……93
脳内出血……93
飲み忘れ……32

は

バーキットリンパ腫……125
肺炎症状……81
肺障害……129
肺線維症……49, 105
肺臓炎……105
バイタルサイン……14
胚凍結保存……192
ハイドロゲル創傷被覆・保護剤……149
排尿時の灼熱感……121
排尿障害……81, 121, 176
排便時の姿勢……156
パクリタキセル……44, 45, 164, 175
曝露対策……24
ハザーダス・ドラッグ……24
播種性血管内凝固……95
パゾパニブ……59
発汗……196
　── 障害……176
バックプライミング……23
白血球減少……31, 80
白血球数……106
発熱…49, 63, 65, 77, 78, 82, 106, 108, 129
発熱性好中球減少症, 80, 86
発毛時期……171
パニツムマブ……55
歯ブラシ……148, 184
パルボシクリブ……66
パロノセトロン（第2世代）……139
半夏瀉心湯……153, 157

ひ

非壊死起因性抗がん剤……21
皮下出血……93
ビカルタミド……74, 197
微小管阻害薬……38, 44, 151, 183
ビタミンB_{12}……43, 90
ビタミンC……90
ヒト上皮増殖因子受容体2……56
ビノレルビン……44
皮膚悪性腫瘍……63
皮膚色素過剰……160
皮膚障害……55, 69, 77, 159
皮膚の蒼白……88
標準治療……4

索引

表皮のターンオーバー……163
ピラルビシン……48
ピリミジン拮抗薬……41
ビンカアルカロイド系……44, 45, 155
ビンクリスチン……44, 175
貧血……87
頻呼吸……78, 106, 128
ビンデシン……44
頻尿……81, 121
ビンブラスチン……44
頻脈……88

ふ

フェーススケール……140
フェブキソスタット……124
副腎皮質ステロイド……138
服薬アドヒアランス……32
浮腫……45, 78, 102, 104, 120
ブスルファン……39
不整脈……97, 100, 109, 121
プライミング……20
プラチナ製剤…38, 46, 87, 126, 183, 188
ブリグチニブ……62
ブリストルスケール……151
ブリナツモマブ……68
プリン拮抗薬……41
フルオロウラシル……41, 154
フルタミド……74, 197
フルダラビン……93
フルベストラント……74, 197
フレア反応……22
ブレオマイシン……48, 49, 107
プレドニゾロン……154, 157
ブレンツキシマブ ベドチン……68
フローズングローブ・ソックス……164, 166
プロテアソーム阻害薬……64, 107
プロテインキナーゼ阻害薬……100
プロトンピリン……114
プロトンポンプ阻害薬……93
分化誘導薬……78
分子鎖アミノ酸製剤……116
分子標的薬…2, 27, 36, 52, 88, 106, 107, 112, 136, 144

へ

ベバシズマブ……57
ペムブロリズマブ……71, 154
ペムラフェニブ……62
ペメトレキセド……41, 43, 44
ヘモグロビン値の低下……87
ペルツズマブ……56
ベンゾジアゼピン系抗不安薬……138
ベンダムスチン……39
便の性状……151
便秘……45, 77, 150, 176
――の随伴症状……152

ほ

膀胱機能障害……118, 119, 121, 122
放射線感受性増感作用……106
乏尿……121
保温……90, 181
ホスアプレピタント……139
ボスチニブ……60
ホスネツピタント……139
補体依存性細胞障害……68, 69
勃起不全……176, 187
ホットフラッシュ……195
ほてり……195
ポナチニブ……60, 88
哺乳類ラパマイシン標的蛋白質……61
ポマリドミド……77
ポラツズマブ ベドチン……68
ホリナートカルシウム……43
ボルテゾミブ……64, 100
ホルモン補充療法……200
ホルモン療法……189, 197
ホルモン療法薬……2, 27, 36, 74

ま

マイトマイシンC……48, 49, 93
末梢静脈投与……21
末梢神経障害……45, 47, 65, 69, 77, 175, 177
末梢性運動ニューロパチー……175
末梢性感覚ニューロパチー……175
麻痺性イレウス……45
眉毛の脱毛……174
マルチキナーゼ阻害薬…59, 123, 146, 161, 162
慢性腎臓病……118
慢性リンパ性白血病……125

み

味覚障害……62, 63, 176, 182, 183
ミコフェノール酸モフェチル……115
ミノキシジル……174
未分化大細胞型リンパ腫……125
耳鳴り……88
脈拍増加……196

む・め・も

無月経……187, 189
無味症……182
メスナ……40, 123
メチルプレドニゾロン……123
メトトレキサート……41, 43, 44, 120, 123
メトトレキサート・ロイコボリン®救援療法…43
めまい……77
メルカプトプリン……41
メルファラン……39
免疫関連有害事象……27, 73, 88, 112, 155

免疫チェックポイント阻害薬 … 2, 27, 36, 71, 88, 100, 101, 106, 107, 112, 113, 123, 144, 151, 154, 161
免疫調節薬 …… 77
免疫抑制剤 …… 115
免疫療法 …… 87
モガムリズマブ …… 68
モノクローナル抗体 …… 126

や・ゆ・よ

薬物性肝障害 …… 111
有害事象 …… 7, 18, 27
有害事象共通用語規準 …… 7, 8
有害反応 …… 7
輸液器材 …… 21
溶血 …… 87
―― 性尿毒症症候群 …… 49
―― 性貧血 …… 88
葉酸 …… 43, 90
葉酸拮抗薬 …… 41
用量依存性 …… 100, 177

ら・り

ラスブリカーゼ …… 124
ラパチニブ …… 56
ラムシルマブ …… 57
ラロトレクチニブ …… 63
卵子凍結保存 …… 192
卵巣機能障害 …… 190
卵巣欠落状態 …… 187
卵巣組織凍結保存 …… 192
リツキシマブ …… 68, 114, 126, 129
利尿薬 …… 104, 153
リポソーム化ドキソルビシン …… 48
リュープロレリン …… 197

れ・ろ

冷感刺激 …… 177
冷却法（手足） …… 164
レゴラフェニブ …… 59
レジメン …… 9
レトロゾール …… 74, 197
レナリドミド …… 77
レンバチニブ …… 59
ロペラミド塩酸塩 …… 153
ロルラチニブ …… 62

欧文

5-FU 急速静注 …… 147
5-HT_3 受容体拮抗薬 …… 138, 139, 151, 155
12 誘導心電図 …… 102, 124
ADCC …… 68, 69
ADL …… 16
ALK 阻害薬 …… 62
ALP …… 114
APL 分化症候群 …… 78
AST/ALT …… 114
BCAA …… 116
BCR/ABL 阻害薬 …… 60
BRAF 阻害薬 …… 62
B 型肝炎ウイルス …… 114
CDC …… 68, 69
CDK 阻害薬 …… 66, 154
CFS …… 205
Child-Pugh 分類 …… 114
CIPN …… 175
CRF …… 202
CTCAE ver5.0 Grade 分類 … 7, 8, 80, 87, 92, 98, 105, 118, 127, 133, 144, 150, 160, 169, 175, 182, 187, 195, 202
CTRCD …… 97
CYP17 阻害薬 …… 74, 76
DILI …… 111
EGFR チロシンキナーゼ阻害薬 … 55, 154, 161
FLT3 阻害薬 …… 63
FN …… 80
GnRH（LHRH）アナログ …… 74, 76
H_2 受容体拮抗薬 …… 93
Hb …… 87
HBV-DNA …… 114
HER2 チロシンキナーゼ阻害薬 …… 56
HFS …… 159
HRT …… 193
HSR …… 128
IADL …… 16
IgE …… 126
IR …… 129
irAE …… 27, 73, 88, 112, 115, 155
―― の主症状 …… 73
KRAS 阻害薬 …… 64
LH-RH アゴニスト …… 197
LVEF …… 97, 103
MASCC スコア …… 86
MSW …… 33
mTOR 阻害薬 …… 61, 107, 146
NK_1 受容体拮抗薬 …… 138, 139
NK_3 受容体拮抗薬 …… 151, 155
NRS …… 140
NSAIDs …… 90, 95
NTRK 阻害薬 …… 63
PARP 阻害薬 …… 67
PC 輸血 …… 95
PS …… 5, 6
QT 延長 …… 60, 64, 78, 97, 101
RECIST …… 7
SpO_2 低下 …… 102
stop-and-go ストラテジー …… 181
VAS …… 140
VEGF 受容体 …… 59
VRS …… 140

知識をギュッ！がん薬物療法のキホンとマネジメント
困ったときに絶対役立つお守り本

2024年 1 月 10 日　第 1 版第 1 刷発行

■編　集　倉田宝保　くらた　たかやす
青木早苗　あおき　さなえ
藤井良平　ふじい　りょうへい

■発行者　吉田富生

■発行所　株式会社メジカルビュー社
〒162-0845 東京都新宿区市谷本村町2-30
電話　03(5228)2050(代表)
ホームページ　https://www.medicalview.co.jp/

営業部　FAX　03(5228)2059
E-mail　eigyo@medicalview.co.jp

編集部　FAX　03(5228)2062
E-mail　ed@medicalview.co.jp

■印刷所　シナノ印刷株式会社

ISBN 978-4-7583-2238-6　C3047